JN320017

# 脳の情報表現

ニューロン・ネットワーク・数理モデル

銅谷賢治
伊藤浩之 編
藤井　宏
塚田　稔

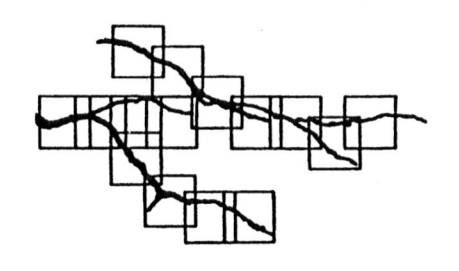

朝倉書店

〈編集者〉

| 銅谷 賢治 | ATR脳情報研究所・室長 |
| 伊藤 浩之 | 京都産業大学工学部・教授 |
| 藤井 宏 | 京都産業大学工学部・教授 |
| 塚田 稔 | 玉川大学工学部・教授 |

〈執筆者〉（執筆順）

| 銅谷 賢治 | ATR脳情報研究所・室長 |
| 伊藤 浩之 | 京都産業大学工学部・教授 |
| 小松 英彦 | 岡崎国立共同研究機構生理学研究所・教授 |
| 尾関 宏文 | ノースウェスタン大学・研究員 |
| 赤崎 孝文 | 大阪大学健康体育部・助手 |
| 佐藤 宏道 | 大阪大学健康体育部・教授 |
| 菅生 康子 | 産業技術総合研究所脳神経情報研究部門・研究員 |
| 阪口 豊 | 電気通信大学大学院情報システム学研究科・助教授 |
| 樺島 祥介 | 東京工業大学大学院総合理工学研究科・助教授 |
| 岡田 真人 | 理化学研究所脳科学総合研究センター・副チームリーダー |
| 池田 思朗 | 統計数理研究所・助教授 |
| 深井 朋樹 | 玉川大学工学部・教授 |
| 髙木 博 | 信州大学医学部・助教授 |
| 姜 英男 | 北海道医療大学歯学部・教授 |
| 青柳 富誌生 | 京都大学大学院情報学研究科・講師 |
| 金子 武嗣 | 京都大学大学院医学研究科・教授 |
| 櫻井 芳雄 | 京都大学大学院文学研究科・教授 |
| Ad M. H. J. Aertsen | Albert-Ludwigs-Universität Freiburg, Institut für Biologie, Professor |

# まえがき

**本書のねらい**

　われわれの脳のはたらきに関する知見は，遺伝子操作などの分子生物学的手法をはじめ，多電極記録，光学計測，機能的MRIなどの実験手法の発達により，この10年ほどの間に爆発的に増大してきている．脳の中の特定の場所の特定の物質を壊したり，生きている人間の脳の活動をミリ単位の精度で記録したりという，しばらく前まで夢物語でしかなかったような実験が現実にできるようになってきた．しかし，このような実験計測技術の自由度が増えれば増えるほど，ただ単に何かを壊しました，記録しましたというだけでは，脳の行動や認知のメカニズムの理解に単純にはつながらないということがより明らかになってきた．

　今日の脳研究の主流は，脳の形態やふるまいをひたすら正確に詳細に記述するという古典的なものから，まず脳の情報処理機構に関する理論的な仮説を立て，その仮説に応じて実験条件を考案し，モデルに即したデータ解析手法を開発し，シミュレーションと実験結果を比較するといった，理論主導型のものへと大きくシフトしてきている．進歩した実験計測技術や計算機パワーを生かすも殺すも，最初にどれだけ理論的に深いモデルをうち立てられるかにかかっていると言っても過言ではない．もちろん，脳の実体とかけ離れた理論では意味がないので，そこでは脳に関する実験的知見の幅広い理解が不可欠である．

　本書のねらいは，脳の情報処理に興味をもつ若手研究者，学生のみなさんが，計算理論と生理実験の両分野の基礎的概念を理解し，さらに最近の研究テーマにふれることにより，自ら脳研究の最前線に飛び込んでいく手助けとなることである．これまで，神経回路網の理論，あるいは脳の神経生理学的知見や実験技術に関しては，優れた教科書は英語でも日本語でも多数出版されている．しかし，その両者を統合するという創造的かつ困難な作業は，これまで個々の研究者，学生の個人的努力に任されてきた．

　古来，歴史に名を残すような脳科学者は，優れた実験家としての技量と理論家としての洞察力を兼ね備えていたわけだが，今日，それぞれに求められる技術レ

ベルはますます高く，理論と実験の両面にわたる系統的な教育プログラムが強く求められている．残念ながら，現在のところわが国にはそれに応えるような大学や大学院のコースは存在しないが，本書が，理論的思考に根差した実験，実験データに則した解析やモデル化のできる研究者の育成に少しでも寄与することを願ってやまない．

**本書のテーマ**

脳の情報処理のメカニズムを考えるうえで，神経細胞の活動によって，外界や個体のさまざまな情報がどのように表現されているかという問題は，最も基本的でありながら未解決の問題であり，今日さかんに研究が進められているテーマである．

末梢の感覚神経や運動神経においては，神経細胞の発火の頻度が，感覚刺激や筋出力の強さに応じて変化する．そして，大脳皮質の高次の領野へいくほど，特定の感覚刺激の組合せや特定の運動の系列など，細胞発火の選択性はより複雑なものになるというのが古典的な常識である．

しかし最近のデータは，神経細胞発火の選択特性は固定的なものではなく，刺激提示からの時間経過や，さまざまな文脈情報に応じて変化することを示している．また，細胞の選択特性のようなものが，いかに経験に応じて形成されるのかも大きな問題である．さらに最近では，細胞の発火の頻度だけでなく，発火のタイミングが重要な情報を担っていることを示唆する結果も得られており，「発火頻度」，「選択特性」という古典的な枠組みは，再検討を迫られている．

そこで本書は，「脳の情報表現」，特に大脳皮質でのダイナミックな情報のコーディングの理論的な可能性と，その実体に迫る実験的知見に関して，気鋭の研究者に執筆をお願いした．

**本書の構成**

本書の前半では，オーソドックスな発火頻度表現ベースに，実験的知見と統計的な概念をもとにした理論モデルを紹介する．

まず第Ⅰ編では，神経細胞による情報表現に関する古典的な常識と，今日的な論点に関して概説する（1章）．また，以下の章を読み進んでいくうえで必要となる神経細胞の数理モデルのいろいろ（2章）と，エントロピー，情報量の概念（3章）に関して，基礎知識を整理する．

第Ⅱ編は大脳視覚野にフォーカスし，まずその基本的な並列階層構造を押さえ

たうえで，トップダウン的な情報処理の可能性を検討する（4章）．さらに，一次視覚野の特徴抽出回路のダイナミクス（5章），側頭葉の高次視覚野の細胞の選択特性が数十ミリ秒の時間経過のうちに変化するという最近の知見を紹介する（6章）．

第III編では，神経細胞の選択特性とダイナミクスを，伝達する情報量の最大化という観点から系統的に説明しようとする理論的枠組みを紹介する（7章）．また，視覚野において物体の同一性とその属性が，細胞発火のタイミングと周波数とによって表現される可能性（8章），感覚情報の陰に潜んでいる情報を推定する理論的枠組みであるEMアルゴリズム（9章）について解説する．

本書の後半では，神経細胞とシナプスのダイナミクスや，脳の局所回路の構造，複数電極記録のデータをベースに，神経スパイクのタイミングが，どのような情報処理に関わっているかをテーマとする．

第IV編では，神経細胞の形態やさまざまなイオンチャネルやシナプスのダイナミックな特性によって，入力スパイクのミリ秒レベルのタイミングが果たす役割を検討する（10章，11章）．また，大脳皮質の回路を構成するさまざまな種類の神経細胞（12章）と，それらの相互結合回路の同期/非同期的を解析する数学的枠組み（13章）について解説する．

第V編は，多細胞同時記録の実験手法（14章）と，そのデータ解析の数理的手法（15章）をもとに，聴覚野や運動野における同期的ふるまい（16章）から，複数の細胞発火の相関の中に情報が埋め込まれている可能性に迫る．

**本書の由来**

本書は，日本神経回路学会の主催により1999年8月に神奈川県葉山で開催された「神経情報科学サマースクール」のテキストと講義録をもとに作成されたものである．このスクールは，脳の情報処理に興味をもつ理論系，実験系双方の学生と講師を集め，非常な熱気ある6日間であった．このような本が世に出ることになったのは，ファカルティとして携わって頂いた執筆者の方々のみならず，講義録の作成に全力投球してくれた参加者全員の努力と熱意の成果であり，スクール主催者および編者として，深く感謝したい．

2002年2月

編者一同

# 目 次

## I．プロローグ ……………………………………………………………………… 1

### 1．神経細胞による情報表現 ………………………（銅谷賢治・伊藤浩之）… 3
- 1.1 発火頻度表現 ………………………………………………………… 6
- 1.2 タイミング表現 ……………………………………………………… 7

### 2．ニューロンのダイナミクスと数理モデル …………………（銅谷賢治）… 9
- 2.1 Hogdkin-Huxley 型モデル …………………………………………… 9
- 2.2 integrate-and-fire モデル ………………………………………… 11
- 2.3 inter-spike interval モデル ……………………………………… 12
- 2.4 コネクショニストモデル …………………………………………… 13

### 3．エントロピーと情報量 ……………………………………（銅谷賢治）… 15
- 3.1 確率分布とエントロピー …………………………………………… 15
- 3.2 条件付き確率と相互情報量 ………………………………………… 16
- 3.3 相互相関と相互情報量 ……………………………………………… 18

## II．大脳視覚野の情報表現の実際 ……………………………………………… 23

### 4．視覚における脳内表現 ……………………………………（小松英彦）… 25
- 4.1 これまでの研究 ……………………………………………………… 25
- 4.2 最近の研究 …………………………………………………………… 37

### 5．一次視覚野の特徴抽出性と刺激文脈依存性
……………………………………（尾関宏文・赤崎孝文・佐藤宏道）… 42
- 5.1 特徴抽出性と形成メカニズム ……………………………………… 42
- 5.2 刺激文脈依存性 ……………………………………………………… 46
  - a．受容野外刺激による反応修飾 ………………………………… 46
  - b．広域情報統合の神経回路 ……………………………………… 49
- 5.3 一次視覚野の出力調節の意義 ……………………………………… 51

## 6. 側頭葉ニューロンの情報量解析 ……………………(菅生康子)… 55
    6.1 側頭葉の顔に応答するニューロン………………………………… 55
    6.2 ニューロンの応答に表現される情報とその定量的な解析法………… 56
    6.3 サル側頭葉のニューロンは顔についての複数の情報を時間を分けて
        コードしている………………………………………………… 57
    6.4 実験データから情報量を算出する際の問題点…………………… 64

# III. 脳の情報表現への統計的アプローチ …………………………… 67

## 7. 脳内情報表現への情報理論的アプローチ ………(阪口　豊・樺島祥介)… 69
    7.1 古典的なモデル………………………………………………… 69
        a. 特徴抽出細胞の自己形成モデル ……………………………… 69
        b. トポグラフィの自己形成モデル ……………………………… 70
    7.2 情報理論に基づくモデル化……………………………………… 71
        a. 冗長度圧縮原理 ………………………………………………… 72
        b. 確率モデルと情報量 …………………………………………… 73
        c. 認識モデルと生成モデル ……………………………………… 74
        d. 最大/最小化原理……………………………………………… 75
    7.3 情報理論に基づいた視覚野における受容野形成のモデル………… 78
        a. Linsker のモデル ……………………………………………… 78
        b. Olshausen と Field のモデル ………………………………… 80
        c. Rao と Ballard による predictive coding model …………… 82

## 8. 隠れ状態とマルコフランダム場 ………………………(岡田真人)… 87
    8.1 境界ベース結合 MRF モデル…………………………………… 89
    8.2 領域ベース結合 MRF モデル…………………………………… 91
    8.3 双方向性相互作用におけるシナプス切断……………………… 92
    8.4 位相を隠れ変数としてもつ領域ベース MRF モデル…………… 93
    8.5 提案モデルの計算機シミュレーション………………………… 94
    8.6 シングルニューロン（コラム）での実現……………………… 96

## 9. 隠れ状態最尤推定と反復解法—EM アルゴリズムと Wake-Sleep
    アルゴリズム— ……………………………………………(池田思朗)… 98
    9.1 隠れ変数……………………………………………………… 98

|  |  |
|---|---|
| a．隠れ変数の定義 | 98 |
| b．混合正規分布 | 99 |
| c．Helmholtz マシン | 100 |
| 9.2　隠れ変数をもつモデルのパラメータ推定 | 101 |
| a．最尤推定 | 101 |
| b．EM アルゴリズム | 103 |
| c．Wake-Sleep アルゴリズム | 104 |

## IV．ニューロンと局所回路のダイナミクス　……　107

### 10．シナプスにおける情報処理　……（深井朋樹・髙木　博）…　109

|  |  |
|---|---|
| 10.1　ダイナミックシナプス | 110 |
| a．減衰シナプス | 110 |
| b．増強シナプス | 111 |
| c．減衰シナプスの機能的役割 | 112 |
| 10.2　スパイク時間依存の LTP/LTD | 114 |
| 10.3　海馬シナプスでの LTP/LTD の実体解明の現状 | 115 |
| a．E-LTP 誘導の細胞内機序とその生理学的実体 | 116 |
| b．LTD の細胞内機序とその生理学的実体 | 116 |
| c．L-LTP 誘導の細胞内機序とその生理学的実体 | 117 |

### 11．大脳皮質の錐体細胞とガンマ周波数帯のバースト発火
　　　―FRB ニューロンのモデル―　…（姜　英男・青柳富誌生・深井朋樹）…　120

|  |  |
|---|---|
| 11.1　ガンマ周波数帯の同期振動 | 120 |
| 11.2　大脳皮質の錐体細胞と chattering 発火 | 121 |
| a．持続性 Na 電流仮説 | 124 |
| b．カルシウム依存性カチオン電流仮説 | 125 |
| 11.3　Chattering ニューロンの数理モデル | 127 |

### 12．大脳皮質の神経回路　……………………………（金子武嗣）…　131

|  |  |
|---|---|
| 12.1　大脳皮質の外観 | 132 |
| 12.2　大脳皮質の構成要素：ニューロンの種類 | 134 |
| 12.3　大脳皮質の局所回路 | 136 |
| 12.4　大脳皮質の神経回路の原則 | 143 |

13. 位相ダイナミクスを用いた同期現象の解析 ……………(青柳富誌生)… 146
    13.1 ニューロンの数理モデル……………………………………………… 146
    13.2 位相ダイナミクスへの自由度の逓減…………………………………… 149
        a. 位相反応曲線 ……………………………………………………… 150
        b. 同期・非同期 ……………………………………………………… 152
    13.3 関連する話題…………………………………………………………… 155
        a. イオンチャネルと同期・非同期の関連………………………… 155
        b. 連想記憶モデルへの応用の解析 ………………………………… 155

# V. 発火タイミングによる情報表現 …………………………………… 157

14. 多細胞同時記録実験の必要性とその実際 ……………(櫻井芳雄)… 159
    14.1 多細胞同時記録実験の目的…………………………………………… 160
        a. ニューロン活動を記録する意味 ………………………………… 161
        b. 単一ニューロンとニューロン集団 ……………………………… 162
        c. １つの可能性：セル・アセンブリ ……………………………… 163
    14.2 多細胞同時記録実験の方法…………………………………………… 164
        a. 記録電極の作製と選定 …………………………………………… 165
        b. 電極の配列と操作 ………………………………………………… 166
        c. データの取込み …………………………………………………… 168
        d. データ解析の前提 ………………………………………………… 170

15. 多細胞同時記録データの統計解析法 …………………(伊藤浩之)… 173
    15.1 従来の解析法と特徴…………………………………………………… 173
        a. ラスター表示 ……………………………………………………… 173
        b. peri-stimulus time histogram (PSTH) …………………………… 174
        c. inter spike interval histogram (ISIH) …………………………… 174
        d. auto-correlogram ………………………………………………… 175
        e. 刺激性相関と神経性相関 ………………………………………… 177
        f. cross-correlogram ………………………………………………… 178
    15.2 新しい解析法とその目指すもの……………………………………… 179
        a. JPSTH ……………………………………………………………… 179
        b. unitary event analysis …………………………………………… 182

**16. 皮質ダイナミクスと神経計算機構**—実験・解析・モデル—
················································(Ad Aertsen・伊藤浩之)··· 186
- 16.1 大脳皮質とはどのようなシステムか································ 186
  - a．細胞集団（セル・アセンブリ）の重要性 ······················ 186
  - b．解剖学的結合から機能的結合へ ·································· 187
- 16.2 機能的結合の文脈依存性およびダイナミクス···················· 188
  - a．モデルの説明 ······························································ 189
  - b．機能的結合の文脈依存性 ············································· 190
  - c．機能的結合のダイナミクス ········································· 192
  - d．機能的結合の背景入力依存性 ······································ 194
- 16.3 実験データにみられる相関イベント································ 195
  - a．synfire chain ······························································ 195
  - b．覚醒サルの運動皮質での記録にみられた unitary event············ 197
- 16.4 同期スパイクの伝播ダイナミクス··································· 200
  - a．synfire chain の安定性················································ 200
  - b．モデルニューロンの説明 ············································· 202
  - c．パルスパケットの安定性解析 ······································ 202
  - d．パルスパケットの安定性解析（ネットワーク）··············· 203
  - e．パルスパケットの同期の精度 ······································ 205
- 16.5 学生との質疑応答（一部抜粋）······································ 206

エピローグ····························································································· 211
索　　引······························································································· 213

# I プロローグ

　まずⅠ編では，神経細胞による情報表現についての基本的な考え方について概説する．

　1章では，発火頻度とタイミングの両方の視点から，これまでに提案されている情報表現に関する仮説を整理する．

　神経細胞と回路の特性を記述しそのふるまいを予測するうえで，数学的モデルは不可欠である．2章ではHodgkin-Huxleyモデル, integrate-and-fireモデルなど，その代表的なものを紹介する．

　3章では神経細胞が表現する情報を定量的に議論するうえで必須となる，エントロピー，情報量などの基礎的概念について解説する．

# 1. 神経細胞による情報表現

　神経や筋肉の活動が，電気的興奮によるものだということは，18世紀初頭にVoltaらによって，そもそも電気という概念と同時に発見された．その後，脳や神経は，複雑に枝分かれした多数の神経細胞（ニューロン）からなるということはCajalらによって19世紀末までに明らかにされたが，個々の神経細胞の電気的活動が記録できるようになったのは，20世紀に入り真空管アンプが使えるようになってからである[2]．

　そのパイオニアであるAdrianらは，神経線維上の情報伝達は"全か無か"の法則に従うスパイクの伝搬によるものであること，さらに，感覚神経のスパイクの頻度は，物理的刺激の強度に応じて増加するということを示した．これが，神経細胞の発火率表現（rate coding）という考え方の基本となっている．今日に至るまで，神経細胞の発火頻度が感覚刺激や運動出力の強度にほぼ比例関係にあるという例は，脳の至るところで示されている．

　さらに個々の神経細胞は，例えば視野の特定の場所の特定の方向の線など，特徴選択性（feature selectivity）をもつ．一次感覚細胞から中枢の神経細胞へ階層を追うにつれて，より複雑な特徴が抽出されるという考えは，カエルの視覚系でBarlowらによって押し進められた．さらにHubelとWieselは，ネコの視覚野の階層的な特徴抽出機構を調べ，近傍に位置する細胞は似たような特徴を選択するという，マップ構造があることを示した．

　このようにして形成された，発火頻度表現，特徴選択性，マップ構造といった概念は，視覚に限らず，脳のあらゆる場所における情報表現と処理の構造を探るうえで，強力な主導原理として働いてきた．

　しかし，"発火頻度"というものを決めるには，少なくとも数十msecの間のス

Raster Display

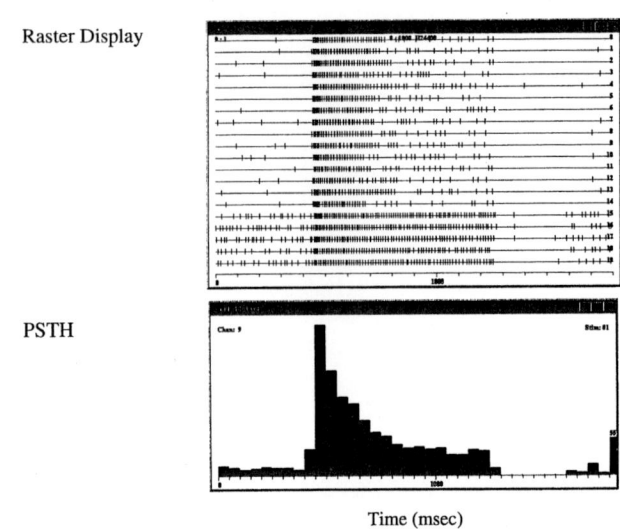

PSTH

Time (msec)

図1.1　ネコの外側膝状体の細胞の視覚刺激への応答
スパイク応答は，毎試行ごとにばらつきが大きく，また，刺激提示期間中も応答は時間的に変化する．

パイク数を数えて平均することが必要であり，実時間の情報処理にそれがどう使われているかというのは，簡単な問題ではない．特に中枢神経系の細胞の多くは，刺激強度を一定にしておいても，スパイク応答の間隔は一定ではなく，後で述べるポアソン過程で近似できるほど，ばらつきが大きい（図1.1）．このようなばらつきの大きいスパイク列から，いかにして実時間で情報を得ることができるかに関しては，統計的な検討が必要である[2]．

単一の神経細胞だけでなく，細胞集団における情報表現を考えると，さらにいろいろな可能性を考える必要がある．

例えば，駅の電光表示板の単一のピクセルの点滅を詳しく記録解析すると，それは電車の発車時刻や行き先と何らかの相関をもつことが予想される．しかしそこで，各ピクセルを新大阪行きピクセル，博多行きピクセルなどと分類することが，電光表示板の情報表現の正しい理解であるとは限らない．いうまでもなく，各ピクセルの本当の意味は，他のピクセルとの組合せでどういう文字を構成するかにかかっている．

単一の神経細胞ではなく，いくつかの細胞の同時活動により構成される，細胞集団 (cell assembly) にこそ情報が表現されているという考え方は，すでに1940

## 分散表現

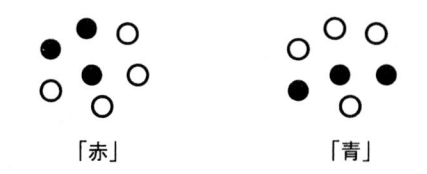

「赤」　　　　　「青」

Hebb アセンブリ

**各細胞の機能は他の細胞の活動との関係により決定する**

図 1.2　細胞集合体（cell assembly）仮説
個々の細胞は，他の細胞と構成する集合によって，異なる情報を表現する．

年代に Hebb によって提案されている（図1.2）．このような，細胞集団での情報表現を議論するうえで，どのような時間スケールで活動の同期性を考えるかは重要である．発火頻度表現の枠組みでは，数十 msec から数秒の時間スケールで，複数の細胞の平均発火頻度が同時変化することで細胞集団が検出される．しかし可能性としては，平均発火頻度はさほど変化しなくとも，個々のスパイクの数 msec のオーダーでの細胞集団の同期発火が情報を担うという可能性も考えられる．

複数の細胞の同期的活動による情報表現は，集合電位（field potential）のような平均化された情報しか得られなかった時代には実験的検証は困難であった．しかし，80 年代に入り，複数の微小電極を用いて，個々の細胞のスパイク活動を複数同時に記録することが可能になり，相互相関などによる解析がさかんに行われるようになった．

なかでも大きく注目を集めたのは，Gray と Singer による，ネコの視覚野細胞の同時記録実験であり，近隣に受容野をもつ細胞の応答が，同一の長い線の動きと，別々に動く 2 つの短い線分に対して，発火周波数ではあまり差がないのに対して，相互相関をとると，同一刺激に対しては高い相関がみられた[1]．視覚情報処理における"結びつけ問題"（binding problem）の解決に，スパイクの同期性が寄与するという仮説は，Malsburg らによって提案されてはいたが，それが一気に現実味をおびて検討されるようになった．

さらに最近では，数十本の電極アレイや，電位感受性色素を用いた光学測定な

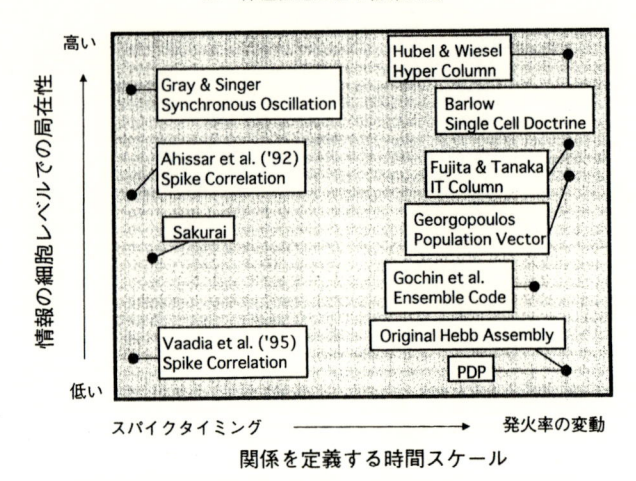

**図 1.3** 情報表現仮説の，空間的・時間的広がりからみた分類
縦軸は単一細胞あるいは集団での情報表現，横軸は平均発火周
波数あるいはスパイクレベルでの応答に着目している．

どにより，非常に多数の細胞の活動を同時記録することが可能になり（14章参照），そのデータを解析する手法も，単純な相互相関から，より統計的に高度なものが用いられるようになってきている（15章参照）．

これら神経細胞による情報表現のさまざまな可能性を，空間的・時間的広がりを軸に分類してみたのが図1.3である．以下，主に発火頻度表現とタイミング表現の枠組みでの，代表的な考え方を整理する．

## 1.1 発火頻度表現（rate coding）

スパイクの発火率が，情報をコードしていると考えられるもののなかでも，以下の表現方法が考えられている．

 1) **スカラー表現**： 個々の細胞の活動が，外界の変数の特定の要素の有無や，強弱を表し，それら要素の組合せによって特定の物体や状況が表される．例えば，個々のニューロンが特定の色の光の強さや特定の筋肉の出力など単純な要素を表現している．

 2) **grand mother 表現**： スカラー表現のように，個々の要素にそれぞれのニューロンが対応しているのではなく，単一ニューロンが外界の特定の事物がも

つ特徴の組合せを表現する．例えば，特定の人の顔の特徴の組合せに反応する grand mother cell がそれに当たる．しかしこの表現のみで任意の事物を表現しようとすると，各特徴の組合せに応じて，非常に多数の細胞を用意する必要があるという問題がある．

**3) ポピュレーション表現**： 個々のニューロンが，個別の要素や事物に対応するのではなく，複数の変数に対してゆるやかな選択特性をもって応答する表現法．この場合，個々のニューロンだけでは確かな情報はコードできないが，多数のニューロンの活動により，多次元の情報が正確に表現できる．例えば，運動野での，腕の運動の表現に関して，個々のニューロンは運動の方向に関してゆるやかな選択特性をもつが，複数のニューロンの選択特性の重心を計算すると，実際の運動方向が再現できることが示されている．

**4) 空間パターン表現**： ポピュレーション表現の場合は，個々のニューロン自体にも，ある程度，選択特性があるが，この空間パターン表現の立場では，細胞の集団としての活動のパターンが何らかの情報を表現していて，個々の細胞の活動は，それ自体としては特定の意味をもたないとする．

**5) スパース表現**： 上記のポピュレーション表現などにおいて，ある瞬間に活動している細胞の割合は低く抑えられているとすると，記憶や学習に都合がよいことが理論的には予想され，それを支持する実験データも得られている．

## 1.2 タイミング表現

発火率表現においては神経スパイクの頻度を時間的・空間的に適当な範囲で平均した値に着目し，各スパイクの msec のオーダーでのタイミングは問題にしない．しかし，そのような微妙なタイミングにこそ豊富な情報が表現されているという立場からの仮説を整理する．

**1) 時間差表現**： スパイクの数ではなく，どの細胞からのスパイクが先に到着したか，あるいはその時間差に情報が表現されているという考え方．聴覚神経などでは，それを支持するデータもある．

**2) 同期表現**： 複数の細胞が，数 msec の時間スケールではほぼ同期してスパイクを出すことが，例えば信号源の同一性などの情報を表現している場合がある．例えば一定のリズムでの発火，例えば 40 Hz などの一定の周期で同期することも

あるし，周期性はなくても，細胞間のスパイクに強い相関がある場合もある．

**3) 発火パターン表現**： 単一あるいは複数の細胞のスパイクの時間間隔のパターンが，特定の情報をコードしている．例えば，Abeles などの synfire chain がそれに当たる．

**4) ダイナミックシナプス**： 最近，シナプスの可塑性が，入出力スパイクの msec レベルでの時間差に依存して変化することが知られるようになり，学習の面でも，タイミングの重要性が認識されはじめている．

これらの表現がデータとモデルによりいかにサポートされるかは，発火率表現の枠組みでは主にII, III編，タイミング表現に関しては主にIV, V編で詳しくふれられる． （銅谷賢治・伊藤浩之）

## 文　献

1) Gray, C. M., Koenig, P., Engel, A. K. and Singer, W. (1989) Oscillatory responses in cat visual cortex exhibit inter-columnar synchronization which reflects global stimulus properties. *Nature* **338**: 334-337.
2) Rieke, F., Warland, D., de Ruyter van Steveninck, R. and Bialek, W. (1999) Spikes: Exploring the neural code, MIT Press.

# 2. ニューロンのダイナミクスと数理モデル

情報表現の問題を考えるうえで，神経細胞の数理モデルは欠かせないものであり，その着眼点や目的に応じてさまざまなモデルが定式化されている．ここではその代表的なものを紹介する．

## 2.1 Hodgkin-Huxley 型モデル

Hodgkin-Huxley (HH) モデル（図 2.1）は，神経細胞を，その細胞膜をコンデンサー，イオンチャネルを動的な抵抗素子と考えた電気回路モデルである[1]．神経細胞膜には，ナトリウム，カリウムなど特定のイオンを通す"チャネル"が埋め込まれ，それぞれ，細胞内外のイオン濃度の違いに応じて，$E_{Na}$, $E_K$ の平衡電位をもつ．細胞内に刺した電極から流れ込む電流 $I(t)$ と膜電位 $V(t)$ の関係は，

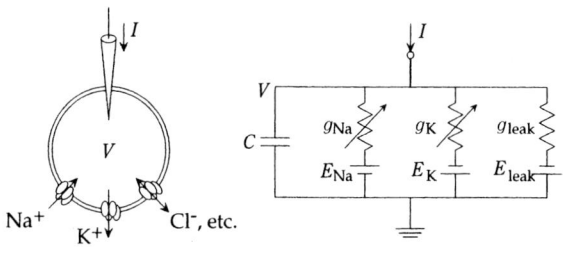

$$I(t) = C\frac{dV(t)}{dt} + g_{Na}m(t)^3h(t)(V(t)-E_{Na}) + g_K n(t)^4(V(t)-E_K)$$
$$+ g_{leak}(V(t)-E_{leak}) \qquad (2.1)$$

図 2.1 Hodgkin-Huxley モデル

という微分方程式で与えられる．ここで，$m(t)$ と $h(t)$ はナトリウムチャネルが3つ，および1つずつもつ2種類のゲートがそれぞれ開いている確率を表し，$n(t)$ はカリウムチャネルがもつ4つのゲートが開いている確率を表す．したがって $m^3(t)h(t)$，$n^4(t)$ はそれぞれ，ナトリウム，カリウムチャネルの4つのゲートがすべて開きイオンが流れる状態になっている確率を表す．

これらゲートの開閉の確率を表す変数は，それぞれ下記の式で $x$ を $m, h, n$ とした微分方程式

$$\frac{dx(t)}{dt} = \alpha_x(V)(1-x(t)) - \beta_x(V)x(t) \tag{2.2}$$

に従う．ここで，$\alpha_x(V)$ はゲートの開くスピード，$\beta_x(V)$ はゲートの閉じるスピードを表し，通常それぞれ，膜電位 $V$ の指数関数で与えられる．HH モデルの構造とパラメータは，膜電位 $V$ をステップ的に変化させたときの電流 $I$ の応答を調べる voltage clamp 実験により決められた．

式 (2.2) は，膜電位 $V$ を固定すると一次の線形微分方程式なので，解 $x(t)$ は

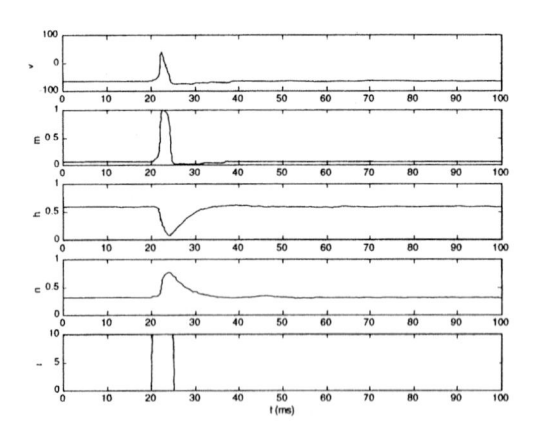

**図 2.2** Hodgkin-Huxley モデルの電流パルスに対する応答

流れ込んだ電流により膜電位 $V$ が上がると，ナトリウムチャネルの活性化 ($m \to 1$) により，膜電位がポジティブフィードバック的に上昇する．それは，ナトリウムチャネルの不活性化 ($h \to 0$) とカリウムチャネルの活性化 ($n \to 1$) を引き起こし，結果的にナトリウムチャネルからの電流流入は止まり，逆にカリウムチャネルから流れ出る電流のために，膜電位は負にオーバーシュートする．するとカリウムチャネル自体の活性化も低下し ($n \to 0$)，再びもとの平衡膜電位に戻る．

指数関数的な時間応答を示すはずである．しかし voltage clamp 実験で得られた電流 $I$ の応答は単純な指数応答では説明できないという結果から，Hogdkin と Huxley は，各チャネルは 4 つのゲート要素からなることを予想した．このことは，今日では DNA 解析や電子顕微鏡画像などにより証明されているが，これを 1950 年代当時としては先端的な計測技術と，数理モデルに基づく解析により予言してしまったというのは驚くべきことである．

HH モデルに，電流パルスを与えた場合のシミュレーション結果を図 2.2 に示す．最近では，HH モデルのようなナトリウム，カリウムの 2 つのイオンチャネルだけでなく，複数の種類のカルシウムチャネルや，カルシウムの細胞内の濃度に依存して活性化するカリウムチャネルなどが次々と発見され，これらを含むより複雑なモデルにより，バースト発火などのメカニズムが説明されている．また，細胞体や樹状突起の複雑な形を考慮し，細胞を複数の電気化学的コンパートメントの集合体として考えたコンパートメントモデルもよく用いられる．このようなモデルでは，単一の神経細胞のモデルが，数十から数百次元の高次元の非線形微分方程式で表されることもよくあり，そのふるまいを定性的にとらえる低次元のモデルを導くというのも重要な問題である．

## 2.2 integrate-and-fire モデル

ある細胞の HH 型モデルをつくるには，各イオンチャネルを選択的にブロック

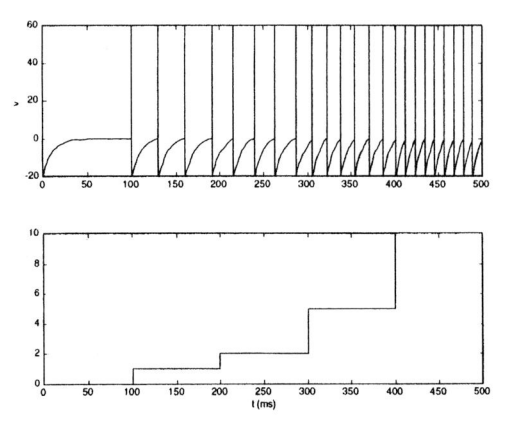

図 2.3 integrate-and-fire モデル

した条件下での voltage clamp 実験データが必要であり，このようなことが可能な細胞は非常に限られているし，また，そのネットワークでのふるまいのシミュレーションには非常に時間がかかる．

そこで，スパイクの生成や膜電位の変動の細かいメカニズムは考えず，入力の時間積分によって細胞の膜電位が徐々に上昇し，ある閾値を越えるとスパイクが生成されるという現象に着目した，integrate-and-fire モデルがよく用いられる．その動作は，入力電流を $I(t)$ として

$$\left.\begin{array}{l} \tau\dfrac{dV(t)}{dt}=-V(t)+I(t) \\ V(t):=V_0 \qquad\qquad\quad \text{if } V(t)\geq V_1 \end{array}\right\} \quad (2.3)$$

により与えられる．入力 $I(t)$ は時定数 $\tau$ によって減衰しながら積分され，膜電位 $V(t)$ が閾値 $V_1$ を越えるとスパイクが生成され，同時に膜電位は初期値 $V_0$ にリセットされる．

このような単純化を行っても，入力電流に応じて発火周波数が上昇するなどの定性的な性質はうまく再現できる．ただし，スパイク発生の後の膜電位のリセットの微妙な違いにより，もともとの Hogdkin-Huxley モデルとはかなり違ったふるまいをすることもあるので注意が必要である．

## 2.3　inter-spike interval モデル

いままでのモデルは，膜電位の変化を対象としたモデルであったが，スパイクのタイミングを決めるメカニズムについては考慮しないで，スパイクの時間間隔 (inter-spike interval; ISI) に関する現象論的なモデルもよく使われる．

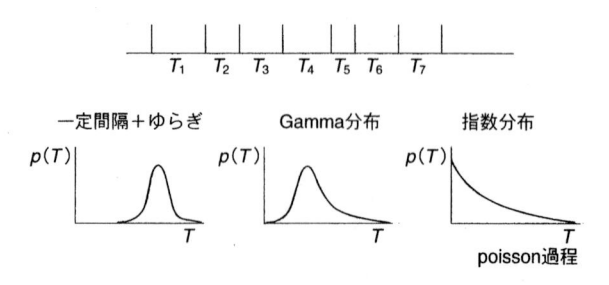

図 2.4　inter-spike interval による細胞活動のモデル化

まず，入力が一定という条件のもとで，スパイク間隔のヒストグラムをつくる．運動ニューロン，一次感覚ニューロンなどでは，応答は比較的周期的であり，スパイク間隔は，ある平均値のまわりに分布する．

一方，大脳皮質の細胞の多くでは，スパイク間隔は非常にばらつきが大きく，その典型的なモデルが，Poisson 応答モデルである．Poisson 過程は，毎時刻ごとのスパイク生成確率が，その前後の活動と無関係に独立に決まる記憶のない確率過程である．この場合，ISI の分布は指数関数で表される．また，発火頻度の平均値を $\mu$ としたとき，時間幅 $t$ の間に $k$ 個のスパイクが出力される確率は，Poisson 分布

$$\Pr\{N(t)=k\}=\frac{\mu^k e^{-\mu t}}{k!} \tag{2.4}$$

で与えられる．この Poisson モデルは，ISI の平均と標準偏差が同じという，非常にランダム性の強いモデルである．

Poisson モデルと，ISI のガウス分布モデルの中間的なものとしては，ISI のヒストグラムがガンマ分布で与えられるモデルを考えることができ，その次数を高くするにつれて，より周期性の強い応答が得られる．

ニューロンの発火間隔のばらつきの指標として，ISI の平均と標準偏差の比

$$C_v=\frac{\sqrt{\mathrm{Var}[T]}}{\langle T \rangle} \tag{2.5}$$

がしばしば用いられ，coefficient of variation (CV) と呼ばれる．発火が完全に周期的なら $C_v=0$ となり，Poisson 過程なら $C_v=1$ となる．大脳皮質の細胞では，$C_v$ の値が 1 に近いことが多く，このような ISI の大きなばらつきの原因は何か，またこのばらつきが脳の情報処理にとって何の役に立っているのかといった問題が最近さかんに研究されている．

## 2.4 コネクショニストモデル

個々のスパイク応答を考えるかわりに，よりマクロな量として，ある細胞あるいは細胞集団の短時間の平均発火頻度を変数としたモデルは，発火率表現の枠組みで細胞の定性的なふるまいをモデル化するうえで有用である．この場合，出力 $y(t)$ は，入力 $x_j(t)$ の重みつき線形和を，ある出力関数 $g$ に通したもの

$$y(t) = g\left(\sum_{j=1}^{n} w_j x_j(t)\right) \quad (2.6)$$

で与えられる．出力関数として閾値関数

$$g(x) = \begin{cases} 1 & \text{if } x \geq \theta \\ 0 & \text{otherwise} \end{cases} \quad (2.7)$$

を使ったものが古典的な McCulloch-Pitts のモデルであり，脳におけるさまざまな論理演算の可能性を探る役目を果たした．

最近では，シグモイド関数

$$g(x) = \frac{1}{1+e^{-x+\theta}} \quad (2.8)$$

を使ったモデルが，階層ネットワークを組むことにより任意の非線形関数を表現することができ，かつそのパラメータを back-propagation と呼ばれるアルゴリズムにより簡便に設定できることからさかんに用いられている[2]．

単純な入出力変換だけでなく，細胞間の循環的なダイナミクスまで考える場合，リカレントネットワークと呼ばれるモデルが用いられ，離散時間

$$y_i(t+1) = g\left(\sum_{j=1}^{n} w_{ij} x_j(t) + I_i(t)\right) \quad (2.9)$$

および連続時間

$$\tau \frac{du_i(t)}{dt} = -u_i(t) + \sum_{j=1}^{n} w_{ij} y_j(t) + I_i(t)$$

$$y_i(t) = g(u_i(t)) \quad (2.10)$$

のモデルが定式化されている．これらは，連想記憶，側抑制による競合回路，振動パターンの発生回路のモデルとして用いられている． （銅谷賢治）

## 文　献

1) Koch, C. and Segev, I. (eds.) (1998) Methods in Neural Modeling : From ions to networks, 2nd ed., MIT Press.
2) Bishop, C. M. (1995) Neural Networks for Pattern Recognition, Oxford University Press.

# 3. エントロピーと情報量

脳の情報表現について，数学的なモデルを立てたり，実験データから定量的な議論をする際に，エントロピー，相互情報量といった情報理論的な概念は，いまや不可欠なものといってよい．ここではそれらについてなるべく直感的な説明をするとともに，従来から広く用いられてきた相互相関などとの関係について述べる．

## 3.1 確率分布とエントロピー

例えば，明日の天気を確率変数 $X$ として，雨が降るという事象を $x=1$，降らないという事象を $x=0$ としよう．真夏の関西地方なら $P(x=1)=0.1$, $P(x=0)=0.9$ ぐらいで予測がつきやすいが，秋雨前線が近づいてくると，$P(x=1)=P(x=0)=0.5$ といった感じで，予測がつきにくい．エントロピーは，確率変数の不確かさ，つまり予測のつきにくさを表す指標で，一般に $x=1,\cdots,n$ の離散的な値をとる確率変数 $X$ に対して

$$H(X) = E[-\log P(x)] = -\sum_{x=1}^{n} P(x) \log P(x) \qquad (3.1)$$

と定義される．2 の対数を使った場合，その単位はおなじみのビットである．上の例だと，真夏の天気のエントロピーは，

$$H(X) = -0.1 \log_2 0.1 - 0.9 \log_2 0.9 \simeq 0.33 + 0.14 = 0.47 \qquad (3.2)$$

ビットとなる．一方，秋の天気のエントロピーは

$$H(X) = -0.5 \log_2 0.5 - 0.5 \log_2 0.5 = 0.5 + 0.5 = 1 \qquad (3.3)$$

ビットとなる．ちなみに，夏のカリフォルニアあたりだと，$P(x=1)=0.01$,

$P(x=0)=0.99$ くらいなので,エントロピーは

$$H(X)=-0.01\log_2 0.01-0.99\times\log_2 0.99\simeq 0.066+0.014=0.08 \tag{3.4}$$

ビットとほぼゼロに近い. $p\log p$ という関数は,$p\to 0$ の極限ではゼロに収束するので,$P(x=1)=0$,$P(x=0)=1$ という完全に確定的な分布では,エントロピーはゼロになる.つまりエントロピーは,確率分布が均等で,予測がつきにくいときほど大きい値を,分布がシャープで予測がつきやすいほど小さい値をとる.

雨が降るか降らないかのような離散的な事象のかわりに,降水量は何 mm というような連続値の確率変数 $X$ を考えよう.この場合のエントロピーは,確率密度関数 $P(x)$ を使って

$$H(X)=E[-\log P(x)]=-\int P(x)\log P(x)\,dx \tag{3.5}$$

と定義される.さらに,多変数の同時確率分布のエントロピーは,例えば2変数 $P(X_1, X_2)$ の場合なら

$$H(X_1, X_2)=E[-\log P(x_1, x_2)]=-\int P(x_1, x_2)\log P(x_1, x_2)\,dx_1 dx_2 \tag{3.6}$$

という形で定義される.

## 3.2 条件付き確率と相互情報量

さてここで,明日の天気は晴れ,という予報を聞いたとしよう.その情報の重要さは,状況によって異なるわけで,例えば秋の日本では,じゃあ傘は持ってかなくてもいいかな,と役に立つが,南カリフォルニアではそんなことはわかり切っているのでありがたくも何ともない.

これを定量的に議論するため,あるメッセージや観測結果のもつ情報量を,それを知る前と後でのエントロピーの変化として定義することができる.天気が確定した後のエントロピーは上述のようにゼロなので,同じ予報が,秋の日本では1ビット,真夏なら 0.47 ビットの情報をもち,夏の南カリフォルニアでは 0.08 ビットでほとんど情報をもたないということが,定量的に表される.

例えば,いま,大阪で雨が降っているということがわかれば,京都や奈良でも

雨が降っている可能性が高い．これは，確率変数 $X_1$ の値を知れば，もうひとつの確率変数 $X_2$ についての不確かさが減るということであり，確率変数 $X_1$ が $X_2$ について何らかの情報をもっているということである．

このことを定量的に議論するために，確率変数 $X_1$ に関する $X_2$ の条件付き確率 $P(x_2|x_1)$ を考えよう．たとえば，大阪で雨が降れば京都でも8割がた雨が降っているとすれば，条件付き確率は $P(x_2=1|x_1=1)=0.8$ である．大阪で雨が降りかつ京都でも同時に雨が降る確率は，

$$P(x_1, x_2) = P(x_1) P(x_2|x_1) \tag{3.7}$$

となるはずであり，これは，同時確率と条件付き確率との間の関係式を与える．

ここで，確率変数 $X_1$ の値が $x_1$ に確定した場合の条件付き確率 $P(X_2|x_1)$ のエントロピーは，

$$H(X_2|x_1) = -\int P(x_2|x_1) \log P(x_2|x_1) \, dx_2 \tag{3.8}$$

で与えられる．確率変数 $X_2$ の $X_1$ についての条件付きエントロピーは，これを $X_1$ のとる値の確率で重みづけ平均したもの

$$\begin{aligned} H(X_2|X_1) &= \int P(x_1) H(X_2|x_1) \, dx \\ &= -\int P(x_1) P(x_2|x_1) \log P(x_2|x_1) \, dx_2 dx_1 \end{aligned} \tag{3.9}$$

として定義される．

以上の道具立てを使って，確率変数 $X_1$ と $X_2$ の"相互情報量"を，

$$I(X_1; X_2) = H(X_2) - H(X_2|X_1) \tag{3.10}$$

と定義する．つまり，大阪の天気 $X_1$ の実現値 $x_1$ を知れば，条件付き確率をもとに京都の天気 $X_2$ のエントロピーが減少するわけだが，その減り方を，大阪の天気の確率 $P(X_1)$ で重みづけて平均したものが，$X_1$ と $X_2$ の相互情報量である．

ところで，上の条件付きエントロピー $H(X_2|X_1)$ に，$X_1$ 自体のエントロピー $H(X_1)$ を足してみよう．$\int P(x_2|x_1) dx_2 = 1$ という値を後者の定義の式に挟み込んで整理すると，

$$\begin{aligned} &H(X_2|X_1) + H(X_1) \\ &= -\int P(x_1) P(x_2|x_1) \log P(x_2|x_1) \, dx_2 dx_1 \\ &\quad - \int P(x_1) \int P(x_2|x_1) \, dx_2 \log P(x_1) \, dx_1 \end{aligned}$$

$$= -\int P(x_1, x_2) \log P(x_1, x_2) \, dx_1 dx_2 = H(X_1, X_2) \qquad (3.11)$$

という関係があることがわかる．つまり，$X_1$ と $X_2$ の同時分布の不確かさは，$X_1$ 自体の不確かさに，$X_1$ がわかったうえでの $X_2$ の不確かさを足したものになるということが，計算のうえでもちゃんと成り立つ．実は，確率の対数の平均というエントロピーの定義は，この"エントロピーの加法性"という性質が成り立つように考えて決められたものなのである．

以上の話は，$X_1$ と $X_2$ を入れ替えても同じことなので，結局，

$$H(X_1, X_2) = H(X_2|X_1) + H(X_1) = H(X_1|X_2) + H(X_2) \qquad (3.12)$$

という関係が成り立つ．さらにこれから，相互情報量は

$$\begin{aligned} I(X_1\,;\,X_2) &= H(X_2) - H(X_2|X_1) \\ &= H(X_1) + H(X_2) - H(X_1, X_2) \\ &= H(X_1) - H(X_1|X_2) \end{aligned} \qquad (3.13)$$

という3通りに表すことができ，つまり $X_1$ と $X_2$ のどちらの条件付き確率から計算しても同じ，という対称性があることがわかる．また相互情報量は，周辺分布のエントロピーの和に比べて，同時分布のエントロピーがどれだけ小さくなっているかという形で計算することもできる．

## 3.3 相互相関と相互情報量

2つの信号の間に因果関係，あるいは相互依存関係があるかどうかを調べる場合，相互相関，あるいは相関係数が指標としてよく用いられる．

$X_1$ と $X_2$ それぞれの平均，分散，およびその間の共分散は，$i=1, 2$ として

$$\mu_i = E[x_i] = \int P(x_i)\,x_i dx_i \qquad (3.14)$$

$$\sigma_i^2 = E[(x_i - \mu_i)^2] = \int P(x_i)\,(x_i - \mu_i)^2 dx_i = E[x_i^2] - \mu_i^2 \qquad (3.15)$$

$$\sigma_{ij} = E[(x_i - \mu_i)(x_j - \mu_j)] = \int P(x_i, x_j)\,(x_i - \mu_i)(x_j - \mu_j)\,dx_i dx_j \qquad (3.16)$$

と定義される．これより相関係数は

## 3.3 相互相関と相互情報量

$$R_{ij} = \frac{\sigma_{ij}}{\sigma_i \sigma_j} \tag{3.17}$$

と定義され，$R_{ij}=0$ なら 2 つの変数は"無相関"，$R_{ij}=\pm 1$ に近づくほど 2 つの変数は相関が強いといえる．

一方，$X_1$ と $X_2$ の同時分布が，それぞれの分布の掛け算で

$$P(X_1, X_2) = P(X_1)P(X_2) \tag{3.18}$$

と与えられるとき，2 つの確率変数は"独立"だといわれる．これは，別のいい方をすれば，条件付き分布は

$$P(X_1|X_2) = P(X_1), \quad P(X_2|X_1) = P(X_2) \tag{3.19}$$

で，条件なしの分布と同じということであり，したがって相互情報量は，

$$I(X_1; X_2) = H(X_1) - H(X_1|X_2) = 0 \tag{3.20}$$

よりゼロである．

2 つの変数が独立ならば，$x_i$ と $x_j$ の積分を 2 つに分けて，$\sigma_{ij} = E[(x_i - \mu_i)] \cdot E[(x_j - \mu_j)] = 0$ となるので相関係数はゼロ，つまり 2 つの変数は無相関である．ではその逆はどうか．

図 3.1(a) は，相関のあるガウス分布のデータの例である．この場合，相関係数は 1 に近く，相互情報量は約 1.8 ビットである．図 3.1(b) は，(a) のデータの組合せをランダムに入れ替えた（シャッフルした）ものであり，結果的に無相関のガウス分布になっている．この場合，相関係数はほぼゼロであり，また，同時分布のエントロピーが大きくなったことにより，相互情報量は約 0.1 ビットと小さくなっている．

しかし，相関がゼロだからといって相互情報量もゼロになるわけではないという例が図 3.1(c) である．これは，ある振動のサイン成分とコサイン成分にノイズが加わったもので，振動子の位置と速度，回路の電流と電圧を測定したような場合にみられる分布である．この場合，2 つの変数の間に線形な関係はないので相関係数はほぼゼロだが，一方の値を決めればもう一方のとるべき値はかなり絞られるので，独立ではない．実際計算してみると，相互情報量は約 0.8 ビットである．このデータをシャッフルして無理やり独立にさせたのが図 3.1(d) である．この場合，2 つの変数の同時分布は，各変数の周辺分布をほぼ掛け合わせたものになっており，相互情報量は約 0.1 ビットに落ちている．

この例に示したように，確率分布としてガウス分布だけを考えた場合，無相関

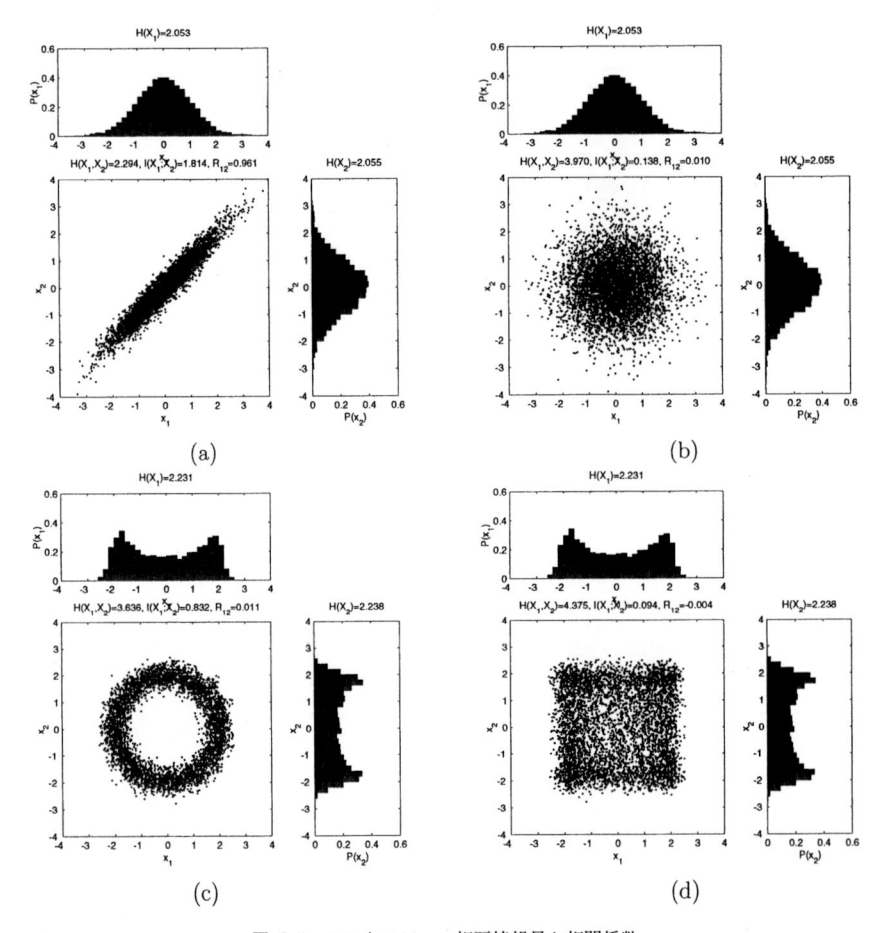

**図 3.1** エントロピー，相互情報量と相関係数

(a) 二次元ガウス分布 $P(x,y) = \dfrac{1}{\sqrt{2\pi(\sigma_1^2\sigma_2^2-\sigma_{12}^2)}} e^{-(\sigma_1^2 x_1^2 - 2\sigma_{12}^2 x_1 x_2 + \sigma_2^2 x_2^2)/2(\sigma_1^2\sigma_2^2-\sigma_{12}^2)}$, $\sigma_1 = \sigma_2 = 0.8$, $\sigma_{12} = 0.6$.
(b) (a)の $x_1$ と $x_2$ の組合せをシャッフルしたもの． $\sigma_1 = \sigma_2 = 1$, $\sigma_{12} = 0$.
(c) $P(x,y) = \dfrac{1}{\sqrt{2\pi}\sigma_r(x^2+y^2)} e^{-(\sqrt{x^2+y^2}-\mu_r)^2/2\sigma_r^2}$, $\mu_r = 2$, $\sigma_r = 0.25$.
(d) (c)をシャッフルしたもの．

であるということと独立であるということは等価である．しかし，一般に非ガウス分布のデータでは，相関がないからといってすぐ安心したりあきらめたりしてはいけない．データの非線形な分布まで考えると，一定の相互情報量をもち，独立ではないという例は多くみられる．実際，7章で紹介する独立成分解析（ICA）

では，ガウス分布からのずれを積極的に探すことにより，信号源の分離などの処理が行われる．

図 3.1 の例では，乱数で 5000 点のデータを生成し，$x_1$，$x_2$ をそれぞれ 40 個の区間に区切ってヒストグラムを作成し，エントロピーと相互情報量を計算した．しかし，シャッフルされて独立なはずのデータでも，相互情報量がゼロにはなっていないことからもわかるように，有限個のデータからの推定では，相互情報量が大きく見積もられてしまう傾向がある．実際の実験データに適用する場合に，この推定誤差をどう考慮するかについては，6 章での実例を参考にしていただきたい． 〔銅谷賢治〕

## 文　献

1) Papoulis, A. and Pillai, S. U. (2001) Probability, Random Variables and Stochastic Processes, 4 th ed., McGrow-Hill.

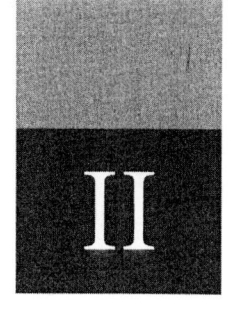

# II 大脳視覚野の情報表現の実際

　ニューロンの情報表現の特性が最も詳しく調べられているのは，大脳視覚野であろう．これは，色，形，動きなど視覚刺激のさまざまなパラメータを変えながら，それに対応するニューロンの応答を調べるという実験パラダイムが，Hubel, Wiesel らの研究に始まり，しっかり確立されているためにほかならない．

　本編では，大脳視覚野の情報表現にフォーカスし，まず4章で，網膜から視床，一次視覚野を経て高次視覚野に至る並列階層構造を概観し，ボトムアップ，トップダウンの神経結合からなる基本構造と，それにより形成されるさまざまな刺激選択特性について解説する．

　5章では，ニューロンの刺激選択性が，フィードフォワードとフィードバック，興奮性と抑制性の結合の組合せによりいかに形成されているか，ネコの一次視覚野での実験データをもとに議論する．

　6章では，物体認知の高次中枢であると考えられている側頭葉視覚野において，物体のもつ複数の属性が，その応答時間により階層的な形で表現されていることを，ニューロンのもつ情報量を計算するという新たな手法により明らかにした例を紹介し，そこでの技術的な問題点についてもふれる．

　これらは，脳における多様な情報表現とその計算メカニズムを考えるうえで非常に基本的な拘束条件を与えてくれるはずである．

# 4. 視覚における脳内表現

　ニューロンの活動をスパイク発火頻度を指標としてモニターし，単一ニューロンや皮質のある部位がどのような視覚情報処理に関わっているかを調べる研究が数多く行われてきた．その結果，視覚神経系は並列階層的に構成された多くの領野から成り立っており，低次の領野から高次の領野に向かうに従い受容野が拡大するとともに，ローカルな特徴からよりグローバルな視覚パターンの検出が行われるという概念が成立してきた．このような概念は70年代，80年代に行われた非常に多くの実験的な研究に基づくものであり，その内容について正しく理解したうえではじめて何が足りないのかが明らかになると思われる．この章ではこれまでの視覚皮質の構成についての研究を振り返り，並列階層的な視覚情報処理という概念の基礎となる実験事実を整理した後に，受容野概念の変容とそれに関係する低次の視覚野と高次の視覚野の相互作用という最近話題になっている問題について解説したい．

## 4.1　これまでの研究

　並列階層的な視覚系の概念の成立に関わるいくつかのポイントを列挙し解説していく．
　（1）　大脳皮質で視覚に主に関係する領域は数多くの領野に分けることができる．領野分けの手掛かりとなるのは視野再現，ニューロンの応答特性，線維連絡などである．
　サルの大脳皮質では視覚に関係すると考えられている部分は大脳皮質の約半分くらいの面積を占めており，30個くらいの視覚領野が区別されている（図4.1）[4]．

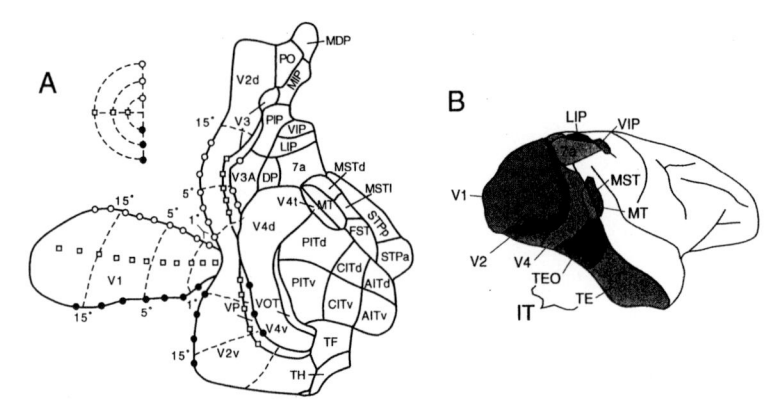

**図 4.1　サルの大脳皮質視覚野の地図**
A：視覚野を二次元的に展開した地図（文献4に基づく）．実線で囲まれた部分がひとつひとつの視覚領域で，それぞれ名前がつけられている．左上の半円は視野を表す．白四角が視野の水平経線，白丸が上視野の垂直経線，黒丸が下視野の垂直経線を表す．視野のそれらの軸に相当する視覚野の場所が，地図のV1, V2, V3, VPに示されている．いくつかの網膜偏心度のおおまかな位置も示してある．VPはV3の腹側の半分でV3に含める場合もある．
B：サルの大脳皮質外側面．右が前で左が後．灰色をつけた部分が視覚野で，Aに展開して示した部分．比較的よく研究されているいくつかの領野のおおまかな場所を示してある．TEOはAではPITv, PITdに相当する．MT, MST, VIP, LIPは実際には脳溝の中に存在し，脳の表面からはみえない．

　この領野地図がどのようにしてできてきたかというと，1つは視野の地図からである．片側の皮質は反対側の視野を表現している．大脳の一番後ろの広い領域を第一次視覚野（V1）が占めている．V1の前方の境界は月状溝のすぐ後にあり，この部分は視野の垂直経線（vertical meridian）を表現している．V1の中央部に視野の水平経線（horizontal meridian）が表現されている．前方の部分に中心視野を表現している場所があり，そこから遠ざかっていくと次第に視野の上でも中心から外れていく．このような視野の地図は，大脳皮質に電極を少しずつ場所を変えて刺していって，丹念に受容野を決める作業を行って得られる[5,6]．このような視野の地図がV1以外にも大脳皮質の上に存在する．皮質上でつながったある領域が1つの半視野を表現していることが，領野を決める基準の1つになる．V1の垂直経線を前方に越えると別の領野，V2になる．V2の場合は後方の境界は垂直経線で前方の境界は水平経線になっている．V2の視野地図はV1と構造が違っており，上視野と下視野が不連続に分離している．しかしこの場合でも局所的に見ると視野が連続的に現れているという意味では視野の写像が存在している．

V2の前方の境界を越えると別の領野V3になる．V3の前方の境界は垂直経線である．V3の前方にはさらにV3A，V4，MT（V5とも呼ばれる）などの領域が広がっている．V1以外のこれらの視覚領野をまとめて視覚前野と呼ぶ．視覚前野を前方に進むに従い視野再現は不規則で不明瞭になる．たとえば同じ視野を表現している場所が繰り返して現れてくるなどの不規則性がV4にはみられる．

視覚皮質の領野分けにはこのような方法以外に，後述する解剖学的な結合パターンや，どのような刺激に選択的に反応するか，すなわちどのような視覚情報を表現しているかといったことも基準に用いられる．

（2）視覚領野は他の領野と結合している．結合（線維連絡）にはそれがどの層の細胞から延びる軸索か，また軸索が他の領野のどの層に終わるかについてみると，前向き（低次から高次へ），後ろ向き（高次から低次へ），横向きの投射が区別され，数多くの領野を階層に並べることができる．

上述のように分けられた領野の関係は階層的に並べることができる．階層性の大きな根拠になっているのが，解剖学的な結合パターンである[4]．大脳新皮質は一次運動野などの特殊な場合を除いて6層構造をもっている．領野間の結合パターンの1つは，起始細胞の細胞体が2～3層を中心として（一部は5～6層にも）存在し，軸索終末が他の領野の4層に終わるというパターンである．もう1つのパターンは2～3層や特に5～6層に細胞体があり，他の領野の4層を避けて1層または深部の5～6層に終末が終わるというパターンである．皮質の最後方に存在するV1から始まって前方の領域に向かうパターンには前者の結合パターンが多くみられる．したがってこれを上行性（前向き）投射パターンと呼ぶ．後者の結合パターンを下行性（後向き）パターンと呼ぶ．V2などからMTへの投射は上行性パターンであり，MTからV2に戻ってくる場合は下行性パターンである．ほとんどの領野間の結合は双方向性で，片方が上行性なら片方は下行性になることが一般的である．これら以外の結合パターンとして，終末が全層に終わるパターンがみられる場合がある．このパターンは同じ領野内での結合のなかによく見いだされるので，領野間の結合にこのパターンがみられる場合，それぞれの領野が同じ階層に属すると解釈できる．このようなパターンを側方（横向き）結合と呼ぶ．このようなパターンに基づいて図4.2Bのように領野を順番に矛盾なく階層的に並べていくことができる．

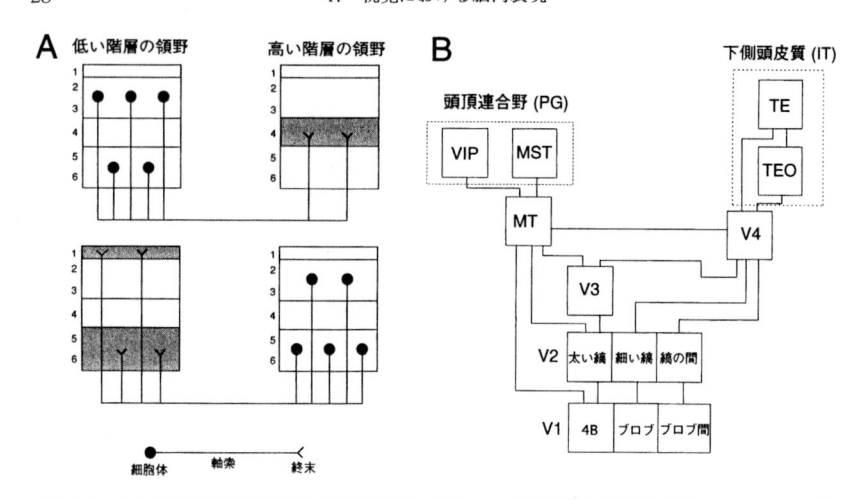

**図 4.2**　A：大脳皮質視覚領野間の線維連絡のパターン．起始細胞（線維を送るニューロン＝黒丸）と軸索終末がどのような層に分布するかが示されている．大脳視覚皮質は6層構造をもち，それぞれの層の番号が左に示してある．1層が皮質の表面側で6層が白質側．上が上行性（前向き）の投射パターン，下が下行性（後向き）の投射パターンを示す．
B：比較的詳しく調べられている視覚皮質領野の結合関係．V 1，V 2，V 3，V 4，MT，TEO，TE，MST，VIP はそれぞれ領野の名称．V 1，V 2 はさらにチトクロムオキシダーゼ染色により区別される小領域からなる（ブロブ，太い縞など）．領野の皮質上での位置は図4.1を参照．この図で低い位置にある領野は A で示した投射パターンからみて，階層が低く，高い位置にある領野は高い階層にある．

（3）　高次視覚連合野の頭頂連合野と下側頭皮質には破壊実験で違う機能の障害がみられる．また視覚領野の結合関係をみると，頭頂連合野に向かう経路と，下側頭皮質に向かう経路に分かれるようにみえる．

　前述のパターンに基づいて解剖学的結合関係を階層的に並べると，大脳皮質上の視覚情報の流れが下側頭皮質に向かう経路と頭頂連合野の下頭頂小葉に向かう大きく2つの経路に分かれることがわかる．Mishkin らのグループは，下側頭皮質と下頭頂小葉を破壊したときに現れる症状がまったく異なるという事実と，この解剖学の知見を結びつけて，2つの皮質経路（two cortical pathways）という概念を提出した．下側頭皮質を両側に破壊すると物体の弁別の障害が起こり，例えば縞模様の三角柱とチェックパターンの直方体の区別ができなくなる．下頭頂小葉を破壊すると，物体の弁別はできるが相対的な位置関係がわからなくなる．このように解剖学的に異なる経路に機能的にも違いがあることが，皮質上での情報処理の並列性の重要な根拠の1つになった．

（4）　網膜から一次視覚野（V 1）までの視覚経路にははっきりした並列性があ

## 4.1 これまでの研究

る．皮質の上での視覚経路の並列性はV1までの並列性が単純に延長したものではない．しかし関係はある．

視覚情報処理の並列性は大脳皮質で始まるわけではなく網膜レベルですでに始まっている．網膜からV1までの視覚経路には並列性があり，少なくとも2つの経路から構成されている．1つは外側膝状体の大細胞層で中継される大細胞系，もう1つは外側膝状体の小細胞層で中継される小細胞系である[11]．錐体光受容器には分光感度特性の違う3種類（L錐体，M錐体，S錐体）がある．異なる種類の錐体の信号の差分（L−MやS−(L+M)）をとることにより色の信号がつくりだされる．この信号は小細胞系で伝えられる．一方異なる種類の錐体の信号を加算（主にL+M）することにより，輝度（明るさ）の信号がつくりだされる．この信号は大細胞系で運ばれる．最近明らかにされているところでは色の信号は外側膝状体の顆粒細胞層（koniocellular layer）でも中継されているらしい[8]．

大細胞系と小細胞系は，色だけではなく，空間的・時間的性質も異なっている．大細胞系の細胞の受容野は大きく，低い空間周波数のパターンによく反応し空間的解像度はよくないが，時間的解像度は高く，高い時間周波数のフリッカーにも反応し，また低い輝度コントラストの刺激にも反応する．一方，小細胞系の細胞は受容野が小さくて，空間的解像度は高いが時間的解像度やコントラスト感度はそれほど高くない．いずれの系も，空間的な変化と時間的な変化の情報を伝える

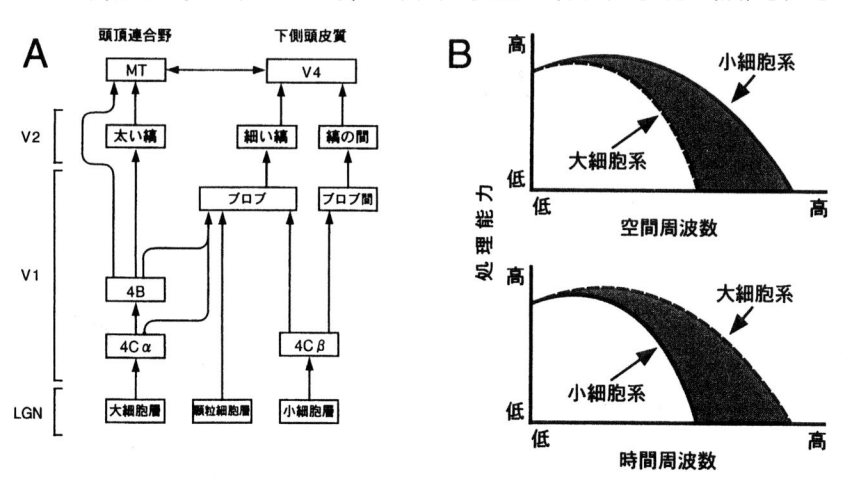

図4.3　A：皮質下と皮質の上での視覚経路の並列性の接続関係
　　　　B：大細胞系と小細胞系の機能の違い

が，2つの系が相補的に働いていると考えられる（図4.3B）[17]．

皮質以前の並列経路と皮質上の並列経路の関係を図4.3Aに示した．2つの並列性は密接な関係はあるものの同じではないことには注意が必要である．

(5) 視覚領野のニューロンの多くは何らかの視覚属性に選択性を示す．すなわち，刺激の他のパラメータを固定してあるパラメータ（例えば線分の向き，運動方向など）を変化させたときにニューロンの応答（スパイク頻度）が有意に変化する．

視覚野のニューロンは，いろいろな刺激に選択的に反応する（5章参照）．どのような刺激に選択性をもつかは皮質の場所によって異なり，これも領野分けの基準の1つとなる．

次の例は色と形に対する選択性を下側頭皮質で調べた筆者らの実験を示している[9]．色はL, M, Sという3種類の錐体がもとになっているので三次元空間で表される．この三次元の1つの軸である輝度を固定して色度だけについて考えると

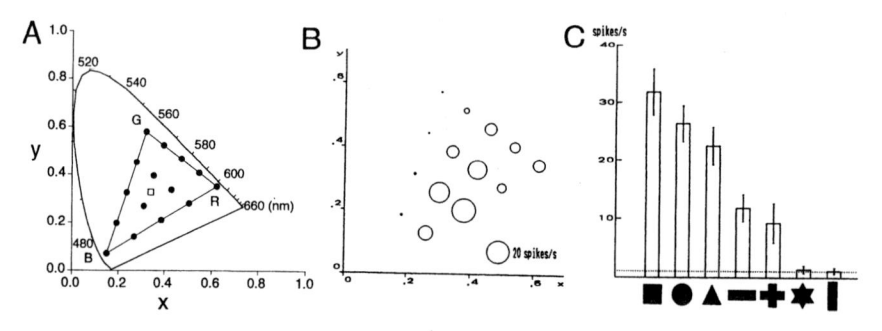

**図4.4** 下側頭皮質から記録された色と形に選択性を示すニューロンの例
A：色選択性をテストするために用いられた刺激の例．この図は色を$(x, y)$の二次元座標で表すCIE-$xy$色度図である．外側の円周が単波長光の色度を表す．数字はそれぞれの波長を表す．この円周に沿って，色相（色み）が変化する．円周の内側，および右下の直線部分は，さまざまな単波長光をまぜてできる色を表す．正方形が全波長同じエネルギーをもつ光の白色の色度を表す．R, G, Bはカラーディスプレイの赤，緑，青の蛍光体の色度を表し，RGBがつくる三角形の内部の色をカラーディスプレイで表示できる．黒丸は実験に用いた刺激の色度座標で，この三角形の内部の色に対するニューロンの反応を一定間隔でサンプルして，かたよりなく色の表現をテストするように選ばれた色である．輝度はすべて一定．
B：1つの下側頭皮質ニューロンの色選択性のテストの結果．円の大きさはそれぞれの場所に対応する色度をもつ同じ形，大きさ，輝度の刺激を受容野の同じ位置に呈示したときの，スパイク発射頻度の増加を円の直径で示したもの．このニューロンは紫から赤にかけての色に反応し，ピンクに最大の応答を示していることがわかる．
C：Bと同じニューロンの形選択性のテストの結果．最適なピンク色の刺激を用いて，面積，輝度一定で，違う形の幾何学図形を呈示したときの，スパイク発射頻度の変化を棒グラフで表している．テストに用いた形は，目で見て顕著に異なる幾何学図形を任意に選んで用いている(B, Cは文献9より)．

二次元で表すことができる．この実験ではそのように色を二次元で表す色度図を用い，これを均等に分割するような刺激を使ってそれらに対するニューロン応答を調べて色選択性を求めている(図4.4A)．形と輝度は一定に保ち，変化しているのは色だけという刺激をサルの視野の同じ場所に出す．図4.4Bにみられるように下側頭皮質にはある色にはよく反応するが，別の色には反応しないという色選択性をもつニューロンがあることがわかる．この実験ではまた，形に関する選択性も調べている．他のパラメータを一定にして形だけを変化させたときに反応の強さが異なり，形に対して選択性があることがわかる(図4.4C)．形は色と異なりどのようなパラメータで記述して表現するのが適当かということは自明でないので，この実験の刺激としては便宜的に，知覚的に容易に区別される任意のパターンのセットを用いている．

(6) 上のようなテストをさまざまな領野で行うと，領野によってある属性に選択性を示すニューロンの割合は異なることがみられる．その最も顕著な例が色と動きである．

表 4.1

| V1 (ブロブ) | | V1 (ブロブ間) | | V1 (4B層) | |
|---|---|---|---|---|---|
| 波長 | 65 | 波長 | 40 | 波長 | 10 |
| 運動方向 | − | 運動方向 | − | 運動方向 | 50 |
| 方位 | − | 方位 | ++ | 方位 | 85 |
| 両眼視差 | ? | 両眼視差 | ++ | 両眼視差 | + |
| V2 (細い縞) | | V2 (縞の間) | | V2 (太い縞) | |
| 波長 | 85 | 波長 | 60(−) | 波長 | 15 |
| 運動方向 | 5 | 運動方向 | 0 | 運動方向 | 20 |
| 方位 | 20(−) | 方位 | 20 | 方位 | 50 |
| 両眼視差 | 30(−) | 両眼視差 | 20 | 両眼視差 | 70 |
| V4 | | V3 | | MT | |
| 波長 | 50 | 波長 | 15 | 波長 | 0 |
| 運動方向 | 5 | 運動方向 | 40 | 運動方向 | 85 |
| 方位 | 50 | 方位 | 70 | 方位 | 75 |
| 両眼視差 | 40 | 両眼視差 | 40 | 両眼視差 | 70 |

数字は各領野においてさまざまな視覚属性(波長＝色，運動方向，方位，両眼視差)に選択性を示した細胞のパーセントを示す．定性的な結果の場合は以下の記号で示す：高い割合(++)，中程度(+)，低い割合か見られない(−)．文献により食い違いがある場合は定性的な評価を( )の中に示している(文献3より)．

表4.1はDeYoeら[3]がいくつかの領野で，色，運動方向，方位，両眼視差の4つの属性に関して，選択性を示した細胞の割合がどれくらいあるかに関して，それまでに行われたいくつかの研究の結果をまとめたものである．V1のブロブ間は方位選択性を示す細胞の割合が高いがブロブでは低い．MTでは色選択性はほとんどないがV4では50%とかなり高い．一方，運動方向選択性についてみるとMTは85%でV4は5%というように色と動きは極端に違っている．他の属性についてみると，色と動きほどのはっきりした違いというのは選択性からだけではわからない．上で述べた並列な皮質視覚経路との関連でみると，色選択性を示す細胞は下側頭皮質に向かう経路で多くみられる．これは小細胞系のみ色の情報を伝えていて，それが皮質では側頭葉の方の経路にだけ流れていくということに対応している．一方，運動方向の情報に関しては大細胞系が関係しており，ここからの情報は皮質では頭頂葉と側頭葉の両方向に伝えられるが，このうち頭頂葉に向う経路で運動方向に選択性をもっている細胞が多いということである．形に関しては多分両方の経路とも情報を伝えている．両眼視差については頭頂葉の方で主に処理されると考えられているが，最近の研究では下側頭皮質でも選択性があることが報告されている．このような特徴選択性の違いも，視野再現がはっきりしない部位では領野を分ける1つの基準となる．

(7) 低次の領域から高次の領域に向かうと受容野の大きさが拡大し，複雑な特徴に選択性を示すニューロンが多くなる．

それぞれの領野での受容野の大きさをみると，同じ程度の網膜偏心度（視野のある位置と視野の中心との間の距離を角度で表したもの）ではV1よりV2, V2よりはV4の方が受容野が大きくなる．同じ領野では網膜偏心度が大きいほど，

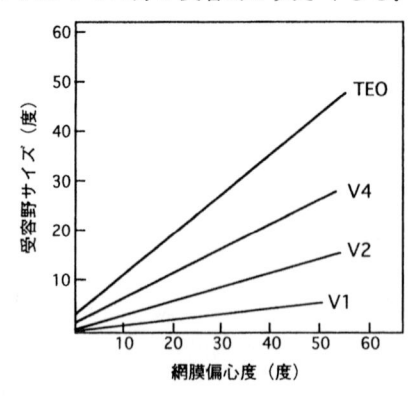

図4.5 いくつかの視覚領野における網膜偏心度と受容野サイズ（面積の平方根）の関係
同じ領野では網膜偏心度が大きくなると受容野サイズが大きく，図4.2に示した階層が高い領野ほど，受容野が大きいという傾向がある．

受容野は大きい（図4.5）．下側頭皮質の後部（TEO）になると受容野はさらに大きくなり，下側頭皮質の前部（TE）では，両側の視野にまたがる広い範囲の視野を含む大きな受容野をもつようになる．これは側頭葉だけでなく，頭頂葉のMT，MSTの方も同様である．MTニューロンの受容野はV4と同じくらいでその次のMSTではTEと同じように極端に受容野が大きくなる．このように視覚経路に沿って階層を経るに従い，空間的に信号の収束が起こり，受容野が大きくなっていくという明らかな傾向がある．

もう1つの重要なことは，皮質の低次の段階のニューロンは局所に現れた単純な特徴を検出しているが，高次の段階のニューロンの受容野はいくつもの特徴が組み合わせられた複雑な特徴に選択性をもつことである．そうした考えの端緒になったのはGrossらの1972年の論文[7]であるが，これによると下側頭皮質の細胞が，テストしたいろいろな刺激のどれにも反応しないのでバイバイと手を振ったところそれに反応したと書かれている．その細胞は単純な幾何学図形にはあまり反応せず，手のパターンに非常によく反応したということである．その後，下側頭皮質のニューロンがさまざまな複雑なパターン選択性をもっていることがわかってきた[20]．同じようなことは頭頂葉の経路でもみられ，MTの細胞は受容野が限局していて1つの方向に動く単純な刺激に反応するのに対し，その次のMSTの細胞は受容野が非常に大きくなって複雑な動きのパターンに反応する細胞が現れる[13]．それらの中には広い受容野の中で一様な方向に刺激が動くときに反応する細胞や回転パターンに反応するもの，あるいは前進や後退に伴って生じるようなオプティカルフローのパターンに反応する細胞もある．また単一の動きのパターンに反応するだけでなく，いろいろなパターンの組合せに対して反応する細胞もMSTにはみられる．

（8）　ある属性に選択性をもつニューロンが多い領野はその属性の処理に強く関係していることが推測される．ある領野を破壊したり微小電気刺激を加えて特定の属性の視覚刺激を利用する行動の変容をみる実験の結果は，そのような推測と矛盾しない．

ここまで，脳のある領域がどのような情報の処理に関係しているかということをニューロンの選択性の側面からみてきた．ある刺激の属性に選択性をもつニューロンが多い領野は，その属性の知覚に関係しているということが期待される．しかし本当に関係があるかどうかを確かめるためには，より精密にニューロン活

動と知覚の対応関係を調べたり，その場所を破壊して関係する属性の情報を用いる行動に影響が現れるという因果関係を示す必要がある．

Newsome らがこれに関する優れた実験を行っている[2]．彼らが用いたのはラ

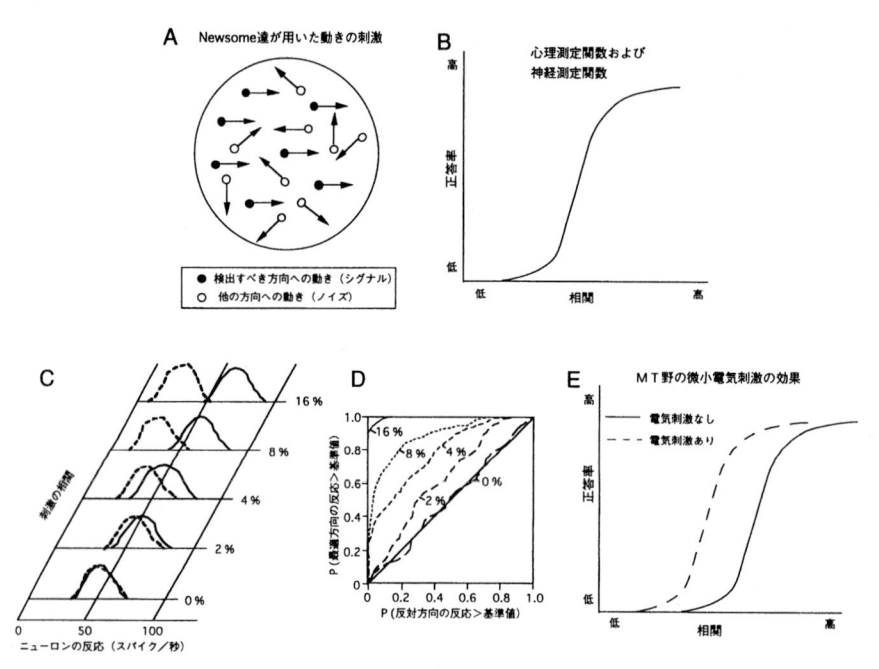

図 4.6 Newsome らが MT 野のニューロン活動と運動知覚の関係を調べるために行った実験
A：実験に用いられたランダムドット刺激の模式図．刺激には一定方向に動くドット（黒丸で示してある）とランダムな方向に動くドット（白丸）がある比率で混じっている．この比率をここでは"相関"と呼ぶ．試行ごとに黒丸のドットの動く方向は図の方向とその逆方向がランダムに選ばれる．サルは黒丸のドットがどちらの方向に動いたかを答える．
B：A の刺激の相関の強さと正答率の関係を表したグラフ．正答率が動物の行動における判断から得られたものである場合，このグラフは心理測定関数と呼ばれる．ニューロンの応答から C, D に示すやり方で求める場合，このグラフを神経測定関数と呼ぶ．
C：サルがこのタスクを行っているときの MT 野の 1 つのニューロンの応答．0～16% の異なる相関の強さでの応答を示す．各相関レベルにおいて，実線は最適方向の信号の刺激を何度も呈示したときの応答の分布，破線は逆方向の信号の刺激に対する応答の分布を示す．
D：ニューロンの試行ごとの応答分布に基づいて，シグナルの運動方向を推定した場合の正答率を求める方法．グラフはニューロンの 1 試行での応答がある基準値を超えた割合（$P$）を，最適方向のシグナルの刺激と反対方向のシグナルの刺激について求めて，その関係をプロットしたもの．基準値を 0 スパイク/sec から徐々に大きくしていったときに $P$ がどのように変化するかを示している．この図ではそのような解析を刺激のそれぞれの相関値について行った結果を示している．正答率は各相関値での $P$ 値の軌跡の下の部分の相対的な面積として求められる．実線は信号の方向と反対方向をまったく区別できず，正答率が 50% の場合の $P$ 値の軌跡を表す．
E：MT 野の微小電気刺激による心理測定関数の移動（文献 2, 16 を参照）．

ンダムドットの動きの方向の識別である（図 4.6 A）．すべてのドットが同じ方向に動いているというのが 100% 相関の刺激で，この場合にはドットがどちらに動いているかはっきりわかる．これにでたらめな方向に動いているドットをノイズとして加えていく．50% のドットがでたらめな方向に動いている刺激を 50% 相関と呼ぶ．ノイズの割合をあげていくと，一様方向に動くドットがどちら向きに動いているかが徐々にわかりにくくなる．すべてノイズ，つまり 0% 相関にすると，まったくでたらめに動いていてどの方向か識別できなくなる．このように相関の程度を変えて，一様方向への動きの検出の確率を調べる．サルでこれを調べるには次のように行う．サルが注視点をみていると，上で述べたランダムドット刺激が視野に現れる．さらに 2 つの光点がランダムドットの両側に現れる．1 つの光点は一様なドットの動き（シグナル）の側，もう 1 つの光点はその反対側である．サルはシグナルのドットがどちらの方向に動いていたかを判断してその方向の光点にサッケードすると報酬を得ることができる．そしてシグナルとノイズの割合を変化させて，正答率を調べる．このようにして得た正答率のカーブは心理測定関数と呼ばれる（図 4.6 B）．このようなときの行動をみると，シグモイド曲線になっていて数パーセントのシグナルでかなり高い正答率で検出ができる．

　これは個体全体としての判断を行動でみたものであるが，ひとつひとつの MT ニューロンの反応はどうなっているかということは次のようにして調べられる．刺激とタスクはいままったく同じである．ただし刺激のランダムドットは，MT ニューロンの受容野に重ねて出し，シグナルの方向がニューロンの反応する方向と同じになるようにする．例えば上方向に選択性をもっているニューロンであれば，上方向をシグナルにして，刺激がある相関レベルのときに試行ごとにどれだけ発火したかを求めその分布をプロットする（図 4.6 C）．同様にシグナルを逆転して反対方向にした場合のスパイク数の分布も別にプロットする．例えば 16% 相関の刺激に対する反応の分布は上方向では 50～90 発くらい，反対方向では 10～50 発になり，スパイク数の分布はほとんど重なっていない．つまりこのニューロンの活動は 16% の相関レベルでは上方向と下方向の刺激をほぼ完全に区別している．ノイズの割合が増えると，上方向と下方向の試行ごとのスパイク数の分布がオーバーラップしてきてニューロンの発火頻度をもとにして刺激が上か下かを答えるのは困難になる．これに信号検出理論の考え方を用いて図 4.6 D に示すような定量的な解析を行い，ニューロンの反応からみたシグナルの方向の検出

割合を表す曲線を描くことができる．これを神経測定関数（neurometric function）と呼ぶ（図4.6 E）．神経測定関数はニューロンごとに1つの曲線が描けるわけであるが，これからそのニューロンのシグナル検出の閾値を，たとえば正答率が0.75になるときの刺激の相関として求めることができる．同時に記録された神経測定関数と心理測定関数の比較を行う．すると神経測定関数と心理測定関数は閾値や傾きもよく一致する．もちろんニューロンによって違いがあり，行動における識別の方がニューロンにおける識別よりもよい場合と逆の場合がある．しかしMTの運動方向選択性ニューロン全体の分布をみるとサルの行動とニューロンの反応は非常によく一致している．このように発火頻度でみたMTニューロンの活動はサルの行動を非常によく予測することができる．

また，MTのニューロン活動が動きの知覚と因果関係をもつことを示すために，MTの一部にイボテン酸を注入してニューロンを破壊したときに，行動にどのような変化が現れるかを調べる実験も彼らは行っている[12]．あらかじめ注入する部位のニューロンの受容野を調べ，それに対応する視野の場所に刺激を呈示する．サルが行う課題は上述のものと同じで，破壊の前後でランダムドットに含まれるシグナルの検出の閾値の変化を調べる．すると，破壊を行った視野の場所に限局して検出閾値の上昇がみられた．同時に静止した格子刺激の検出のコントラストの閾値も調べているが，ほとんど変化は生じない．運動視に選択的でかつ視野の限局した場所で障害が起こっているということである．

さらに破壊とは逆に，微小な電気刺激を与えて，ニューロン活動を上昇させたときの行動への影響をみるという実験も行われている[16]．この実験では上と同様の課題をサルが行っているときに，10 $\mu$A 程度の微小電気刺激を与えてMTのある運動方向に関係するニューロン集団（コラム）を活動させる．もしこれらのニューロンが動きの知覚と関係しているなら，電気刺激を与えたときに刺激した場所が表現する方向への動きの知覚が生じやすくなり，その方向の動きの検出がよくなるのではないかという予想される．例えば左方向に反応するコラムを電気刺激した時に左方向のシグナルが増大したのと同じ効果になれば，心理測定関数が左方向に移動することが予想されるが，実際にそのような効果が得られた（図4.6 E）．このような研究は，発火頻度コードから予測される1つの領野のニューロン活動とある視覚機能の因果関係を，実際にニューロン活動を人工的に修飾したときに現れる行動の変容として示した実験ということができる．

## 4.2 最近の研究

　それでは上のように積み上げられてきた並列階層的な視覚系の枠組みから取り残されている未解決の問題は何か？
　（1）　情報の変換の問題
　低次の領野（例えばV1）の細胞はローカルで単純な特徴によく反応し，高次の領域（例えば下側頭皮質）では複雑なパターンによく反応する．それではその中間でどのような過程を経て，高次領野のパターン選択性が生じるのか．あるいはMTでは比較的限局した視野領域の一様な方向の動きが検出されて，その次のMSTの細胞は大きな受容野をもち複雑なオプティカルフローに選択性をもっている．しかし，MTとMSTの間でどのようなメカニズムが働いてそのような変化が生じるのか，ということは何もわかっていない．これはV1以前の同心円型受容野からどのようにV1の方位選択性をもつ単純型細胞や複雑型細胞が生じるかという30年間続いている問題と共通したテーマである[15]．
　（2）　受容野の概念の変容と文脈依存性
　ここでいう受容野はニューロンがよく反応する小さな丸や四角の刺激あるいは正弦波格子を用いて，ニューロンが反応する視野の範囲として求められたものを指す．このように求められた受容野を古典的受容野と呼ぶ．しかし実は視覚野ニューロンの活動は受容野から離れた場所の刺激からさまざまな影響を受ける．例えば受容野の周辺に受容野内と同じような刺激があると抑制が生じ，受容野内部と周辺との対比が重要であるということは以前から知られていた[1]．最近注目されていることは，周辺からの影響が周辺刺激の構造についての複雑な情報に基づいているのではないかということである．受容野内の刺激が同じでも，ニューロンの活動がシーンの中での文脈によって変化するという意味で，文脈依存的修飾（contextual modulation）という言葉がよく使われている．例えばV1ニューロンの活動が，受容野が刺激中の図に位置するか地に位置するかによって変化するというのがその例である（図4.7）[22]．多くの短い線分からなるテクスチャーの刺激において，線分がみな同じ方向を向いている中に，それと直交方向の線分からなる領域があると，その部分が図として背景（地）から区別されて知覚される．地の中に受容野があるときにも反応は生じるが，図の中に受容野がある場合には

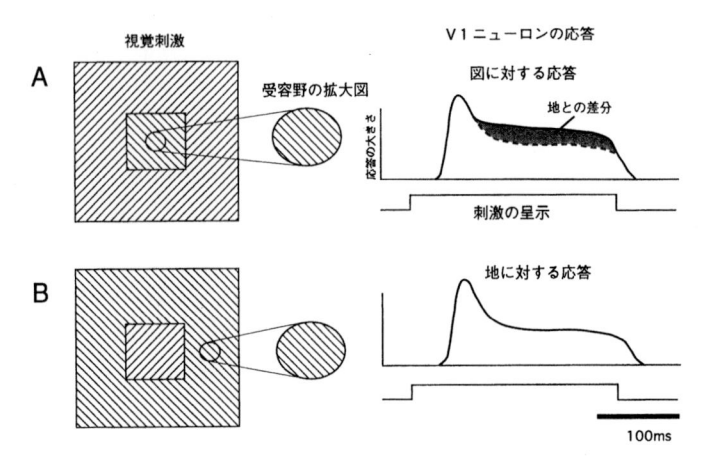

**図 4.7** V1で見いだされた図地分化に対応した活動の変化（文脈依存的修飾）受容野内の刺激はAもBも同じであるが、Aでは受容野は図の中にあり、Bでは地の中にある（文献24参照）．

活動が増強する．この活動の増強は最初の反応の立上りから数十msec程度時間が遅れて現れる．さらにこのような活動の修飾は，図と地の境界で非常に非対称的に生じ，受容野が図からはずれて地に入った途端に反応が急に低下し，一方図に入った途端に急に反応が増加する．つまり図と地の境界線をかなりはっきり区別して処理を行っているということである．そのような図地による活動の修飾が起きる空間的な広がりについて調べると，図の大きさを大きくしていくと次第に修飾は弱くなっていくが，10度くらいの図の大きさまで修飾が起きている．10度というのはV1の受容野からすると，非常に広い視野の範囲である．

麻酔下ではこのような活動の修飾はみられないということである[10]．また，V2やV4を含む視覚前野の広い範囲を破壊すると修飾がみられなくなることも報告されている．これは高次の領野のもつグローバルな情報が低次のV1に返ってきて，そこでの活動に影響を与えていることを示していると解釈されている．

（3）並列階層的な構成をもつ視覚経路で別々の場所で取り出された情報はどのように統合されて，整合性のある1つのシーンとして知覚されるのか．
例えば位置の情報処理には頭頂連合野が関わっていて，物体の情報の処理には下側頭皮質が関わっているとすると，位置の情報と物体の情報を統合して，ある場所にある物体があるということを認知する仕組みはどのようになっているのだろうか．1つの可能性はそうした別々の情報が収束する場所があるのではないか

ということである.前頭前野には下側頭皮質からも頭頂連合野からも入力が収束していることが解剖学的に示されている.実際に場所と図形の両方に選択的に活動するニューロンが前頭前野で見いだされている[14].

　これは発火頻度を指標にして,図形と位置という違う種類の情報の組合せが表現されているということを示す例であるが,情報の統合にスパイクのタイミングが使われているという主張がいくつかのグループによってなされている.複数の図形特徴が視野内に現れた場合に,それらが1つの物体の部分であるときには,それぞれの特徴に反応するニューロン間でスパイクのタイミングの同期が起こるが,別の物体の部分である場合には同期が起こらないとSingerらは主張している(図4.8)[19].そのような同期による特徴の統合を生じるうえで,V1から外側膝状

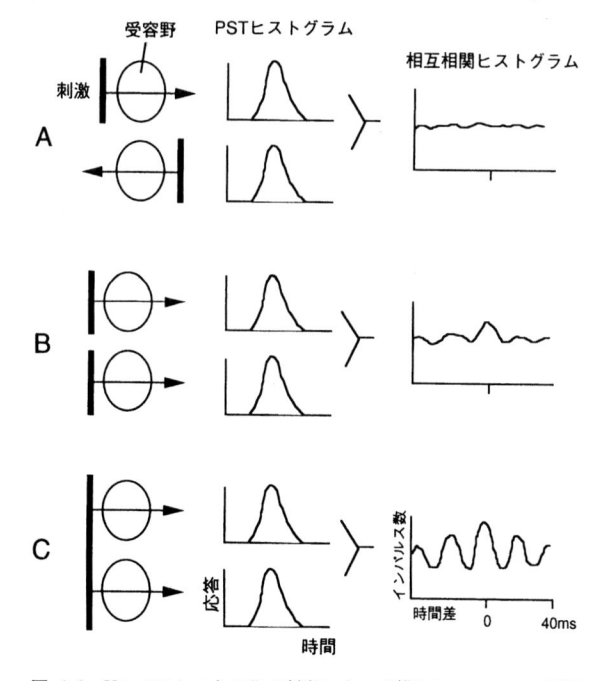

図4.8　V1でひとつながりの刺激によって離れたニューロンが同期発火することを見いだしたSingerらの実験の模式図
2つのニューロンの少し離れた場所の受容野を,別々の線分で刺激した場合(AとB)にはスパイクの頻度では反応が生じている(PSTヒストグラム)が,2つのニューロンのスパイクのタイミングには同期はみられない(相互相関ヒストグラム).しかしひとつながりの線分で刺激すると(C)スパイク頻度には違いが見られないが,スパイクのタイミングの同期と振動が生じた(文献19参照).

体へのフィードバックが重要であることが報告されている[18]。外側膝状体で少し離れた2つのニューロンの活動を記録して、ひとつながりの格子パターンで刺激すると、正常な状態では2つのニューロンの活動のタイミングに同期がみられる。ところが、皮質を破壊してV1から外側膝状体へのフィードバックを切ると同期がみられなくなるというものである。V1のニューロン、特に6層のニューロンは非常に大きな受容野をもっていて、広い視野の範囲のグローバルな情報をもつことができる。それが外側膝状体に情報を送り返しそこでの活動を修飾してスパイクの時間的なタイミングをそろえるということに関係しているのではないかと考えることができる。同じようなことは皮質領野間の結合に関しても起こっているかもしれない。しかし視覚系で本当にスパイクのタイミングが特徴の統合に使われているかどうかという問題は、追試はまだ不十分で、これから時間をかけて検証していくべき重要な問題である（8章参照）。　　　　　　　　　　　　（小松英彦）

## 文　　献

1) Allman, J. M., Meizin, F. and McGuinness, E. (1985) Stimulus specific responses from beyond the classical receptive field : Neurophysiological mechanisms for local-global comparisons in visual neurons. *Annu. Rev. Neurosci.* 8 : 407-430.
2) Britten, K. H., Shadlen, M. N., Newsome, W. T. and Movshon, J. A. (1992) The analysis of visual motion : a comparison of neuronal and psychophysical performance. *J. Neurosci.* 12 : 4745-4765.
3) DeYoe, E. A. and Van Essen, D. C. (1988) Concurrent processing streams in monkey visual cortex. *Trends Neurosci.* 11 : 219-226.
4) Felleman, D. J. and Van Essen, D. C. (1991) Distributed hierarchical processing in the primate cerebral cortex. *Cereb. Cortex.* 1 : 1-47.
5) Gattass, R., Sousa, A. P. B. and Gross, C. G. (1988) Visuotopic organization and extent of V 3 and V 4 of the macaque. *J. Neurosci.* 8 : 1831-1845.
6) Gattass, R., Gross, C. G. and Sandell, J. H. (1981) Visual topography of V 2 in the macaque. *J. Comp. Neurol.* 201 : 519-539.
7) Gross, C. G., Rocha-Miranda, C. E. and Bender, D. B. (1972) Visual properties of neurons in inferotemporal cortex of the macaque. *J. Neurophysiol.* 35 : 96-111.
8) Komatsu H. (1998) Mechanisms of central color vision. *Curr. Opin. Neurobiol.* 8 : 503-508.
9) Komatsu, H. and Ideura, Y. (1993) Relationships between color, shape, and pattern selectivities of neurons in the inferior temporal cortex of the monkey. *J. Neurophysiol.* 70 : 677-694.
10) Lamme, V. A. F., Zipser, K. and Spekreijse, H. (1988) Figure-ground activity in primary visual cortex is suppressed by anesthesia. *Proc. Natl. Acad. Sci. USA.* 95 : 3263-3268.
11) Merigan, W. H. and Maunsell, J. H. (1993) How parallel are the primate visual pathways? *Annu. Rev. Neurosci.* 16 : 369-402.
12) Newsome, W. T. and Pare, E. B. (1988) A selective impairment of motion perception following lesions of the middle temporal visual area (MT). *J. Neurosci.* 8 : 2201-2211.
13) Orban, G. A. (1995) Visual processing in macaque area MT/V 5 and its satellites (MSTd and

MSTv). In Cerebral Cortex, vol. 12, Extrastriate Cortex ed. by Rockland, K. S., Kaas, J. H. and Peters, A., pp. 359-434, Plenum, New York.
14) Rao, S. C., Rainer, G. and Miller, E. K. (1997) Integration of what and where in the primate prefrontal cortex. *Science* **276**: 821-824.
15) Reid, R. C. and Alonso, J. (1996) The processing and encoding of information in the visual cortex. *Curr. Opin. Neurobiol.* **6**: 475-480.
16) Salzman, C. D., Murasugi, C. M., Britten, K. H. and Newsome, W. T. (1992) Microstimulation in visual area MT: effects on direction discrimination performance. *J. Neurosci.* **12**: 2331-2355.
17) Schiller, P. H. and Logothetis, N. K. (1990) The color-opponent and broad-band channels of the primate visual system. *Trends Neurosci.* **13**: 392-398.
18) Sillito, A. M., Jones, H. E., Gerstein, G. L. and West, D. C. (1994) Feature-linked synchronization of thalamic relay cell firing induced by feedback from the visual cortex. *Nature* **369**: 479-482.
19) Singer, W. and Gray, C. M. (1995) Visual feature integration and the temporal correlation hypothesis. *Annu. Rev. Neurosci.* **18**: 555-586.
20) Tanaka, K. (1996) Inferotemporal cortex and object vision. *Annu. Rev. Neurosci.* **119**: 109-139.
21) Ungerleider, L. G. and Mishkin, M. (1982) Two cortical visual systems. In The Analysis of Visual Behavior, ed. by Ingle, D. J., Mansfield, M. S. and Goodale, M. S., pp. 549-586, MIT Press, Cambridge.
22) Zipser, K., Lamme, V. A. F. and Schiller, P. H. (1996) Contextual modulation in primary visual cortex. *J. Neuroscience* **15**: 7376-7389.

# 5. 一次視覚野の特徴抽出性と刺激文脈依存性

　大脳皮質視覚領野は，二次元の網膜像から三次元の外界の構造を復元するために最適化された情報処理システムであり，この不良設定問題を解くための鍵が視覚システムに組み込まれている．大脳皮質における視覚情報処理の初段階に位置づけられる一次視覚野（V1）は，網膜に投影された図形輪郭の特定の傾き，運動方向，長さ，空間周波数，色などの要素的特徴を抽出するフィルターとしての機能を中心に理解されてきた．このV1ニューロンの特徴抽出的反応特性はV1に入力する視床の外側膝状体（LGN）のレベルでは認められないため，LGNからV1への上行性の入力から，どのようにV1ニューロンの受容野特性が形成されるのかという問題が検討されてきた．その基本的な答えはほぼ得られたように思われる．しかし，最近の研究から，テクスチャーの知覚，図地分化，充填といった高次の知覚に対応した現象にV1が大きな役割を果たしているという証拠が提出されている．そのメカニズムとして，V1の層内および層間の神経結合，LGNを含めた上位および下位視覚中枢との双方向性の神経回路と，それらの動作特性が関係していると考えられている．

　このような視覚システムに組み込まれた鍵を示唆する現象を解析することは，視覚情報処理のみならず大脳皮質による情報処理のストラテジーの解明に有力な手がかりを与えてくれるだろう．ここでは大脳皮質の情報処理の効率的実現という観点からV1研究の現状について解説する．

## 5.1 特徴抽出性と形成メカニズム

　図5.1はHubelとWiesel[6]によるV1の単純型細胞の受容野の形成メカニズ

## 5.1 特徴抽出性と形成メカニズム

ムを示したモデルである．ネコのV1単純型細胞の方位選択性について，LGNニューロンの中心-周辺拮抗型の同心円状受容野が一定の傾きをなすように配列し，ある方位により強く応答する興奮性入力がV1ニューロンに収束することによって選択性がつくられることを表している．しかし，個々のニューロンの活動が飽和することなくシステムが興奮性入力に対して安定に機能するためには，過剰な興奮を抑える仕組みが必要であり，抑制性入力を含めた神経回路が不可欠であ

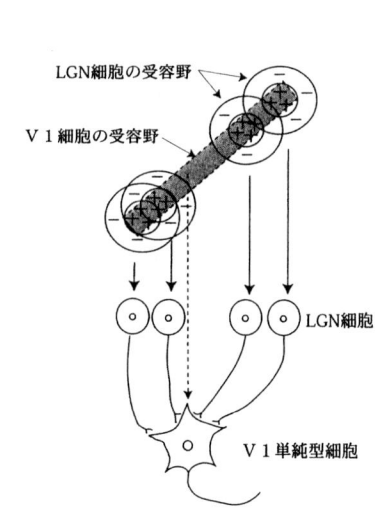

**図 5.1** HubelとWieselによる方位選択性の形成メカニズムのモデル[6]
V1の単純型細胞に入力する外側膝状体細胞の同心円状の受容野が特定の傾きをもって配列することにより，単純型細胞はその傾きの線分に選択的に反応する．＋と－はオン刺激とオフ刺激に応じる場所を表している．四角のグレーの領域は単純型細胞の受容野のうちオン刺激に応じる場所を表し，その両側にオフ刺激に応じる場所がある．

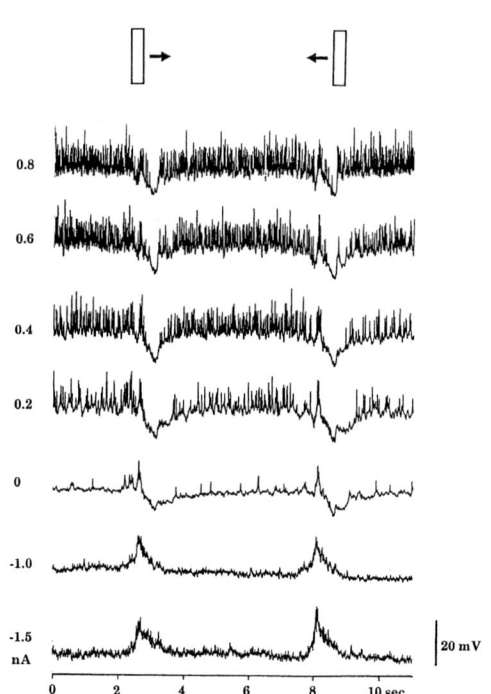

**図 5.2** 方位選択性形成における興奮性入力と抑制性入力の関係[16]
ネコV1の単純型細胞で，さまざまな電流量（左端）の細胞内通電により膜電位を過分極または脱分極させながら，垂直方位の光スリット刺激（一番上）を往復提示し，誘発されたEPSPとIPSPを記録した．この最適方位刺激に対して，過分極によるEPSP（注入電流$0\sim-1.5\,\mathrm{nA}$のトレースにおける基線レベルより上向きの振れ）と脱分極によるIPSP（注入電流$0.2\sim0.8\,\mathrm{nA}$のトレースにおける下向きの振れ）が観察された．各トレースは4または8回の膜電位記録の平均．同じ刺激方位にチューニングした興奮性入力と抑制性入力がV1ニューロンに収束することによって方位選択性が形成されると考えられる．

る．しかも，興奮性入力の大きさに応じて抑制が働くことが重要であり，興奮性入力も抑制性入力も同じソースによって誘発されると考える方が適当である．

　Ferster[4]および佐藤ら[16]はネコのV1で細胞内記録を行い，光スリット刺激に対する膜電位応答を調べた．これらの研究では光反応を形成する興奮性シナプス後電位（EPSP）と抑制性シナプス後電位（IPSP）を分離計測するために，細胞内に陰性または陽性の通電をしながら記録が行われた．図5.2はその結果の一例である．垂直方位のスリット光に選択性を示した単純型細胞について，膜電位を過分極させながら記録したEPSPと脱分極させながら記録したIPSPは，ともに最適方位である垂直のスリット刺激に対して最大となり，不適当方位である水平のスリット刺激に対してはほとんど応答がみられなかった．このことから，方位選択性の形成にはいずれも同じ方位により強く応答する興奮性入力と抑制性入力が必要であり，共通のソースからの入力を受けていることが示唆された．

　さらに，佐藤ら[17〜19]はサルのV1で特徴抽出性形成における興奮と抑制の関係を詳細に検討するため，大脳皮質の抑制性神経伝達物質であるガンマアミノ酪酸（GABA）のA型受容体の拮抗薬であるビククリン（bicuculline）を用いて，皮質内抑制を局所的かつ選択的にブロックしながら方位選択性，運動方向選択性，色選択性の変化を調べた．図5.3は方位選択性についての結果である．方位選択的なII/III層のニューロンにビククリンをイオン泳動投与すると，刺激スリット光の各方位に対する反応が増大し，投与前にはみられなかった最適方位と直交する傾きの刺激に対しても反応が現れたが，その増大の程度は最適方位で最も大きく直交するところで最も小さかった（図5.3B）．また，光刺激の傾き（方位）が同じであっても運動方向に選択性を示すニューロン（方向選択性ニューロン）では，ビククリン投与中に本来は反応しなかった運動方向にも反応するようになることが観察された．同様のことは色選択性についてもみられ，ある波長をピークとしながらも幅をもってチューニングしている興奮性入力が，抑制性入力との相互作用によって応答の色選択性をシャープにしていることが明らかになった．これらの結果は，V1ニューロンに与えられる興奮性入力の刺激チューニングはスパイク応答のそれより幅が広く，それが抑制性入力による閾値効果のために刺激選択性を強められていることを示唆している．

　また，受容野に一連の刺激図形を非常に短時間（20〜40 msec）ずつ連続的に提示し，刺激系列と誘発されたスパイク系列の時間相関から時間的側面を含めた受

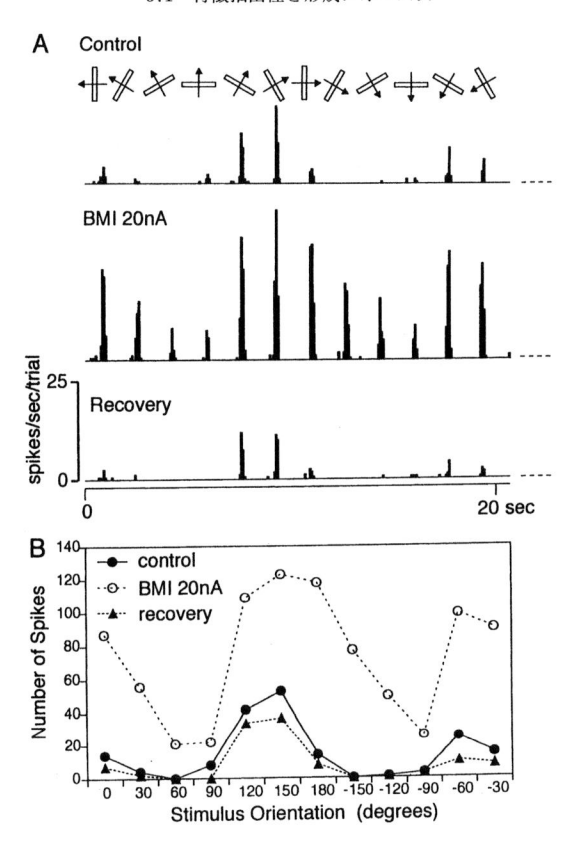

**図 5.3** 皮質内抑制をブロックしたときの方位選択性の変化[19]
A：サルのV1で方位選択性を示したII/III層細胞について，さまざまな傾きと運動方向の光スリット刺激（一番上）に対する応答スパイクのヒストグラムを表す．
B：Aの反応ヒストグラムの刺激方位に対するチューニングカーブ．
皮質内抑制の拮抗薬であるビククリンの投与中（BMI 20 nA）には投与前（control）にはみられなかった不適当方位刺激に対しても反応が現れたが，その増大の程度は最適方位刺激で最も大きくそれと直交する傾きの刺激で最も小さかった．ビククリンの効果は一過性のものであり投与後（recovery）には投与前の反応レベルに回復する．図 5.2 および図 5.3 の結果は方位選択性形成における cross-orientation inhibition 説[21] を否定するものであり，興奮性入力と同じく最適方位により強く応答する抑制性入力が興奮性入力に働くことによってシャープな方位選択的反応性が形成されると考えられる．

容野構造を決める逆相関 (reverse correlation) 法を用いたサルの実験から，Ｖ１ニューロンの方位選択性[15]や色選択性[2]が時間とともに変化することが見いだされている．これらの結果は皮質内神経回路を介する反回性 (recurrent) の興奮性入力による選択性の増強メカニズムと考えられ，刺激選択性形成のための興奮性入力には直接 LGN に由来するものと，皮質内回路を介するものがあることを示唆している．また，Murphy ら[13]はＶ１のⅥ層から LGN へのフィードバック投射が受容野位置の対応する同側 LGN ニューロンをターゲットとしており，LGN からの出力を刺激特異的に調節しているという結果を提出している．

## 5.2 刺激文脈依存性

### a. 受容野外刺激による反応修飾

Ｖ１ニューロンの視覚応答形成における興奮と抑制の相互作用は，ニューロンの受容野周囲を含む広い範囲に刺激が存在している場合にはより複雑である．

Hubel と Wiesel[7]はネコの 19 野に多い超複雑型細胞 (hyper-complex cell) の性質として，受容野内に提示した光スリット刺激に対する反応が受容野外に提示したスリット刺激の位置に応じて強い抑制性の修飾を受けることを報告した．このような反応抑制は，受容野の長軸方向や短軸方向の周囲部分に刺激が存在しても生じることから end-inhibition あるいは side-inhibition と呼ばれる．これはＶ１ニューロンにおいても確認され[8]，刺激の長さに対するチューニングや輪郭線の端点を検出するための性質と解釈された．しかし，この性質は，受容野周囲の刺激布置を反映して受容野刺激に対する応答性を調節することにより，情報処理の冗長性をなくし，効率的に視野を分節化するための視覚野の機能統合のメカニズムとして注目されるようになった[3,9-11,14,20]．

ここではわれわれが行っている麻酔非動化したネコのＶ１の刺激文脈依存的な活動修飾の実態に関する研究について紹介する．図 5.4 はＶ１ニューロンの反応が受容野周囲に提示した高コントラストの縞刺激の方位に依存して選択的に抑制された例である．受容野のみを最大の反応を引き起こすような縞で刺激したときの反応が，周囲（ディスプレイ全体 40°×30°）に同じ方位の縞刺激を組み合わせて提示すると強く抑制を受けてほとんど消失した．しかし，受容野外刺激の方位をずらしていくと抑制が次第に弱くなり，直交する傾きの縞刺激では抑制がほと

## 5.2 刺激文脈依存性

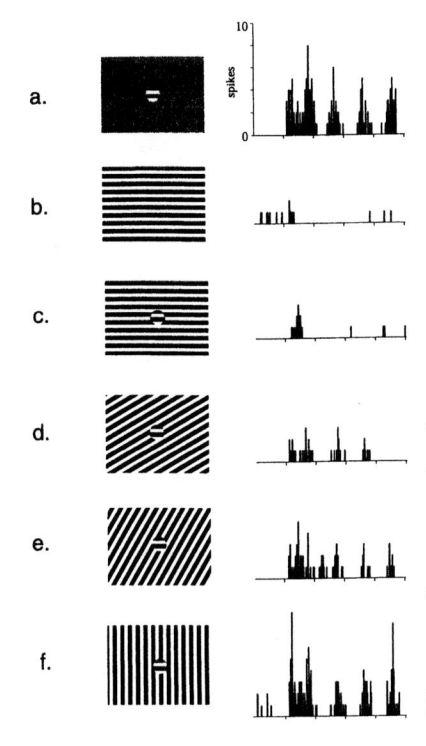

**図 5.4** 受容野外刺激による反応修飾と方位依存性

ネコのV1 II/III層の複雑型細胞において，受容野上に最適な方位，空間周波数，時間周波数の円形の縞刺激 (drifting sinusoidal grating) を提示したときの反応は，その周囲に方位の異なるさまざまな縞刺激を組み合わせて提示することにより抑制性の修飾を受けた．a~fはネコの眼前のディスプレイに提示した刺激図形（左）と反応ヒストグラム（右）である．受容野のみに最適刺激を提示したときのスパイク応答aは，視野の広い範囲に一様なパターンを提示することによってほとんどみられなくなった (b)．受容野外刺激の縞の白黒を反転させても強い抑制性の反応修飾を生じた (c)．しかし，受容野刺激と受容野外刺激の縞の傾きの差が大きくなるにつれて抑制性の修飾作用は弱まった (d~f)．

んどみられなくなった（図 5.4 f）．この抑制性修飾が受容野に提示した刺激と受容野外刺激の境界のコントラストエッジの有無に依存しているのでないことは確認している（図 5.4 c）．また，この修飾作用には縞刺激の空間周波数についての依存性もみられ（図 5.5），受容野刺激として最適な空間周波数の縞刺激を提示し，その周囲のディスプレイ全体にさまざまな周波数の刺激を組み合わせて提示したとき，受容野刺激と同じ周波数のときに最も強い抑制が生じた．さらに，この抑制効果の生じる範囲は受容野周囲の半径7度くらい，ネコの皮質上の距離にして半径6~7 mmと非常に広いことが推定された．ディスプレイ全体の広視野を最適方位および空間周波数の縞で刺激したときの反応の受容野のみを刺激したときの反応に対する割合をみると，II/III層細胞では平均40%（$n=49$），IV層細胞では69%（$n=28$）であり，抑制性修飾は入力層であるIV層よりも側方結合の密なII/III層において顕著だった．これらの結果は受容野外刺激による抑制性修飾が記録しているニューロンの受容野特性と密接に関連し，おそらく共通の刺激特徴につい

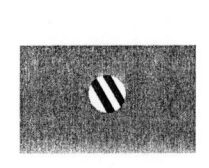

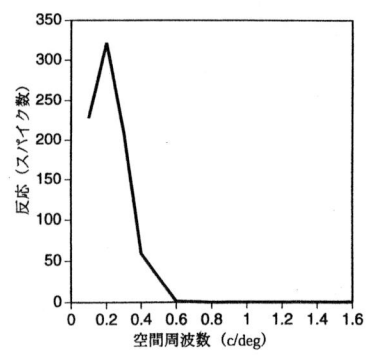

**A. 受容野刺激の空間周波数と反応のチューニング**

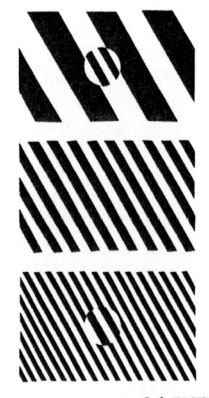

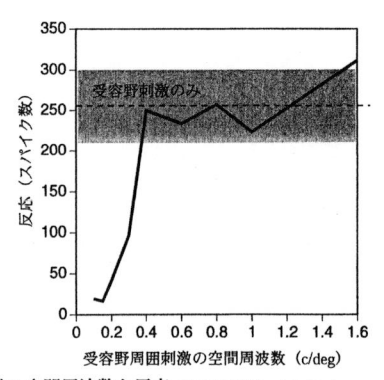

**B. 受容野周囲刺激の空間周波数と反応** (受容野刺激：0.2c/deg)

**図 5.5　受容野外刺激による反応修飾と空間周波数依存性**
ネコの V 1 II/III 層の複雑型細胞のスパイク応答を記録した．A：受容野のみに最適な方位および時間周波数の縞刺激を提示したとき，この細胞は 0.2 c/deg 付近の空間周波数に対して最大の反応を示し 0.6 c/deg 以上ではまったく反応しないことがわかる．B：受容野刺激として最適刺激を提示してその周囲にさまざまな空間周波数の縞刺激を組み合わせて提示したとき，受容野刺激としての最適空間周波数である 0.2 c/deg 付近ではほとんど反応がみられず最大の抑制性の修飾を受けた．受容野のみを刺激してもまったく応答を誘発しなかった 0.6 c/deg 以上の空間周波数の縞を受容野周囲に提示したときには抑制性の修飾効果がみられなかった．

て選択性をもった広域に分布する多数のニューロンのネットワークの活動に依存したものであることを示唆する．

　われわれの実験は高コントラストの刺激を用いているため，観察された刺激文脈依存的な修飾は抑制性のもののみであったが，受容野外刺激による修飾作用が

抑制性であるか興奮性であるかは，受容野刺激と受容野外刺激の輝度コントラストの関係に依存し，記録しているニューロンのコントラスト閾によって決まることが知られている[14,20]．すなわち，受容野刺激のコントラストが受容野外刺激のものより低い場合には興奮性，逆に高い場合には抑制性の修飾作用がみられる．

### b. 広域情報統合の神経回路

われわれの結果では，抑制性の反応修飾を示したニューロンはII/III層で多くみられたがIV層では少なかった．したがって，今回観察された修飾作用の構造的基礎の一候補として，錐体細胞の水平軸索側枝を含むII/III層の近距離および遠距離の層内側方結合が考えられる．特にII/III層錐体細胞の水平軸索は皮質表面と平行に投射し，長い場合には6～8 mmにわたって層内を伸び，共通の刺激選択性をもつニューロングループ（機能ドメイン）を連絡することが知られている[5]．この水平結合が刺激文脈依存性の背景にあると考えられる．

われわれが用いた高コントラストの刺激条件下で観察された受容野外刺激による修飾が主に抑制性のものであった理由は何であろうか？ MovshonとLennie[12]は，高コントラストの縞刺激（順応刺激）をネコの眼前の広範囲に数十秒間提示した後にV1ニューロンの反応性を調べたところ，順応刺激として用いた縞の空間周波数に選択的な反応の減弱がみられることを報告した．また，CarandiniとFerster[1]はこのような高コントラストの順応刺激がV1ニューロンに10 mV程度の持続的な過分極を生じさせることを見いだした．これらの結果は，高コントラストの強力な視覚刺激が，それによって強い入力を受けるV1の特定の機能ドメイン間のネットワークに選択的な興奮性の低下をもたらすことを示唆する．吉村ら[23]はネコのV1のスライス標本を用いて，II/III層の錐体細胞の水平軸索投射の生理学的性質を調べる実験を行った．図5.6はII/III層錐体細胞の膜電位を記録しながら，同一層内の単一水平結合およびIV層からの単一入力線維を100 msecの間隔で2連続刺激したときに誘発されたEPSPの例である．水平結合の2発刺激は観察したほぼ全例において2発目のEPSPの減弱（paired-pulse depression）を示したが，縦方向の結合では2発目のEPSPの減弱を起こすものと促通（paired-pulse facilitation）を起こすものが約半数ずつだった．この結果はII/III層の錐体細胞に対する興奮性水平結合シナプスが，高頻度刺激に対して順応（adaptation）あるいは抑圧（depression）を生じやすいことを示唆している．

以上から示唆される刺激文脈依存的な抑制性活動修飾のV1内メカニズムを

**A. 水平結合入力**　　　　**B. 垂直結合入力**

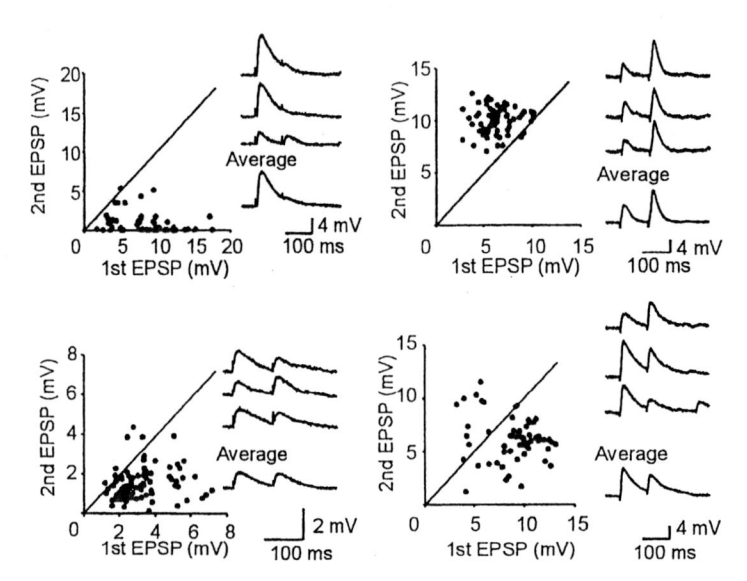

**図 5.6** II/III層錐体細胞に対する水平結合入力とIV層からの入力を連続刺激したときの膜電位応答[23]

ネコV1のスライス標本でII/III層の錐体細胞に対する興奮性入力経路を刺激間隔100 msecで2回連続刺激したときの膜電位応答を調べた．A：水平結合入力．2発目の刺激に対するEPSPが1発目のそれよりも小さい抑圧（paired-pulse depression）が観察された．上下の図はそれぞれ別のニューロンの結果，また各図右には単一記録波形（上の3スイープ）およびその平均（下），左には各ニューロンについての全2発刺激テストの結果を示す．2回の刺激に対するEPSPが同サイズであれば点は対角線上におちる．B：IV層からの入力を2発刺激したとき，2発目のEPSPの促通（paired-pulse facilitation）を起こすもの（上）と抑圧を起こすもの（下）がみられた．V1 II/III層の興奮性水平結合シナプスは高頻度刺激に対して抑圧を生じやすく，これが高コントラスト刺激による刺激特徴選択的な順応や文脈依存的な反応修飾のメカニズムになっていることが示唆された．

説明したのが図5.7である．この図は共通の刺激選択性をもった機能ドメインどうしが水平結合を介して連絡している様子を表している．視野内の限局した部分である受容野のみが高コントラストパターンで刺激された場合には，活動する水平結合のポピュレーションが限られるため水平結合シナプスの順応は比較的生じにくい．しかし，受容野を含む広域の視野が刺激された場合には，V1の広い範囲でその刺激パターンに選択性をもつニューロングループに由来する水平結合が順応を生じ，ネットワーク全体の興奮性の低下が起こる．IV層からの縦方向の入力は，水平結合による興奮性の調節メカニズムに応じてII/III層ニューロンのスパイ

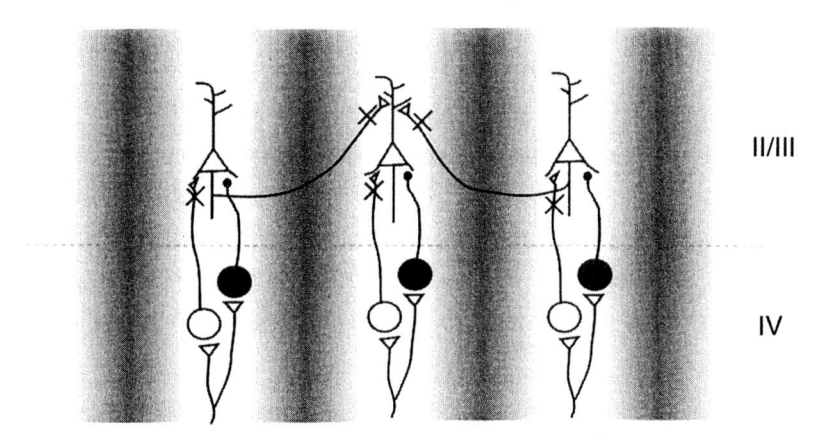

**図 5.7　刺激文脈依存性とV1 II/III層およびIV層の神経回路**
LGNからの入力がIV層の興奮性ニューロン（白丸）と抑制性ニューロン（黒丸）に収束して，それらがII/III層の錐体細胞に投射し，同じような刺激選択性をもった機能ドメインの錐体細胞どうしが興奮性水平結合を介して連絡する様子を表している．図の濃淡は機能カラムを示す（説明は本文）．

ク応答を生じさせたり生じさせなかったりすると考えられる．したがって，広域の水平結合の順応が生じている場合にはII/III層ニューロンの反応性は低下する．また，IV層から投射も含めてII/III層の興奮性シナプスは高頻度入力に対して順応を生じやすいが，抑制性シナプスは順応を生じにくいことも報告されており[22]，高コントラスト刺激が広視野に与えられた場合には抑制性の影響がネットワーク内で支配的になる可能性もある．これらが抑制性修飾のV1内メカニズムと考えられる．しかし，受容野外刺激の存在下で受容野が低コントラストパターンで刺激された場合には，記録しているII/III層ニューロン近傍の水平結合ネットワークの活動が弱いため，水平結合シナプスは順応を生じず，さらに遠距離の機能ドメインからの影響はむしろ促進的に作用するために促通性の修飾が起こるものと考えられる．しかし，これらの点については実験的証拠が不十分なため，今後の検証が必要である．

## 5.3　一次視覚野の出力調節の意義

V1では網膜像に含まれる要素的特徴を整然と表現し，その組合せによって複雑な視野全体を再構成している．したがって，V1ニューロンの特徴抽出性は安定

な性質であるべきである．同時に，情報処理の効率化の目的のためには，視野のすべての情報を均一に処理するのではなく，刺激文脈に応じて最適の出力をすることが必要である．このような観点を満たすようにⅤ1が構造化されている様子がわかってきた．しかも，特徴抽出的な処理と文脈依存的な処理は協調的に働き，広域の情報統合を行うとともに，一様なパターンに対してはそこからの差分を積極的に検出できるように，その時々の刺激文脈に依存（順応）して特徴抽出のメカニズムの動作範囲をシフトさせることで適応的に感度を調節するような仕組みがⅤ1にも備わっていることが示唆される．また，上述の研究が麻酔下の実験であることから，主にボトムアップ的なメカニズムによって活動する神経回路においてこれらの仕組みが実現できると考えられる．このような情報処理の仕組みはⅤ1のみならず大脳皮質における情報処理に共通な特徴であると考えている．

## おわりに

Ⅴ1ニューロンの特徴抽出性を切り口とした30年近い研究を経て，Ⅴ1の局所的な神経回路が大枠で明らかになったことにより，視野内の異なる場所に受容野をもつニューロンの活動がどのように統合されて視野全体が脳内表現されるのかという次なる問題を扱うことのできる段階にきている．最初に述べたように，視覚システムの目的は二次元網膜像から三次元の外部空間構造を復元することであり，別々に取り出したさまざまな特徴どうしを何らかの文脈に基づいて再統合していくことにある．このような文脈依存性を切り口とした新たな研究の展開とともにシステムとして脳の情報処理のあり方が検討されるようになり，従来，心理学で扱われてきた問題がニューロンレベルで明らかにされようとしている．例えば図5.5について，空間周波数の低い縞刺激の周囲に空間周波数の高い縞刺激を組み合わせたとき，中央の縞はより低い空間周波数のパターンとして知覚される．このような錯視現象に対する知見は心理学では膨大な蓄積がある．錯視とは視覚情報処理のシステムが効率的に機能するように構造化された結果として生じる副次的なものであり，錯視の仕組みを神経生理学的に解明する取り組みは，視覚システムがどのようなストラテジーを用いて問題解決にも似た適応的な情報処理を実現しているのかを明らかにするうえで興味深いアプローチである．

（尾関宏文・赤崎孝文・佐藤宏道）

## 文　献

1) Carandini, M. and Ferster, D. (1997) A tonic hyperpolarization underlying contrast adaptation in cat visual cortex. *Science* 276 : 949-952.
2) Cottaris, N. P. and De Valois, R. L. (1998) Temporal dynamics of chromatic tuning in macaque primary visual cortex. *Nature* 395 : 896-900.
3) DeAngelis, G. C., Freeman, R. D. and Ohzawa, I. (1994) Length and width tuning of neurons in the cat's primary visual cortex. *J. Neurophysiol.* 71 : 347-374.
4) Ferster, D. (1986) Orientation selectivity of synaptic potentials in neurons of cat primary visual cortex. *J. Neurosci.* 6 : 1284-1301.
5) Gilbert, C. D. (1992) Horizontal integration and cortical dynamics. *Neuron* 9 : 1-13.
6) Hubel, D. H. and Wiesel, T. N. (1962) Receptive fields, binocular interaction and functional architecture in the cat's visual cortex. *J. Physiol. (Lond.)* 160 : 106-154.
7) Hubel, D. H. and Wiesel, T. N. (1965) Receptive fields and functional architecture in two non-striate visual areas (18 and 19) of the cat. *J. Neurophysiol.* 28 : 229-289.
8) Hubel, D. H. and Wiesel, T. N. (1968) Receptive fields and functional architecture of monkey striate cortex. *J. Physiol. (Lond.)* 195 : 215-243.
9) Kapadia, M. K., Ito, M., Gilbert, C. D. and Westheimer, G. (1995) Improvement in visual sensitivity by changes in local context : parallel studies in human observers and in V 1 of alert monkeys. *Neuron* 15 : 843-856.
10) Knierim, J. J. and Van Essen, D. C. (1992) Neuronal responses to static texture patterns in area V 1 of the alert macaque monkey. *J. Neurophysiol.* 67 : 961-980.
11) Li, C. Y. and Li, W. (1994) Extensive integration field beyond the classical receptive field of cat's striate cortical neurons-classification and tuning properties. *Vision Res.* 34 : 2337-2355.
12) Movshon, J. A. and Lennie, P. (1979) Pattern-selective adaptation in visual cortical neurones. *Nature* 278 : 850-852.
13) Murphy, P. C., Duckett, S. G. and Sillito, A. M. (1999) Feedback connections to the lateral geniculate nucleus and cortical response properties. *Science* 286 : 1552-1554.
14) Polat, U., Mizobe, K., Pettet, M. W., Kasamatsu, T. and Norcia, A. M. (1998) Collinear stimuli regulate visual responses depending on cell's contrast threshold. *Nature* 391 : 580-584.
15) Ringach, D. L., Hawken, M. J. and Shapley, R. (1997) Dynamics of orientation tuning in macaque primary visual cortex. *Nature* 387 : 281-284.
16) Sato, H., Daw, N. W. and Fox, K. (1991) An intracellular recording study of stimulus-specific response properties in cat area 17. *Brain Res.* 544 : 156-161.
17) Sato, H., Katsuyama, N., Tamura, H., Hata, Y. and Tsumoto, T. (1994) Broad-tuned chromatic inputs to color-selective neurons in the monkey visual cortex. *J. Neurophysiol.* 72 : 163-168.
18) Sato, H., Katsuyama, N., Tamura, H., Hata, Y. and Tsumoto, T. (1995) Mechanisms underlying direction selectivity of neurons in the primary visual cortex of the macaque. *J. Neurophysiol.* 74 : 1382-1394.
19) Sato, H., Katsuyama, N., Tamura, H., Hata, Y. and Tsumoto, T. (1996) Mechanisms underlying orientation selectivity of neurons in the primary visual cortex of the macaque. *J. Physiol. (Lond.)* 494 : 757-771.
20) Sengpiel, F., Sen, A. and Blakemore, C. (1997) Characteristics of surround inhibition in cat area 17. *Exp. Brain Res.* 116 : 216-228.
21) Sillito, A.M. (1975) The contribution of inhibitory mechanisms to the receptive field properties of neurones in the striate cortex of the cat. *J. Physiol. (Lond.)* 250 : 305-329.

22) Varela, J. A., Song, S., Turrigiano, G. G. and Nelson, S. B. (1999) Differential depression at excitatory and inhibitory synapses in visual cortex. *J. Neurosci.* **19** : 4293-4304.
23) Yoshimura, Y., Sato, H., Imamura, K. and Watanabe, Y. (2000) Properties of horizontal and vertical inputs to pyramidal cells in the superficial layers of the cat visual cortex. *J. Neurosci.* **20** : 1931-1940.

# 6. 側頭葉ニューロンの情報量解析

## 6.1 側頭葉の顔に応答するニューロン

　視覚の皮質経路は，性質が異なる2つの経路からなる（4章参照）．第一次視覚野から背側の頭頂葉に至る背側経路は，物体の位置や動きなど空間的な情報の処理に関わるとされる．第一次視覚野から腹側の側頭葉に至る腹側経路は，見たものが何であるか認知する機構に関わるとされている．

　側頭葉視覚連合野では，手や顔など複雑な視覚刺激に応答するニューロンの存在が報告され[2]，形態視の最終段階の情報処理が行われていると考えられてきた．特に顔に対するニューロンの応答特性は，数多くの研究者により調べられてきた．髪や目や口などの顔を構成する要素に応答するニューロン[7]や，両目の間の距離など構成要素間の距離に相関をもって応答するニューロン[11]の存在も明らかになり，側頭葉で顔の構成要素をベースにした情報分析と特徴抽出が行われていることが示唆された．また，特定の個体に選択的に応答するニューロンは主に下側頭皮質に，特定の表情に選択的に応答するニューロンは上側頭溝領域に，分かれて存在するという報告もあった[3]．上側頭溝領域は，形態についての情報と，動きや空間についての情報の両方が統合される場所であることが知られているが，顔の動きである表情だけでなく，顔の向きや視線の方向に異なる応答をするニューロンも多数報告されている[8]．このように，顔に現れる情報（両目の距離，あるいは表情など）を処理するニューロンが側頭葉に存在することは明らかな事実である．しかし，顔はそれらの情報を複合してもつ複雑な視覚刺激である．側頭葉では，どのような方法でこのような複雑な情報が表現されているのであろうか．

## 6.2 ニューロンの応答に表現される情報とその定量的な解析法

脳の神経回路網は感覚入力の認知，運動出力，記憶想起などのための情報を処理している．感覚入力に近い段階であれば，ニューロンは物理的な刺激の強度によって応答を変え，物理的な特徴を表現している．例えば，網膜の神経節細胞は光を受けると発火する，つまりそこに光点があることを表現している．しかし側頭葉のように処理が進んだ段階では，ニューロンはより複雑な情報にも応答するようになる．そこで，ニューロンの発火がいったい何を意味しているのか，表現された情報を知ることが重要になる．

ニューロンが表現する情報を考えるとき，その量をいかに計るかが問題である．情報の量を多く保持するニューロンと，少ないニューロンとでは，脳の機能への寄与も異なるであろう．情報の数量的な定式化は，情報理論により確立されている（3章参照）．情報理論ではまず，情報は不確実な知識を確実にしてくれるものであるという共通原理にたつ．情報の量は，その情報を得たことで，あることがらについての知識の不確実さがどのぐらい減ったか，を計算することで得られる．あることがらは確率事象としてとらえられ，確率 $p$ の事象が実際に起こったことを知らせる情報に含まれる情報量は，$-\log_2 p$ ビットと定義される．常にあることがらが起きるとすると（$p=1$），もともと不確実さがないので情報量は 0 ビットであり，より起きにくいことがら（$p<1$）についての情報が，より多くの量の情報を伝達する．事象が複数ある状況下で，不確実な知識を確実にするための平均情報量（あるいは状況の不確実さ）は $-\sum_i p_i \log p_i$ であり，エントロピーと定義される．また例えば，おいしい西瓜を買うためにたたいて音を確かめるように，一方（この場合は音）についての情報が他方（西瓜の質）についても何らかの情報を与えるとき，与えられたその情報量は"相互情報量"と呼ばれ定式化されている．ニューロンの応答に表現される刺激についての情報も，相互情報量により定量化することができる．Optican と Richmond[5] により，サルのニューロン活動の解析にこの理論が本格的に適用されて以来，ニューロン活動に表現されている刺激についての情報を定量的に表すのに，相互情報量が用いられるようになった．

どの視覚刺激が呈示されたかについて，ニューロン活動が保持する相互情報量は，次のように定式化できる．

$$I(S;R) = H(S) - H(S|R) = \sum_s -p(s)\log p(s)$$
$$-\langle \sum_s -p(s|r)\log p(s|r)\rangle_r \quad (6.1)$$

ここで，$I(S;R)$ は相互情報量を，$H$ はエントロピー，$S$ は刺激 $s$ のセット，$R$ はニューロン活動 $r$ のセット，$p(s)$ は刺激 $s$ が呈示された確率，$p(s|r)$ はニューロン活動が $r$ のときに刺激が $s$ である条件付き確率，$\langle\ \rangle_r$ は全ニューロン活動による平均を示す．この式は情報量が，刺激についての不確実さから，ニューロン活動を知ってもなお残る刺激についての不確実さを引いたものであることを示している．

複数の種類の情報の存在が仮定できるような場面でも，相互情報量をおのおのの情報に対して計算することで，どの情報をどれだけ表現しているか知ることができる．さらに，応答を時間的に細かく分けて解析することで，時間の経過とともにどのように情報が表現されているのかがわかる．筆者らは，情報量解析をサル側頭葉のニューロンに適用した[9]．その際，顔には個体の違いや表情など複数の情報が含まれていることに着目し，複数の種類の情報についてその相互情報量を解析した．その結果，側頭葉のニューロンが顔についての複数の情報を，刺激呈示後の時間により異なる形でコードしていることがわかってきた．その結果について次に述べる．

## 6.3 サル側頭葉のニューロンは顔についての複数の情報を時間を分けてコードしている

目の前に置かれたディスプレイの画面の中央を注視するように訓練されたニホンザルに，サルとヒトの顔画像と単純図形を 350 msec 間呈示した．顔画像は，4 頭のサルの4表情，3人のヒトの4表情で構成されていた．微小電極を頭頂から垂直に挿入し，タスク中に側頭葉の単一ニューロン活動を記録した（記録部位は図 6.1 a を参照）．2 頭のサルの4つの大脳半球で，合計 2106 個の単一ニューロンの活動を調べたところ，191 個（9%）が顔画像に応答した．その一例が図 6.1 c〜e である．このニューロンは，呈示したすべての顔画像に対して応答を示した．サルの顔画像の中では特に，口を大きく開けた表情に対して持続的な応答が続いた．一方，図形画像にはほとんど応答しなかった．

顔に応答を示した 94 個のニューロンのおのおのについて，その発火パターンに

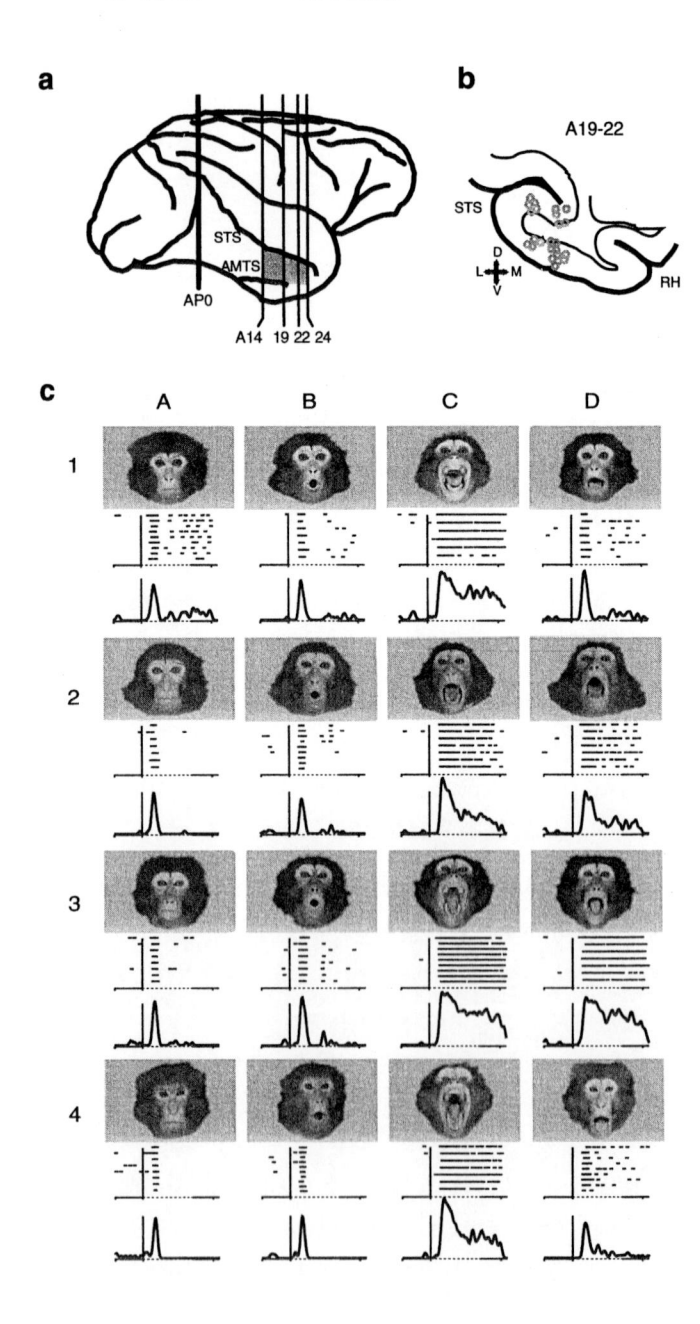

58　　　　　6. 側頭葉ニューロンの情報量解析

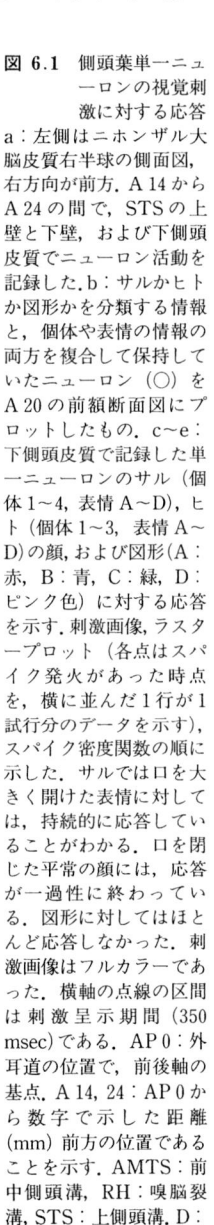

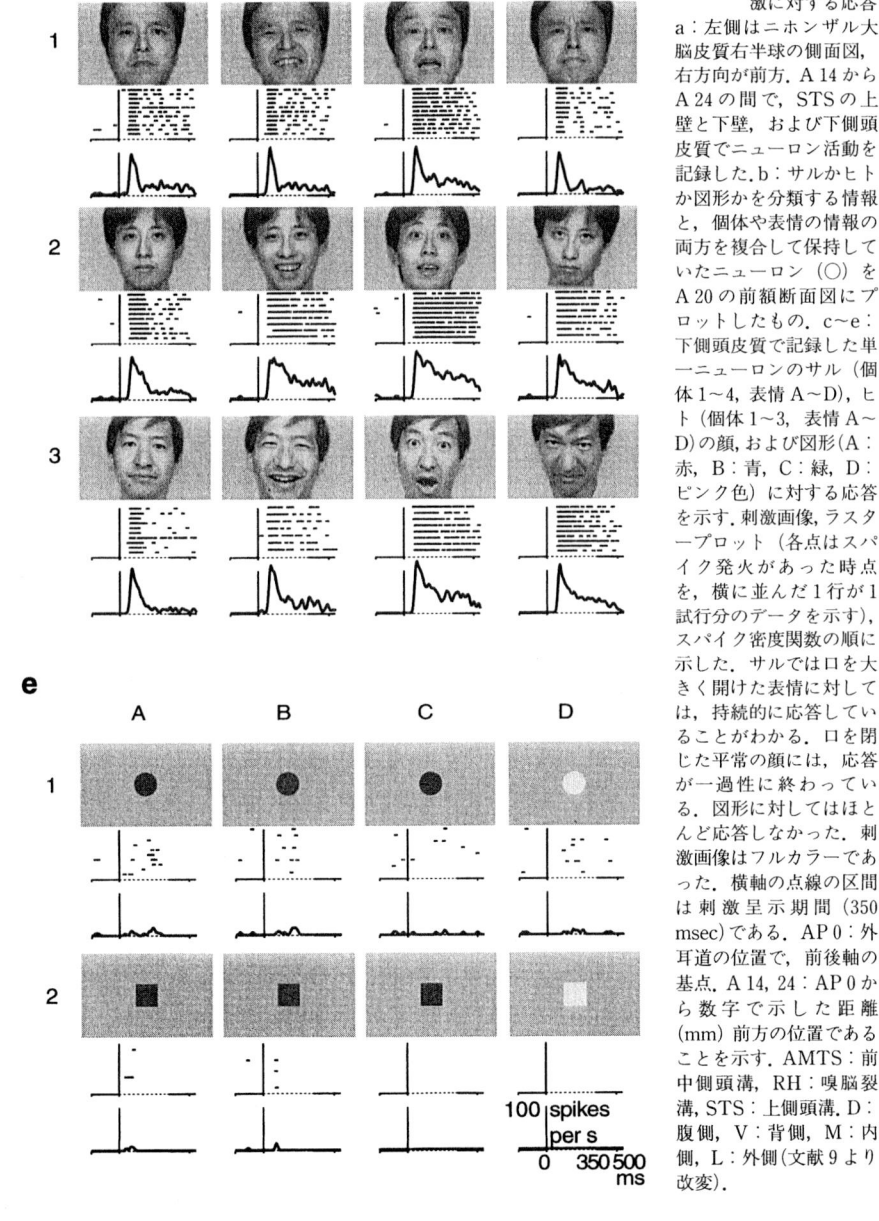

6.3 サル側頭葉のニューロンは顔についての複数の情報を時間を分けてコードしている　59

図 6.1　側頭葉単一ニューロンの視覚刺激に対する応答　a：左側はニホンザル大脳皮質右半球の側面図，右方向が前方．A 14 から A 24 の間で，STS の上壁と下壁，および下側頭皮質でニューロン活動を記録した．b：サルかヒトか図形かを分類する情報と，個体や表情の情報の両方を複合して保持していたニューロン（○）を A 20 の前額断面図にプロットしたもの．c〜e：下側頭皮質で記録した単一ニューロンのサル（個体 1〜4，表情 A〜D），ヒト（個体 1〜3，表情 A〜D）の顔，および図形（A：赤，B：青，C：緑，D：ピンク色）に対する応答を示す．刺激画像，ラスタープロット（各点はスパイク発火があった時点を，横に並んだ 1 行が 1 試行分のデータを示す），スパイク密度関数の順に示した．サルでは口を大きく開けた表情に対しては，持続的に応答していることがわかる．口を閉じた平常の顔には，応答が一過性に終わっている．図形に対してはほとんど応答しなかった．刺激画像はフルカラーであった．横軸の点線の区間は刺激呈示期間（350 msec）である．AP 0：外耳道の位置で，前後軸の基点．A 14, 24：AP 0 から数字で示した距離（mm）前方の位置であることを示す．AMTS：前中側頭溝，RH：嗅脳裂溝，STS：上側頭溝．D：腹側，V：背側，M：内側，L：外側（文献 9 より改変）．

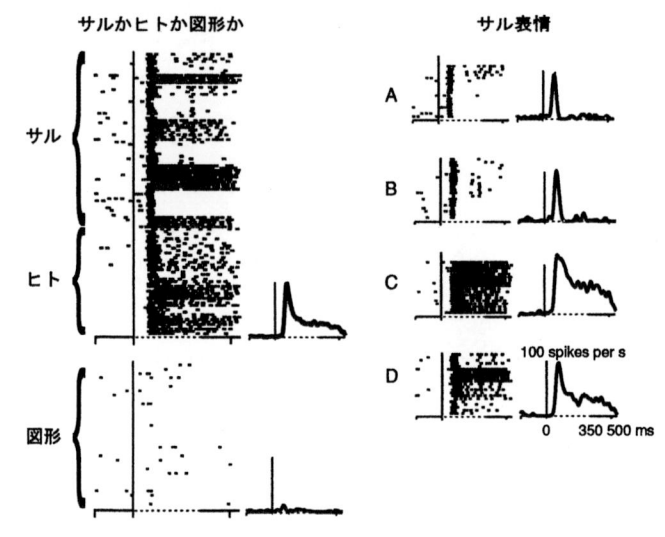

**図 6.2 刺激分類ごとにまとめたニューロンの応答**
図6.1に示したニューロンについて，サルかヒトか図形か（左），あるいはサルの表情の分類（右）に従って応答をまとめたもの．

顔のどのような情報が表現されているかをさらに解析した．呈示した画像は，まず"サルかヒトか図形か"という分類が可能である．一方，どのサルの個体に属する画像か，サルの個体で分類することも可能である．同様に，サルの表情，ヒトの個体，ヒトの表情，を分類する情報も考えられる．そこでこの計5つの，刺激画像の分類に関する情報について，相互情報量をニューロンのスパイク発火数から計算した．まず，各ニューロンについて応答を図6.2に示すように刺激画像の分類に従ってまとめた．そして各分類ごとに，50 msecの時間のウィンドウ内スパイク数から相互情報量を計算し，それらが経時的にどのように変化するか解析した．また算出された情報量について，有意性の判定を北澤らの方法[4]に従って行い，刺激呈示開始時からはじめて有意であると判定されるまでの時間を情報の潜時とした．

例として，サルかヒトか図形かを分類する相互情報量を計算してみる．刺激のセット $S$ はサル ($s_1$)，ヒト ($s_2$)，そして図形 ($s_3$) からなる．計算を簡単にするため，あるニューロンのこれらの刺激に対するスパイク発火数が0または2であったと仮定する．そうすると，ニューロン活動のセット $R$ は0 ($r_1$) と2 ($r_2$) で構成される．全90試行で，$s_1$, $s_2$, $s_3$ のそれぞれが30試行とする．そして，スパ

6.3 サル側頭葉のニューロンは顔についての複数の情報を時間を分けてコードしている　61

イク数 $r_1$ が 39 試行 $((s_1, s_2, s_3) = (5, 13, 21))$，$r_2$ が 51 試行$((s_1, s_2, s_3) = (25, 17, 9))$ で観察されたとする．すると，$p(s_1|r_1) = 5/39$, $p(s_2|r_1) = 13/39$, $p(s_3|r_1) = 21/39$, $p(s_1|r_2) = 25/51$, $p(s_2|r_2) = 17/51$, $p(s_3|r_2) = 9/51$ であり，条件付きエントロピーは

$$\begin{aligned}H(S|R) = &39/90 \times [-p(s_1|r_1)\log(p(s_1|r_1)) - p(s_2|r_1)\log(p(s_2|r_1)) \\ &- p(s_3|r_1)\log(p(s_3|r_1))] + 51/90 \times [-p(s_1|r_2)\log(p(s_1|r_2)) \\ &- p(s_2|r_2)\log(p(s_2|r_2)) - p(s_3|r_2)\log(p(s_3|r_2))] \\ =& 39/90 \times 1.39 + 51/90 \times 1.47 = 1.44\end{aligned}$$

ビットである．よってこのニューロンの活動には，サルかヒトか図形かを分類する相互情報量は

$$I(S;R) = -\log_2(1/3) - 1.44 = 0.15$$

ビットコードされていたことになる．

　算出された情報量の有意性の判定はカイ二乗検定によって行った．検定される仮説は「$p(s|r)$ と $p(s)$ が等しい」つまりすべての刺激に対して等しいスパイク数のニューロン活動が観察された（ニューロン活動から刺激を判別することはできなかった），である．検定の結果が $p < 0.05 (= \alpha)$ ならば有意な値であると判定した実際の実験データの解析では，ニューロン活動 $R$ を構成する $r$ は $n$ 個（$r_i$, $i = 1, 2, \cdots, n$) ある．Bonferroni correction に従い，$P < 0.05/n$ の条件で判定した．上記の例の場合 $r_1$ について，$(s_1, s_2, s_3)$ のそれぞれに期待される試行数は $(13, 13, 13)$ であり，$(\chi^2 = (5-13)^2/13 + (13-13)^2/13 + (21-13)^2/13 = 9.85$．自由度は $3 - 1 = 2$ より，$P = 0.007$．同様にして，$r_2$ についても $P = 0.023$ が算出される．最も小さな $P$ 値は $r_1$ についての値で 0.007 であり，これは $0.025 (= 0.05/2)$ よりも小さい．そこで仮説は棄却され，相互情報量 $I(S;R)$ の値は有意であると判定された．カイ二乗検定を行うために，$s_i$ に期待される試行数が 5 回に満たないスパイク数 $r_i$ はその隣のスパイク数のデータと併せられた．実際の相互情報量の算出と有意性の判定は，50 msec 間のウィンドウ中のニューロン活動のデータを用いて行い，ウィンドウを 8 msec ごとにずらしながら経時的に解析した．

　図 6.1 に示したニューロンの応答を，サルかヒトか図形か，あるいはサルの表情の分類に従ってまとめたものが図 6.2 である．このニューロンはサルにもヒトにも応答を示すが図形には応答せず，この違いはニューロン応答の開始時から顕著であることがわかる．一方サル表情の分類から，刺激呈示開始後の一過性の応

答は4種類のサルの表情すべてにみられるが，表情Cでは特に持続的な応答が続くことがわかる．ニューロンの応答がサルの表情によって異なってくるのは，一過性の応答の後であるようだ．図6.3aに情報量解析の結果を示す（相互情報量の値は50 msec間のウィンドウの中間の時点にプロットしてある）．情報量が刺激呈示後，時間の経過とともに変動している様子がわかる．情報量が多いほど，ニューロン活動に刺激を分類する能力がたくさんあると考えればよい．例えば，サルかヒトか図形かを分類する情報量（太線）がピークに達する時点，110 msecほどのところで最も顕著にこのニューロンは，サルかヒトか図形かによって応答の強さを変えている，ということを示す．それにやや遅れてサルの表情を分類する情報量がピークに達する．つまり同じニューロンが，少し遅れて今度はどのサルの表情かによって応答の強さを変えたことを示している．サルの個体を分類する情報量やヒトの個体や表情を分類する情報量は，さらに遅れて上昇した．このニューロンは，まずサルかヒトか図形かを分類する情報を，それに続いて，サル表情，ヒト個体，ヒト表情，サル個体についての情報を保持していた．この傾向は，サルかヒトか図形かを分類する情報と個体や表情の情報の両方を複合して保持していた36個（36/94，38％，分布は図6.1bを参照）のニューロン集団でも同様であった．平均すると52 msec，個体や表情を分類する情報の潜時がサルかヒトか図形かを分類する情報の潜時に遅れていた（図6.3b）．相互情報量がピークに達する時点で比較しても40 msec間，個体や表情を分類する情報が遅れていた．また，ニューロンの応答の潜時はサルかヒトか図形かを分類する情報の潜時に約13 msec先行していた．

　情報量解析を用いて，従来一意的にしか調べられていなかった顔情報について，複数の分類情報に拡張して調べることにより，顔に関する複数の情報がサル側頭葉の単一ニューロン活動に表現されていること，またそれら複数の情報は時間を分けて表現されていることがわかった．この結果は，顔に含まれている複数の情報の間の階層性を反映しているのではないかと考えている．サルかヒトか図形かのレベルと，個体や表情のレベルとは明らかに異なり，前者は後者に比べてよりおおまかな分類であると思われる．そこで，顔に関するよりおおまかな分類情報が，個体や表情といったより詳細な情報に先行して処理されている可能性を示すものではないかと考えている．

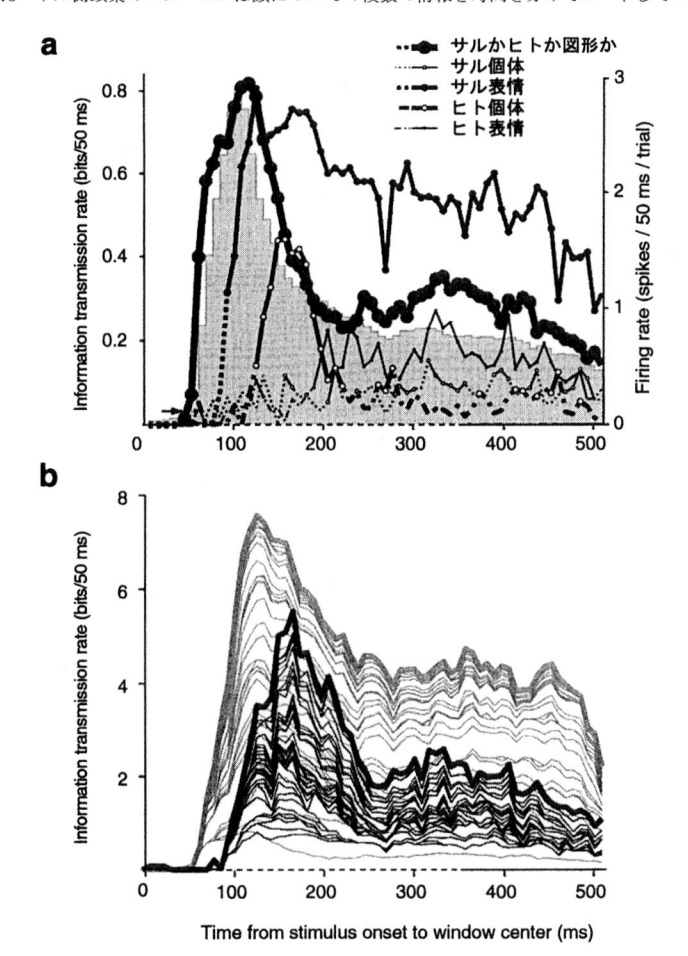

6.3 サル側頭葉のニューロンは顔についての複数の情報を時間を分けてコードしている　63

**図 6.3　刺激分類情報の相互情報量の経時的変化**
a：図6.1に示した単一ニューロンの活動を解析した結果，有意と判定された分類情報を示す．丸印（●あるいは○）は有意と判定された時点であり，実線でつないだ．灰色のヒストグラムは，すべての刺激に対するニューロンの応答で，潜時を矢印で示す（文献9より改変）．
b：サルかヒトか図形かを分類する情報と個体や表情の情報の両方を複合して保持していた36個のニューロンについて，相互情報量の経時的変化を加算して表示した．有意と判定された相互情報量のみを示してある．サルかヒトか図形かの分類についての情報（灰色の線）が，個体と表情についての情報（黒色の線）に先行して立ち上がり，ピークも先行していた．

## 6.4 実験データから情報量を算出する際の問題点

最後に，単一ニューロン活動の記録実験で得られたデータから情報量を計算する際に生じた問題点についても書いておきたい．視覚刺激に対してニューロン活動のデータ数（各刺激あたりの試行数）が少ない場合，情報量が正確に算出されないという問題が知られている．これは正確な情報量の算出を可能にするほどたくさんのデータ量を，サルのニューロン活動の記録実験ではとりきれない（ニューロン活動 $r$ に対する刺激 $s$ の度数分布に関してその母集団の分布が未知である）ことから生じる問題で，limited sampling problem といわれる．データを 1000 倍とって計算の精度がようやく 10 分の 1 上がる程度であるといわれる．限られたデータから求めた情報量は，実際の値より大きな値になる傾向があることが知られている．そのため情報量を少なく見積もるように修正する方法がいくつか考案されている．われわれはスパイク発火数から直接相互情報量を算出したため，Panzeri と Treves の方法[6]で修正を行った．彼らの方法では，データ数に反比例した関数で定義された補正値を引き，相互情報量が大きく見積もられる可能性を低くする．Golomb ら[1]はそれが真の値に近いものであることを報告している．われわれも，試行数と修正後の相互情報量との関係を調べてみたが，試行数が少ないほど相互情報量が大きいという相関関係はなかった．情報量を修正する方法は，しかしいまだ模索されている途中である[10]．ニューロンの応答の平均と分散を求めることができれば，刺激に対するスパイク発火頻度の分布を決定でき，真の値に近い情報量を算出できることも報告されている[10]．

正確に情報量を算出する方法が模索される一方，算出された情報量の有意性の判定も重要である[4]．われわれは，情報量の潜時を求めるために，刺激呈示直前の（刺激についての情報が含まれていない期間の）情報量をまず求め，その平均と分散から閾値を算出し決定する方法も検討した．しかし，真の値に近いといえるのみの情報量に頼るのは危険がある．そこで前述のように，ニューロンの各刺激に対する応答の強さに，有意な差があるかどうかカイ 2 乗検定を行い，情報量が初めて有意と判定される時点までを潜時と定めた．

側頭葉のニューロン活動に情報量解析を適用した経験について述べてきた．今回の解析の結果，側頭葉ではまずおおまかな情報が表現され，続いてより詳細な

情報が表現されることが示唆された.何に関する情報が表現されているかだけでなく,時間の経過とともに表現されている情報がどのように変化するかがわかってきた.また,ニューロン活動に表現されている情報をわかりやすい形で示すことのできる手法であることを感じた.問題点には留意しそれを回避する工夫も必要であることは事実である.しかし,情報量解析は脳内で行われている情報処理をよりダイナミックにとらえるのに有用な方法であると思われる.

(菅 生 康 子)

## 文　献

1) Golomb, D. et al. (1997) How well can we estimate the information carried in neuronal responses from limited samples? *Neural Computation* **9**: 649-665.
2) Gross, C. G. et al. (1972) Visual properties of neurons in inferotemporal cortex of the macaque. *J. Neurophysiology* **35**: 96-111.
3) Hasselmo, M.E. et al. (1989) The role of expression and identity in the face-selective responses of neurons in the temporal visual-cortex of the monkey. *Behavioral Brain Research* **32**: 203-218.
4) Kitazawa, S. et al. (1998) Cerebellar complex spikes encode both destinations and errors in arm movements. *Nature* **392**: 494-497.
5) Optican, L. M. and Richmond, B. J. (1987) Temporal encoding of two-dimensional patterns by single units in primate inferior temporal cortex. III. Information theoretic analysis. *J. Neurophysiology* **57**: 162-78.
6) Panzeri, S. and Treves, A. (1996) Analytical estimates of limited sampling biases in different information measures. *Network* **7**: 87-107.
7) Perrett, D.I. et al. (1982) Visual neurones responsive to faces in the monkey temporal cortex. *Experimental Brain Research* **47**: 329-342.
8) Perrett, D.I. et al. (1985) Visual cells in the temporal cortex sensitive to face view and gaze direction. Proceedings of the Royal Society of London - Series B: *Biological Sciences* **223**: 293-317.
9) Sugase, Y. et al. (1999) Global and fine information coded by single neurons in the temporal visual cortex. *Nature* **400**: 869-873.
10) Wiener, M. C. and Richmond, B. J. (1998) Using response models to study coding strategies in monkey visual cortex. *Bio Systems* **48**: 279-286.
11) Yamane, S. et al. (1988) What facial features activate face neurons in the inferotemporal cortex of the monkey? *Experimental Brain Research* **73**: 209-14.

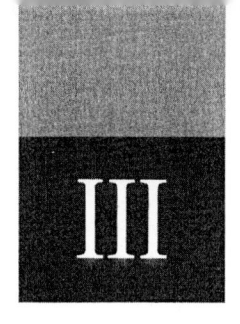

# III 脳の情報表現への統計的アプローチ

　II編でみたような，フィードフォワードとフィードバックの回路による，ニューロンの特徴選択性の形成や，文脈依存的な応答に対して，近年，ニューロンのもつ情報量の最大化や，統計モデルにおける隠れ変数の推定という立場からの理論モデルが提案されている．

　7章では，視覚野ニューロンの特徴選択性の自己組織化に関して，Hebb型のシナプス可塑性や側抑制といった物理機構からスタートした古典的モデルと，冗長性の削減，あるいは情報量の最大化といった計算原理からスタートした最近のモデルとを比較する．

　視覚野での処理は，画像のどの部分がどの物体，あるいは背景に属するかということに依存する．8章では，入力信号の背後にある構造に関する"隠れ変数"の推定が，スパイクの発火率と位相の相互作用により効率よく実現可能だという新たなモデルを紹介する．

　さらに9章では，確率モデルの隠れ変数とパラメータを交互に推定するexpectation-maximization (EM)法を解説したうえで，それをボトムアップ，トップダウンのダイナミクスにより実現する"Sleep-Wake"アルゴリズムを紹介し，脳のモデルとしての可能性を検討する．

# 7. 脳内情報表現への情報理論的アプローチ

　本章では，脳内での情報表現の学習原理とその実現に関する研究の中で主に情報理論的なアプローチについて述べる．脳内での情報処理の多くは，入力された情報をそれと異なる表現に変換し次の層に出力するという形をとっている．それでは，その変換はどのような原理に基づいて行われているのであろうか．ここでは，特徴抽出細胞の受容野に関する形状，トポロジーや発火頻度に関するスパース性といった感覚野に特徴的な性質に着目し，生理学的知見や情報の変換原理，またそれを脳内で実現するための制約との関連性といった問題について議論する．

## 7.1 古典的なモデル

### a. 特徴抽出細胞の自己形成モデル

　1970年頃には，視覚野にみられる特徴抽出細胞が生後の感覚体験を通じて形成されることを示唆する実験報告が相次いだ[8]．このような報告を受けて，70年代には特徴抽出細胞形成の自己形成を説明する神経回路モデルがいくつか提案された．

　このような学習モデルをはじめて提案したのは，von der Malsburg[13] である．彼は，Hebb学習と荷重ベクトルの正規化（荷重の総和一定）を組み合わせた神経回路モデルを提案し，それに種々の線分を模した刺激を繰り返し与えると線分の方位を表現する細胞が自動的に形成されることを数値実験により示した．なお，Hebb学習とは，ある細胞Aが興奮しているとき，Aからの刺激を受け取った別の細胞Bが興奮すれば，両者の間の結合荷重が強化されるという学習則である．

その後，Malsburg のモデルを変形したさまざまなモデルが提案されたが，ここでは，その中で数学的にシンプルな Amari と Takeuchi[1] のモデルを紹介する．このモデルでは，細胞は線形閾値素子として定式化され，その出力は次式で与えられる．

$$y = 1[\sum_j w_j x_j - w_0 x_0] \tag{7.1}$$

ここで，$x_j$ は細胞への興奮性入力，$w_j$ は荷重，$x_0$ は抑制性入力，$w_0$ は抑制性入力に対する荷重である．この細胞モデルでは，抑制性入力が閾値にかわる役割をしている．

一方，荷重の学習則は次式で与えられる．

$$\tau \frac{\partial w_j}{\partial t} = -w_j + c_1 y x_j \tag{7.2}$$

$$\tau \frac{\partial w_0}{\partial t} = -w_0 + c_0 y x_0 \tag{7.3}$$

これらの式の第1項は荷重が一定速度で減衰することを表す項であり，第2項が Hebb 学習を表す項(入力 $x_j$ と出力 $y$ が同時に正になったときに増加)である($\tau$ は荷重減衰の速さを定める時定数，$c_0$，$c_1$ は学習の強さを定める正の定数)．

この学習により細胞は特定の信号にのみ反応するようになり，学習後の荷重の値は，その細胞を興奮させるような入力信号の平均値となる[2]．ただし，その値は一意に決まらず，荷重の初期値と入力信号の出現順序に依存して決まる．つまり，その細胞の荷重ベクトルは，その細胞を興奮させた入力ベクトルに引きづられて空間の中を漂うことになる．一方，各細胞の受容野の大きさ(細胞が反応する信号領域の広がり)は，定数 $c_0$，$c_1$，$x_0$ の値に依存して決まるので，これらの値が異なるさまざまな細胞が存在すると仮定すれば，いろいろな大きな受容野をもった細胞が形成されることになる．したがって，信号源が定常であり，また，荷重の初期値が十分に広く分布していれば，信号空間のさまざまな領域に対してそれぞれ特異的に反応する細胞が形成されることになる．

### b. トポグラフィの自己形成モデル

前項で述べたモデルは単一の細胞の動作を規定するものであり，複数の細胞活動の相互作用にはふれていない．この点に関して，先に述べた Malsburg のモデルでは，近接した細胞のあいだには興奮性，遠く離れた細胞のあいだには抑制性の相互結合(いわゆる側方抑制結合)が導入されていた．

このような側方抑制結合は，学習を進めるうえで2つの効果をもたらす．1つは，抑制性結合により多数の細胞が同時に興奮するのを妨げる効果である．これにより，同一の信号を表現する細胞数が制限されるため，細胞集団は全体としてさまざまな信号を表現できるようになる．もう1つは，興奮性結合により互いに近接する細胞を同時に活性化させる効果であり，その結果，それらが類似した信号を表現するようになる．

脳には，入力信号の配列が細胞の配列という形で保存されている構造（トポグラフィー（topography）と呼ぶ）が数多くみられる．視覚野における網膜地図（retinotopy），体性感覚野における体表面地図（somatotopy），聴覚野における周波数地図（tonotopy）はいずれもトポグラフィーの一種である．

Malsburgは上で述べた数値実験の結果に着目し，Hebb学習と側方抑制結合の組合せがトポグラフィー自己形成の原理であることを主張した[20]．また，Amari[2]は神経場における特徴抽出細胞の分布が入力信号の出現頻度に比例することを示し，このモデルにおいて頻繁に出現する刺激を細かく表現する機構が自動的に形成されることを示唆した．

以上の研究で得られたトポグラフィー形成の本質を取り出し，工学的に実現しやすい形で定式化したものが，Kohonen[10]によるSelf-Organizing Map (SOM)である．彼は，側方抑制結合による非線形神経ダイナミクスが生み出す"最大入力を受け取った細胞が自分の周辺の細胞を引き連れて発火する"という結果のみを抽出し，"最大値検出"と"近接細胞の同時発火・学習"によるトポグラフィー形成のアルゴリズムを組み立てた．

以上，特徴抽出細胞の自己組織化に関する古典的なモデルについて概観してきた．これらのモデルの本質は，Hebb学習と相互抑制結合にあることがわかるであろう．これらの性質は，現代的な定式化の中ではどのような形で現れてくるのであろうか？　次節以降では，情報理論的な観点から情報表現の自己形成について考えていく．

## 7.2 情報理論に基づくモデル化

シナプス効率の変化に基づいて現実の脳に類似した脳の情報表現を導く古典的モデルは単純でわかりやすいモデルではあるが，その機能的な意味との関連性が

みえにくい．そこで最近ではこれらのボトムアップ的なモデル化に対し，情報表現に関して望ましい機能の形成を学習の原理にすえてトップダウン的に学習則を導くモデル化が増えてきた．このようなモデル化はともすれば現実の脳との遊離が心配されるが，脳のように複雑なシステムを理解するためには有効かつ必要不可欠なアプローチである．

### a. 冗長度圧縮原理

自然界から感覚器官に入力される情報は，ある種の規則性をもっている．そのため，表現が冗長 (redundant) である．視覚情報を例とすれば，晴れた空は一面空色をしており，木の葉はほぼ全面緑色である．これは網膜上の広範な領域ではぼ同一な規則的刺激が入力されることを意味する．聴覚情報も然り，われわれの音声ではヒトの聴覚系が聞き分けられる音の中のほんの一部しか用いられておらず，音楽の旋律，虫の鳴き声も可能な音の配列パターンのうち限られた規則性をもつものしかない．

ただし，外界からの情報が規則性を含んでいるか否かという問題は，それが表現されている符号化方法に相対的なものであることに注意しよう．たとえば，丁半賭博では出たサイコロの目に関してそれが偶数か奇数かのみの情報が得られればよい．そこで，Aは数字の目が1(奇数)，2(偶数) のみでかつおのおのの目が等確率で出現する専用のサイコロをつくった．賭博を目的とし丁半の結果のみに興味のあるBはこのサイコロを繰り返し振って得られる丁半の系列は十分ランダムにみえるだろう．一方，それが細工されたサイコロであるとは知らず，普通のサイコロの目として認識するCには1あるいは2のみが繰り返される系列は非常に規則性が高く感じるであろう．つまり，受け手が考慮している可能性に対して現実に生じる可能性が相対的に少ないときに情報源に規則性があると思え，情報の表現方法 (Cが丁半専用のサイコロを普通のサイコロのようにみていること) に冗長度があると感じ，その裏返しとしてサイコロが細工されているという知識を得るのである．

情報理論的にいえばこれは次のように表現できる[5]．ある感覚器官(たとえば網膜)が処理可能な情報量の限界を $C$ bits/sec とする．これに対し，外界から入力される情報量を $H$ bits/sec とすれば一般に $H$ は $C$ よりも少なく

$$C-H \tag{7.4}$$

だけ冗長である．

## 7.2 情報理論に基づくモデル化

仮に細胞の発火・非発火状態を1ビットに割り当てるとすれば，上で述べていることは単位時間当たり $H$ 個くらいの細胞の発火・非発火で情報が表現できるのにもかかわらず感覚器官ではそれよりも多い $C$ 個の細胞を使って情報表現を行っていることを意味する．この表現がそのまま以降の情報処理に伝えられるのであればエネルギー的に無駄が生じ，疑いなく生命維持に不利である．

そこで，脳内では冗長度がなるべく少なくなるように情報が変換されている可能性がもっともらしい．これを脳内情報表現の形成に関する基本原理とする仮説を冗長度圧縮（redundancy reduction）仮説という．古典的モデルも多次元の入力信号に内在する規則性を抽出するネットワークが構成されるという意味で冗長度圧縮にかなったものである．しかし，冗長度圧縮を出発点とする現代的理論の利点は評価関数の最大/最小化という形で問題を定式化することで，議論が整理され話の見通しがよくなることにある．もちろん，脳のように研究対象が複雑になればなるほど見通しのよい定式化がブレークスルーを得るための非常に重要な要因になる，ということはここであらためて強調するまでもない．

### b. 確率モデルと情報量

これまでのところ，広く受け入れられている説では脳内では各細胞の発火率の組合せによって情報が表現されていると考えられている（rate coding＋分散表現）．

この説に従えば，脳内の情報処理とは入力層内での表現

$$\boldsymbol{x} = (x_1, x_2, \cdots, x_N) \tag{7.5}$$

をそれが投射する特徴抽出層での出力に関する表現

$$\boldsymbol{y} = (y_1, y_2, \cdots, y_M) \tag{7.6}$$

に変換することにほかならない（図7.1）．この変換を担うのが2層を結ぶシナプス結合であり，その可塑性により多様な変換が可能となる．ここで，おのおののベクトルの成分はあるタイムスケールではかった各細胞の平均発火率，あるいは

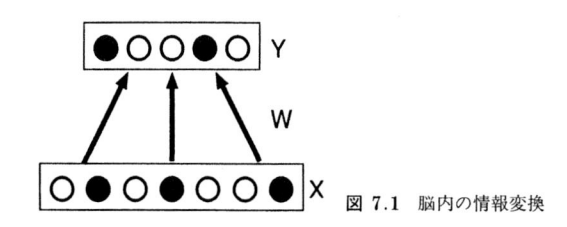

図7.1 脳内の情報変換

その平均値からの変動を表していると考えればよい.

細胞の応答は, 入力 $x$ が決まると必ず確定的に出力 $y$ が決まるわけではない. このような状況下での入出力関係は条件付き確率

$$P(y|x) \qquad (7.7)$$

を用いると都合よく表現することができる.

以上のような確率モデルによる記述を用いる最大の利点は情報理論との親和性の高さである. たとえば, 情報理論に従えば入力層に与えられる情報量は

$$H(x) = -\sum_x P(x) \ln P(x) \qquad (7.8)$$

によって数量化できる. これと入力層で処理可能な情報量の限界値との差により入力層での冗長度が計算される. ここで, $P(x)$ は外界からの刺激により入力層にパターン $x$ が生じる確率を表す. さらに, 出力層 (特徴抽出量) での情報量も機械的に

$$H(y) = -\sum_y P(y) \ln P(y) = -\sum_{y,x} P(y|x) P(x) \ln[\sum_{x'} P(y|x') P(x')] \qquad (7.9)$$

によって求められ, それを用いて入力層と同様, 出力層での冗長度を計算することが可能となる. つまり, 情報理論を用いることにより情報処理の過程で表現の冗長度がいかに変化するのか, という問題を定量的に扱うことが可能となるのである.

**c. 認識モデルと生成モデル**

前節では情報の流れとして入力層から出力層への順方向的なものを例として取り上げたが, 脳内には第一次視覚野 (V1) から外側膝状体 (LGN) への結合などのように出力側から入力側へ逆方向の結合が存在する場合もある (図 7.2). 確率モデルの観点からこれらの結合の役割を考えてみよう.

まず, 順方向の結合は観測可能なデータ (入力) $x$ を用いて隠れた変数 (出力)

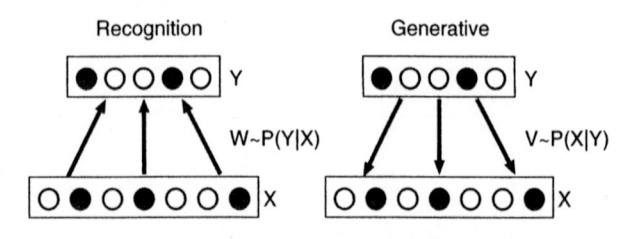

図 7.2 認識モデル (左) と生成モデル (右)

$y$ を計算する役割を担っている．これはちょうど提示されたデータを解釈あるいは認識するプロセスを彷彿とさせるため，このような役割を行う確率モデルは一般に認識モデルと呼ばれる．

それに対し，逆方向の結合は隠れた変数の値を用いて観測可能なデータを生成する役割をもつ．このようなモデルは例えば，外界を模倣したりあるいは予測したりする際には必ず必要であり，一般に生成モデルと呼ばれる．認識モデルが前節で導入した条件付き確率 (7.7) により表されるのに対し，生成モデルは $y$ を与えた際に $x$ が得られる条件付き確率 $P(x|y)$ により表現される．

Bayes 公式

$$P(x|y) = \frac{P(y|x)P(x)}{\sum_{x'} P(y|x')P(x')} \qquad (7.10)$$

$$P(y|x) = \frac{P(x|y)P(y)}{\sum_{y'} P(x|y')P(y')} \qquad (7.11)$$

を用いれば，生成モデル，認識モデルからそれぞれに合致する認識モデル，生成モデルを求めることができる．

もちろん，生成モデル，認識モデルは数式の上では別の役割を担うものであり互いに無関係に存在してかまわない．ただし，脳を外界からの情報を用いて学習により適切な応答をつくり上げる確率モデルとみなすと，学習則の局所性など合理的な制約条件を満たすためには公式 (7.10), (7.11) を通してこれらは密接な関係をもたなくてはならないことが多い．

### d．最大/最小化原理

確率モデルによる記述に従うと冗長度圧縮原理を定量的に書き下すことができる．ただし，その具体的実現には問題設定，ネットワーク構造などによりさまざまなバリエーションがある．以下に，いくつかの例を紹介する．

**1) 容量最小化**： 外界からの情報 $s$ は入力 $x$ を通って出力 $y$ へ変換される．ただし，各段階で相加性のノイズが加えられるとする．出力層における表現の冗長度 $R$ を

$$R = 1 - I(y, s)/C_{\text{out}}(y) \qquad (7.12)$$

により定義する．ここで，$I(y, s)$ は外界からの情報 $s$ と出力層での表現 $y$ との間の相互情報量

$$I(\boldsymbol{y}, \boldsymbol{s}) = \sum_{s,y} P(\boldsymbol{y}, \boldsymbol{s}) \ln\left[\frac{P(\boldsymbol{y}, \boldsymbol{s})}{P(\boldsymbol{s})P(\boldsymbol{y})}\right] \tag{7.13}$$

を表し，その従属性が高いほど大きな値をとる．直観的には $\boldsymbol{s}$ が与えられた際に $\boldsymbol{y}$ に伝わる情報の大きさを表すものと考えてよく，入力から出力へのシナプス結合の関数となる．また $C_{\text{out}}(\boldsymbol{y})$ は出力層において処理可能な情報量の限界値を表す容量である．これも，シナプス結合の関数である．

式 (7.13) において生物が外界の情報を必要最低限得なければならないことを考えると相互情報量 $I(\boldsymbol{y}, \boldsymbol{s})$ はある程度の値を保たなければならない．そこで，式 (7.12) で表される冗長性を減らすため $I(\boldsymbol{y}, \boldsymbol{s})$ がある一定の値で拘束された条件下で容量 $C_{\text{out}}(\boldsymbol{y})$ を最小にするように結合を決める．このような最小化原理に基づけば，網膜神経節細胞でみられる同心円型受容野の形成を説明できることが報告されている[4]．

2) **情報量最大化**: 冗長度圧縮のための最大/最小化原理として広く用いられている評価基準の1つに情報量最大化 (information maximization, infomax) というものもある[6,11]．

Infomax の基本的なアイデアは入力 $\boldsymbol{x}$ と出力 $\boldsymbol{y}$ との間の相互情報量

$$I(\boldsymbol{y}, \boldsymbol{x}) = H(\boldsymbol{y}) - H(\boldsymbol{y}|\boldsymbol{x}) \tag{7.14}$$

がなるべく大きくなるようにシナプス結合の値を決めるというものである．相互情報量は入力 $\boldsymbol{x}$ が与えられた際に出力 $\boldsymbol{y}$ に伝わる情報量の大きさと考えられるから出力層での容量が一定とすればこの値が大きいほど出力層での冗長度は圧縮される．つまり，冗長度圧縮にかなった評価基準である．

ここで，もし出力が入力と可逆な関数 $G(\boldsymbol{x})$ （シナプス結合は $G$ の中にパラメータとして含まれている）と相加性のノイズ $\boldsymbol{\eta}$ を用いて

$$\boldsymbol{y} = G(\boldsymbol{x}) + \boldsymbol{\eta} \tag{7.15}$$

のように与えられる場合，$H(\boldsymbol{y}|\boldsymbol{x}) = H(\boldsymbol{n})$ となり，つまりノイズのエントロピーであり，式 (7.14) の第2項はシナプスの値によらない定数となる[14]．この場合 Infomax は出力層でのエントロピー最大化と等価になる．

Infomax は後に述べる視覚野における受容野形成のモデルの中で Linsker によってはじめて提唱された最大化原理である[11]．最近ではこれを非線形素子に拡張し一般の可逆な $N \to N$ 写像を対象として，下記の独立成分解析に応用できることが明らかにされている[6]．

**3) 独立成分解析**: Infomax とは独立な考え方から出発しているが類似した基準として独立成分解析 (independent component analysis; ICA) というものがある.

ICA とは出力 $\boldsymbol{y}$ に関する確率分布に関して成分間の従属性が最も小さくなるように, いいかえれば成分間の独立性が最も大きくなるような入力 $\boldsymbol{x}$ から出力 $\boldsymbol{y}$ への一次変換 $M$ を求める問題である[3].

形式的には次のような最小化問題を考えればよい. 入力 $\boldsymbol{x}$ の分布と一次変換 $M$ によって定まる出力 $\boldsymbol{y}$ の確率分布を

$$P(\boldsymbol{y}) = P(y_1, \cdots, y_N); \qquad \boldsymbol{y} = M\boldsymbol{x} \tag{7.16}$$

とする. これを用いると, その中の1つの変数 $y_l (l=1, 2, \cdots, N)$ のみに着目し他の変数の情報は無視した分布 (周辺分布) が

$$P_l(y_l) = \sum_{y_j \neq l} P(\boldsymbol{y}) \tag{7.17}$$

のように計算できる. この周辺分布から

$$\prod_{l=1}^{N} P_l(y_l) \tag{7.18}$$

という分布を再構成する. この分布は1つの変数に関する統計性に関しては真の分布 (7.16) と同じ情報をもっているが, 変数間の依存関数に関しては完全に独立である. そこで, 2つの分布 (7.16) と (7.18) の間に何らかの距離 $D$ を導入し

$$D\left(P(\boldsymbol{y}), \prod_{l=1}^{N} P_l(y_l)\right) \tag{7.19}$$

を最小にするように一次変換を決める.

これがなぜ冗長度圧縮原理に関連するかを理解するためには前述の Infomax との関係を考察すればよい. 式 (7.19) において分布の距離 $D$ として KL ダイバージェンスを採用すると

$$D\left(P(\boldsymbol{y}), \prod_{l=1}^{N} P_l(y_l)\right) = \sum_{l=1}^{N} H(y_l) - H(y_1, y_2, \cdots, y_N) \tag{7.20}$$

という式が得られる. この式を変形すると Infomax での評価関数である出力層での情報量が

$$H(y_1, y_2, \cdots, y_N) = \sum_{l=1}^{N} H(y_l) - D\left(P(\boldsymbol{y}), \prod_{l=1}^{N} P_l(y_l)\right) \tag{7.21}$$

という形で表される. これは Infomax が出力層において, ① なるべく個々のユニ

ットが表現する情報量 $H(y_i)$ を大きくする．②真の分布（7.16）と（変数間の相関を消した）周辺分布の積（7.18）との距離 $D$ を小さくする．2つの要請から成り立っていることを意味している．

もし仮に，この式において①よりも②の要請の方がより大きなウエートを占める場合には結果的にICAとInfomaxとほぼ同じ評価基準を与えると考えられ，その意味で情報量圧縮にかなった基準になっている[5,15]．もちろん，状況によっては①の方が②よりも重要になる場合があり，その場合は両者の結果は定性的に異なったものになる．

各入力信号がガウス分布よりも中心が強調されかつ裾野が長い super-gaussian である際には ICA と Infomax は定性的に同じ結果を与え，その逆の sub-gaussian の場合には定性的に異なる結果を与えると考えられている[6]．ちなみに，音声，音楽などの聴覚情報や自然画像に代表される視覚情報など自然界に存在する情報の多くは super-gaussian 分布に従っており，そのような入力に対しては ICA, Infomax の基準は定性的に同様な結果を与える．

## 7.3 情報理論に基づいた視覚野における受容野形成のモデル

前節では，確率モデルを用いた記述により，冗長度圧縮原理が一般的な意味での情報量に関する最大/最小化問題として定式化され数学的議論が可能となることを述べた．本節ではこのような考え方が実際の研究の中でどのように活かされているのかより詳しく紹介するため，受容野形成に関する代表的な3つのモデルを詳説する．

### a. Linsker のモデル

初期視覚系には，主に網膜神経節，LGN で観察される中心が明るくそのまわりが暗いような入力に強く反応する細胞（center-surround cell）や，V1でみられる方向をもった線分に強く反応する細胞（orientation-selective cell）など，特徴的な形状に反応する細胞が数多く存在する．これらは，自然界に存在する視覚刺激に内在する構造を学習した結果であると考えられていたが，Linsker (1986) は多数の feed-forward 型の情報処理機構に Hebb 則に基づいた簡単な学習を仮定すれば，まったくランダムな外部刺激からこのような特徴的な反応特性をもつ細胞が形成されることを示した[11]．

## 7.3 情報理論に基づいた視覚野における受容野形成のモデル

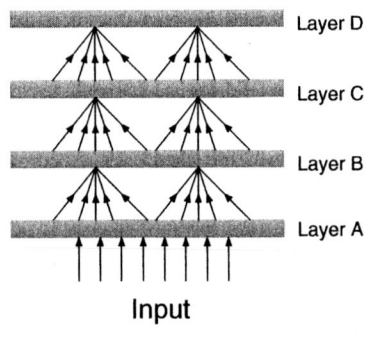

**図 7.3** Linsker モデル

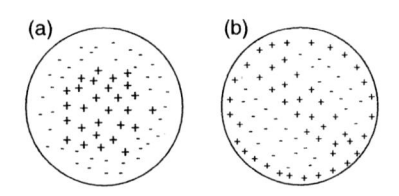

**図 7.4** Linsker モデルで観察された特徴的な正負結合の配置
(a) C 層で観察されたもので周囲の入力が負で中心の入力が正のとき発火する center-surround cell を，(b) は G 層で観察されたもので左斜めに傾いた線分に強く反応する orientation-selective cell．

彼は図7.3に示すような feed-forward 型ニューラルネットワークモデルを考え，隣合う層間の結合 $w$ が

$$E = -\frac{1}{2}w^T C w + \frac{\lambda}{2}\left(\mu - \sum_j w_j\right)^2 \quad (7.22)$$

を最小にするように変化すると考えた．ただし，$C_{ij}$ は入力信号に関する共分散行列であり，$\lambda$ はある正の定数である．この式の第1項 $w^T C w$ は出力に関する分散を表し，これを大きくすることが冗長度圧縮に対応している．入力信号のオフセットがゼロでないことから生じるペナルティー項が第2項目に存在する．また，このまま最小化を行うと結合パラメータは発散してしまうため同時に

$$w_- \leq w_i \leq w_+ \quad (7.23)$$

という拘束条件を導入し，この範囲を越えた場合にはパラメータの値を強制的に上下限値 $w_+$, $w_-$ に戻すことにする．

彼は以上の学習法に従い，まず A→B の結合を学習した後，それを用いて B→C の結合を学習し，その後 C→D…という手順で計算機実験を行った．彼の報告によると，図7.4に示すように，このアルゴリズムに従えば入力層 A にはユニット間で無相関な刺激のみが入力されたにもかかわらず center-surround cell が C 層に，orientational-selective sell が G 層に観察された．

Linsker モデルは，アルゴリズムの非線形性が強く解析がむずかしい．それでも，本質的な点を残しより簡単化したモデルに関しては理論的解析が可能で，特徴抽出細胞形成のメカニズムも明らかにされている[12,19]．彼のモデルは簡単なメカニズムで特徴的な受容野の形成を説明した点で概念モデルとして画期的であっ

た．しかしながら，結合形成のアルゴリズムに刈り込みルールや競合学習機構を"手でいれる"など生理学的妥当性という観点では課題が多い．

### b. Olshausen と Field のモデル

広く知られているＶ１の特徴抽出細胞の特徴として，① 局所性(localized)，② 方位選択性(oriented)，③ スケール選択性(bandpass)という性質がある．また，Ｖ１に限らず一般に脳における情報表現では細胞の活動度が低くなるようないわゆるスパースコーディング(sparse coding)が用いられている，という仮説が広く受け入れられている．これらの観察事実，仮説を情報理論的なモデル化によって相互に関連づけようとしたのが Olshausen と Field (1996) による研究である[16]．

彼らのモデルでは LGN に対応した視覚情報に関する入力層とＶ１に対応した出力層(特徴抽出層)を仮定する．このモデルの特徴は，Linsker らの他の多くのモデルとは異なり順方向結合（認識モデル）ではなく，逆方法結合（生成モデル）の学習を軸に議論を展開しているところである．具体的には LGN における像情報はＶ１での活動度 $a_i$ を用いて

$$I(x, y) = \sum_i a_i \phi_i(x, y) \qquad (7.24)$$

のように表現されると仮定する．ここで $I(x,y)$ は LGN での座標 $(x,y)$ における細胞の活性度，$\phi_i(x,y)$ はＶ１での細胞 $i$ が発火した際に LGN の座標 $(x,y)$ に誘発される活動度でＶ１から LGN への結合を表現している．

冗長度圧縮の原理に従い，彼らはＶ１では情報は低いエントロピーで符号化されていると考えた．さらに，その表現形態がスパースコーディングである，というのが彼らの主張である．ところが，一方でそれは外界から入力される画像情報をうまく再構成，いいかえると予測できるものでなくてはならない．そこで，彼らは以下のコスト関数

$$E = [\text{preserved information}] + \lambda [\text{sparseness of } a_i] \qquad (7.25)$$

に関する最小化問題を考えた．ここで，第１項は自然画像と生成モデルにより再構成された画像との自乗誤差

$$[\text{preserved information}] = \sum_{x,y} [I(x,y) - \sum_i a_i \phi_i(x,y)]^2 \qquad (7.26)$$

を表し，第２項はＶ１での符号化がスパースコーディングになるように導入された正則化項

## 7.3 情報理論に基づいた視覚野における受容野形成のモデル

$$[\text{sparseness of } a_i] = \sum_i S\left(\frac{a_i}{\sigma}\right) \tag{7.27}$$

である．ここで$S(a_i/\sigma)$は$a_i=0$で最小となりそれから$\sigma$程度ずれると値が急増する単峰性の関数である．また，$\lambda$は学習則へのこれらの影響の度合を調整するパラメータである．

この最小化問題は

$$P(I|a, \phi) \sim \exp\{-[\text{preserved information}]\} \tag{7.28}$$
$$P(a) \sim \exp\{-[\text{sparseness of } a_i]\} \tag{7.29}$$

を導入すれば元画像$I$から生成モデルを用いてV1での活動度$a_i$を推定する統計的推定問題と考えることもできる．

$a_i$についての最小化はコスト(7.25)に関する最急降下(微分値を用いてコスト関数が小さくなる方向に状態を変化させるアルゴリズム)を表すダイナミクス

$$\dot{a}_i = b_i - \sum_j C_{ij} a_j - \frac{\lambda}{\sigma} S'\left(\frac{a_i}{\sigma}\right) \tag{7.30}$$

により行うことができる．ただし，$b_i = \sum_{x,y} \phi_i(x,y) I(x,y)$, $C_{ij} = \sum_{x,y} \phi_i(x,y) \cdot \phi_j(x,y)$である．これは画像が入力された際の短いタイムスケール($\sim 100$ msec)での細胞の状態変化を表すものと考える．

一方，彼らは結合を表す$\phi_i(x,y)$の時間変化もこの最小化問題により記述されると考える〔より正確にいえばエネルギー(7.25)から得られる自由エネルギーに関する最小化〕．具体的には$\phi_i(x,y)$の変化に関する時間スケールは細胞応答の時間スケールと比較して十分長く多数の画像の提示により引き起こされると仮定し

$$\Delta \phi_i(x_m, y_n) = \eta \langle a_i [I(x_m, y_n) - \hat{I}(x_m, y_n)] \rangle \tag{7.31}$$

を$\phi_i(x,y)$に関する学習則とするのである．ここで，$\hat{I}$は学習画像$I$を提示された際に短いタイムスケールでのダイナミクス(7.30)により再構成された画像$\hat{I} = \sum_i \hat{a}_i \phi_i(x_m, y_n)$, $\eta$は学習率を表し，$\langle \cdots \rangle$は多数の学習画像に関する平均を意味する．式(7.31)はシナプス結合に関するHebb学習則にほかならないことに注意しよう．

OlshausenとFieldは自然画像を入力として以上のアルゴリズムに従いモデルの学習を行った．その結果得られた受容野について冒頭に述べた，①局所性(localized)，②方位選択性(oriented)，③スケール選択性(bandpass)という

性質を再現できたというのが彼らの主な結論である．

　論文の中ではふれられていないが，彼らの報告は以下の点に関して興味深い疑問点を残している．彼らは生成モデルに関するコスト最小化原理（冗長性圧縮）のみに基づいて，短いタイムスケールでの細胞応答のダイナミクス，長いタイムスケールでのシナプス結合の学習則を導出している．ところが，式 (7.30) をみればわかるように，このダイナミクス，学習則は順方向の結合（認識モデル）を同時に導入しなくては局所的な計算で行うことは不可能である．また，受容野というのは普通，特徴抽出層のある細胞に投射している入力層の細胞の範囲を示すものであり，通常は生成モデルではなく認識モデルに付随する概念である．実のところ，ニューラルネットワーク的な表現をすれば，彼らは生成モデルを表す逆方向の結合に関して必ず同じ値の順方向結合が存在していることを"暗に"前提としているのである．しかしながら，生理学的には2層間の結合が対称である必然性はない．

　以上の点に関して，Olshausen と Field のモデルの現実的妥当性を検証する1つの方策は，局所計算性を満足させるため生成モデルとともに認識モデルも導入し Wake-Sleep アルゴリズム[9]などで双方向の結合に関する学習を同時に行わせてみることである．事実，線形で簡単なネットワークに関しては認識モデルの結合は生成モデルの結合を逆向きにしたものになることは認識されている．ただし，これはあくまでも非常に単純化した場合の結果であり，少なくともシミュレーションレベルでの検証は必要であろう．

　なお，ここで取り上げられている V1 受容野の特徴は Olshausen と Field のモデルとは異なる独立成分解析に基づいたモデルを用いても説明できることが後に Bell と Sejnowski (1997) によって示されている[7]．

### c. Rao と Ballard による predictive coding model

**1) 基本的な考え方**：　Rao と Ballard は，視覚系において普遍的にみられる双方向性結合を，それぞれ予測情報と誤差情報を送るための機構であると解釈し，end-stop cell（線分の端点に対して反応する細胞）の形成と文脈修飾現象（4章参照）を統一的に説明している．

　彼らのモデルは，Olshausen と Field のモデルと同様に生成モデルの考え方に基づいている．この考え方のもとでは，観測された画像は"内部モデルに基づく予測分"と"そこからの誤差分（予測誤差）"に分解されて表現される．そして，

上位層の活動が，画像情報のうち内部モデルに基づいて表現できる部分を担い，下位層の活動が内部モデルでは表現しきれない部分を補うという形で，画像は表現される．一方，上位層に保持される内部モデルは，下位層で得られた誤差情報に基づいて修正され，その結果，予測誤差がなるべく少なくなるような内部モデルが形成される．Rao らはこの原理（predictive coding と呼ぶ）を多層構造のモデルに適用した．

**2) ネットワークの動作則と学習則**： 3層構造のネットワークで第1層に入力された画像を $I$，第2層の活動度を $r$，第3層の活動により予測される第2層の活動度を $r^{td}$ とし，予測と実画像との差を評価するコスト関数として，

$$E_1 = \frac{1}{\sigma^2} \| I - f(Ur) \|^2 + \frac{1}{\sigma^2} \| r - r^{td} \|^2 \tag{7.32}$$

を考える．ここで，$f(Ur)$ は第2層の活動から予測される画像を表す．

さらに，全体のコスト関数としては，これに活動度の性質を表す事前確率を反映させた項を加えたもの

$$E = E_1 + g(r) + h(U) \tag{7.33}$$

を考える．ここで，$g(r)$，$h(U)$ はそれぞれ $r$，$U$ の事前分布の対数尤度の符号を反転したものである．$E$ の最大化は内部モデル空間でのエントロピー最大化と考えることができる．各層における動作則と学習則はいずれも，Olshausen と Field のモデルと同様にコスト関数 $E$ の最急降下法として定式化される．

**3) end-stop cell のモデル**： end-stop cell のモデルでは，第2層は32素子からなる3つのユニットによって構成され，各ユニットの受容野は互いに一定の画素数分だけはずれている．第3層には128素子からなるユニットが1つ置かれている．したがって，各素子の受容野の位置や，階層とともに受容野サイズが大きくなる構造はあらかじめ埋め込まれていることになる．

このモデルに自然画像を与えて学習を行った後，荷重ベクトル $U_j$ を調べると，第2層には Gabor フィルターの構造が，第3層にはそれを組み合わせたような構造が形成された．学習後のモデルに一定の長さの線分を提示したところ，第2層のある素子は，自分の受容野内だけで閉じている短い線分に対して強く反応したのに対し，受容野を越えた長さをもつ線分に対してはあまり反応しなかった（つまり，end-stop の性質が現れたことになる）．また，線分の長さを横軸，素子の活動度を縦軸にとったグラフを描くと，その素子の活動度は，V1の2，3層にみら

れる細胞の活動変化とよく似た反応を示すことがわかった．

モデルが示すこのようなふるまいは次のように解釈できる．自然画像にはある程度の長さをもった線分が多く含まれているため，学習により，第3層素子はそのような長い線分を表現するようになる．その結果，短い線分は第3層素子だけでは記述できないことになり，表現しきれなかった誤差分が第2層の活動として生じることになる．実際，第3層からのフィードバック入力を遮断するとend stopの性質は失われる．なお，同様の現象は，V2の活動を止めたときのV1第6層細胞にもみられるという．

**4) 文脈修飾のモデル：** 文脈修飾のモデルは，第2層素子の受容野が二次元状に並んでいる点を除けば，end-stop cellのモデルとほぼ同じである．

学習後に，① 一定領域で閉じた格子パターン，② 領域全体を覆う格子パターン，③ 中心と周辺で直交する方位をもつ格子パターン，④ 周辺部だけの格子パターン，をそれぞれ提示すると，第2層素子の活動は②および④の条件で強く抑制され，③の条件では①の条件に比べて大きくなった．これらの結果は，文脈依存現象の典型的な実験データと一致する（第4章，第5章参照）．

以上の結果は，画像がもつ全体構造が第3層で表現され，それから逸脱した部分が第2層で表現されるために生じたものと考えられる．テクスチャーのポップアウト現象も同様にして説明できることは容易に想像できよう．

**5) 意義と位置付け：** 彼らは，以上の内容を通じて，predictive codingが脳内処理のさまざまな場面に現れる共通原理であると主張しているが，このような考え方自体はさほど新しいものではない．また，文脈修飾の意味を"周辺からの予測に沿わない部分を取り出す"ことに求める考え方も，この現象が発見された当初より唱えられてきたものである．彼らの研究の意義は，生成モデルの考え方を初期視覚の場に持ち込み，生理学データとつきあわせられるような具体的な結果を示してみせた点にあるといえるだろう．

### おわりに

脳内情報表現の実現に関して，これまで情報理論を用いてどのようなアプローチがとられてきたのか，という点に焦点を絞り，ほぼ時間順序的にモデルの変遷を概説した．この変遷をみると，冗長度圧縮という統一的な視点に立つことでモデルの見通しがよくなり，現実の脳の構造に則したより複雑なモデル化を行うこ

とが可能になってきたことがわかる．もちろん，これは単にものの見方の変化に よるだけではなく，計算機の性能の飛躍的な向上により複雑なモデルに関する数 値実験が可能になったという技術革新の影響も大きい．冗長度圧縮仮説や確率モ デルに基づく単純化された議論には異論もあるが，複雑なモデルから意味のある 結果を導くことは絶望的にむずかしい．重要なことは，とりあえずある観点を定 めたうえで，その方針で現実の非自明な現象をどこまで説明できるのかとことん 調べつくすことであろう．そういった意味で，ここで紹介したアプローチも， OlshausenとField，RaoとBallardらの研究によってようやく実験による検証 が可能な段階に達してきたというところではないだろうか．今後の展開に注目し たい．

本章をまとめるにあたりNEC基礎研究所 岡島健治氏，琉球大学 倉田耕治氏からたい へん有益なコメントをいただきました．また，主に樺島が担当した7.2節，7.3節（ただ し，c項を除く）では東京都立大学 田中利幸氏からいただいた助言がたいへん役立ちま した．この場を借りて各氏に御礼申し上げます． 　　　　　　　　　　　　　　（阪口　豊・樺島祥介）

## 文　　献

1) Amari, S. and Takeuchi, A. (1978) Mathematical theory on formation of category detecting nerve cells. *Biological Cybernetics* **29**, 127-136.
2) Amari, S. (1980) Topographic organization of nerve fields. *Bullutin of Mathematical Biology* **42**, 339-364.
3) Amari, S. and Cardoso, J. F. (1997) Blind source separation-semiparametric statistical approach. *IEEE Tran. on Signal Processing* **45** : 2692.
4) Atick, J. J. and Redich, A. N. (1990) Towards a theory of early visual processing. *Neural Computation* **2** : 308.
5) Barlow, H. B. (1989) Unsupervised learning. *Neural Computation* **1** : 295.
6) Bell, A. J. and Sejnowski, T. J. (1995) An information maximization approach to blind separation and blind deconvolution. *Neural Computation* **7** : 1129.
7) Bell, A. J. and Sejnowski, T. J. (1997) The 'independent components' of natural scene are edge filter. *Vision Research* **37** : 3327.
8) Blakemore, C. and Cooper, G. F. (1970) Development of the brain depends on the visual environment. *Nature* **228** : 477.
9) Hinton, G. E. Dayan, P., Frey, B. and Neal, R. M. (1995) The wake-sleep algorithm for unsupervised neural networks. *Science* **268** : 1158.
10) Kohonen, T. (1982) Self-organized formation of topologically correct feature maps. *Biological Cybernetics* **43** : 59-69 ; Analysis of a simple self-organizing process. **44** : 135-140.
11) Linsker, R. (1986) From basic network principles to neural architecture. *Proc. of National Academy of Science, USA* **83** : 7508 ; (1988) Self-organization in a perceptual network. *Computer* March, 105.

12) MacKay, D. J. C. and Miller, K. D. (1990) Analysis of Linsker's simulations of Hebbian rules. *Neural Computation* **2**: 173.
13) von der Malsburg, C. (1973) Self-organization of orientation sensitive cells in the striate cortex. *Kibernetik* **14**: 85-100.
14) Nadal, J. P. and Parga, N. (1995) Nonlinear neurons in the low-noise limit: a factorial code maximizes in information transfer. *Network* **5**: 565.
15) Obradovic, D. and Deco, G. (1998) Information maximization and independent component analysis: Is there a difference? *Neural Computation* **10**: 2085.
16) Olshausen, B. A. and Field, D. J. (1996) Emergence of simple cell receptive field properties by learning a sparse code for natural image. *Nature* **381**: 607; (1997) Sparse coding with an overcomplete basis set: a strategy employed by V 1? *Vision Research* **37**: 3311.
17) Rao, R. P. N. and Ballard, D. H. (1990) Predictive coding in the visual cortex: A functional interpretation of some extra-classical receptive field effects. *Nature Neuroscience* **2**: 79-87; (1997) Dynamic model of visual recognition predicts neural response properties in the visual cortex. *Neural Computation* **9**: 721-763.
18) Takeuchi, A. and Amari, S. (1979) Formation of topographic maps and columnar microstructures. *Biological Cybernetics* **35**: 63-72.
19) Yuille, A. L., Kammen, D. M. and Cohen, D. S. (1989) Quadrature and the development of orientation selective cortical cells by Hebb rules. *Biological Cybernetics* **61**: 326.
20) Willshaw, D. J. and von der Malsburg, C. (1976) How patterned neural connections can be set up by self-organization? *Proceedings of the Royal Society of London B* **194**: 431-445.

# 8. 隠れ状態とマルコフランダム場

　LammeやZipserらは図と地の分離に関連するＶ１野での神経活動を報告した[5,11]．4.2節(図4.7)に説明のあるように，彼らは古典的受容野の外側の入力がニューロンの発火の後半の部分を変化させることを報告し，これを文脈的修飾と呼んだ．ニューロンの受容野が刺激の"図"にあるときの方が"地"にあるときより発火率は大きくなる．この発火率の差は刺激呈示後約30～40 msecから生じることから，彼らはこの文脈的修飾は，高次視覚野からのフィードバック結合により生じると述べている．また，高次野を損傷することでこの文脈的修飾がほぼ消失することも，この仮説を支持している．したがって，これらは視覚野間で双方向的な相互作用が使われていることを強く示唆する知見である．このような双方向相互作用は多くの計算論的な利点をもつ[3]．たとえば，受容野の大きな高次野のニューロンは，低次野では空間的に離れて表現されている視覚情報を統合することができ，このように大局的な情報を保持することにより視覚計算を加速することができる．

　しかしながら，異なった受容野サイズをもつ領野間の双方向相互作用には次の本質的な困難が存在する．図8.1の左側の図に示すような，高次野から低次野へ広がる後向き結合を考えよう．後向き結合は前向き結合よりもより発散的であることが解剖学的に知られている[10]．そのため，この発散的な後向きの結合は低次野の解像度の高い構造を壊してしまう可能性がある．そのような状況を避けるためには，この発散的な後向き結合を入力パターンに適応して"切断"する必要がある．実際に脳の視覚野ではどのようになっているであろうか？　実は後向き結合の適応的切断を示唆するような生理実験結果が得られている．Lammeらの結果から[6]，図4.7の文脈的修飾の解像度は0.5°よりも細かいことが知られている．下

## 8. 隠れ状態とマルコフランダム場

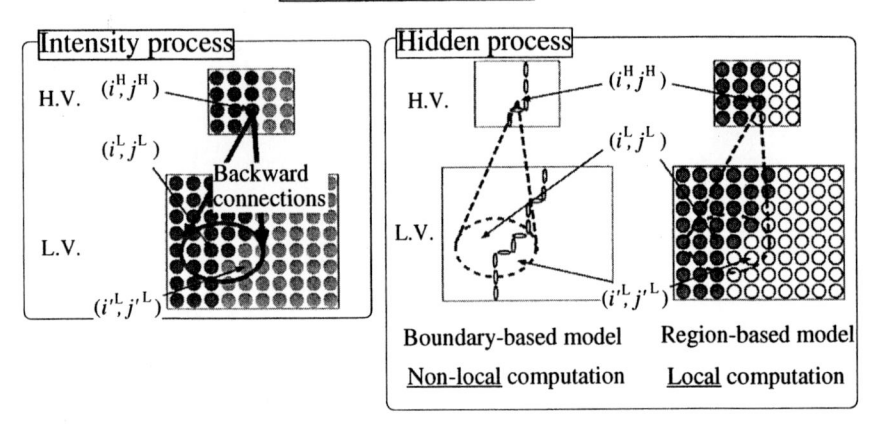

**図 8.1** 異なった受容野サイズをもつ高次視覚野（H. V.）と低次視覚野（L. V.）の双方向相互作用の困難さと2つの結合 MRF モデル

側頭（IT）野などの高次野からの後向き結合により生じるとされている文脈的修飾の空間解像度は，V1のニューロンの受容野の大きさとほとんど同じほど精緻である．IT 野などの高次野の受容野はこれよりはるかに大きく，空間解像度もはるかに粗い．このような粗い空間解像度をもつニューロンからの後向きの結合の影響による文脈的修飾のもとで低次野の細かな解像度程度に保つためには，低次野のニューロンの情報を用いて後向き結合が適応的に切断されると考えざるをえない．

視覚の計算理論によれば，結合を適応的に切断するためには，入力画像に陽に含まれない隠れ状態を推定する必要がある[1,2,8]．その代表的な例は，結合マルコフランダムフィールド（MRF）モデルであろう[1]．結合 MRF モデルの隠れ変数の表現には2種類存在する．1つは Geman と Geman によって提案された境界ベース結合 MRF モデル[1]（これ以降，境界ベースモデルと呼ぶ）であり，もう1つは Geman らによって提案された領域ベース結合 MRF モデル[2]（領域ベースモデル）である．ここでは最も簡単な一次元の画像修復を例にとり，2つ MRF モデルを説明する．次に前述の結合の適応的切断に関してどちらのモデルが適切かを議論し，領域ベースモデルが適切であるという結論を得る．しかし，このように優れているはずの領域ベースモデルは，素子間の結合の局所性を利用した局所的なアルゴリズムでは，系の状態が局所平衡状態にトラップされてほとんど有効に働

かない．この章では，この領域ベースモデル最大の弱点を克服するモデルを紹介する．このモデルでは隠れ変数に位相振動子の位相を用いる．位相振動子の位相差に関する中立安定性のため，局所解にトラップされることがほとんどないことを計算機シミュレーションで確認する．ここで紹介するモデルの詳細に関しては文献7を参照されたい．

## 8.1 境界ベース結合 MRF モデル

図 8.2 のような表面再構成の問題を考える．おのおのの図の $i$ 軸と $j$ 軸は二次元画像の画素の位置を表す．残りの軸は明るさなどの感覚情報を表す．左側の図のように感覚情報にノイズがのっている場合に，そのノイズを右側の図のように取り去る表面再構成の問題を考える．計算理論としてまず境界ベース結合 MRF モデルを考える．簡単のため，これ以降 $i$ 軸上の一次元画像を使って説明する．

まず，次のエネルギー関数 $E(f, l|d)$ を定義する．

$$E(f, l|d) = \frac{1}{2}\sum_i (f_i - d_i)^2 + \frac{\lambda}{2}\sum_i (1 - l_i)(f_{i+1} - f_i)^2 \tag{8.1}$$

ここで，$d_i$ は明るさなどの観測データである．一方，$f_i$ は $d_i$ に対する推定値であり，強度過程 (intensity process) とも呼ばれる．$l_i$ はラインプロセス (line process) と呼ばれ，0 または 1 の値をとる．直観的にはラインプロセス $l_i$ は強度過程 $f_i$ の不連続を表す．ラインプロセスは視覚物体の境界を表すので，このモデルは境界ベース MRF モデルと呼ばれている．MRF の由来は，$f_i$ や $l_i$ が近傍のみと相互作用するマルコフ性を有しており，それらが一次元や二次元の格子上の場 (field) 上で定義され，それらの確率的 (random) な挙動を考慮に入れているからである．式 (8.1) の第 1 項はデータフィッティング項であり，観測データ $d_i$ とその推定値

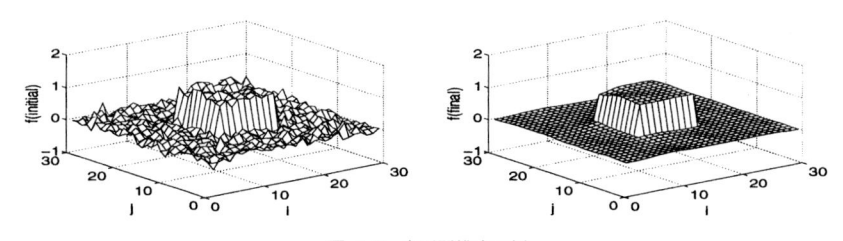

図 8.2 表面再構成の例

である強度過程 $f_i$ の違いを表している．第2項目は強度過程の滑らかさを表している．原理的には観測に伴うノイズを取り去るのは不可能である．原理的に不可能なノイズ除去をするためには，そのほかに適切な条件を設定し，その条件からノイズを修復するしかない．そこで，近傍どうしの画素は同じ値をとる傾向（滑らかさ）があると仮定してノイズを取り去る．しかし，画像は三次元世界を二次元網膜上に射影して生成されるので遮蔽が存在する．そのため，少数ではあるが二次元画像上に不連続な点が生じるはずである．それをラインプロセスが表現する．不連続が存在しない場合（$l_i=0$）は，ラインプロセスは滑らかさの拘束条件に何の修正も加えないが，不連続が存在する場合（$l_i=1$）滑らかさの拘束条件は無効になる．この第2項のため，後で述べるようにラインプロセスと強度過程は"鶏と卵の関係"のようにお互いがお互いを制御しあい，双方向的に相互作用する．第3項は多数のラインプロセスが1になるのを防ぐ項である．これは画像中には不連続はそれほど存在しないという拘束条件を表している．

エネルギー関数 $E(f,l|d)$ を用いて次の確率 $P(f,l|d)$ を定義する．
$$P(f,l|d)=\exp(-E(f,l|d)) \tag{8.2}$$
これはベイズの定式化によれば，観測データを得た後の事後確率になっている．画像修復の基本的な戦略である最大事後確率（maximum a posterior probability）を用いて，観測データを得た後の事後確率を最大にする $f_i$ と $l_i$ を推定値とする．これは結局 $E(f,l|d)$ を最小にする $f_i$ と $l_i$ を推定値とすることと等価である．このエネルギー関数を最小にする $f_i$ と $l_i$ を求めるために，平均場近似を用い $l_i$ を連続化して，さらに最急降下法を用いると，

$$\frac{\partial f_i}{\partial t}=\lambda\{(1-l_{i-1})(f_{i-1}-f_i)+(1-l_i)(f_{i+1}-f_i)\}-(f_i-d_i), \tag{8.3}$$

$$\frac{\partial l_i}{\partial t}=-l_i+\Theta\left(\frac{\lambda}{2}(f_{i+1}-f_i)^2-\theta\right) \tag{8.4}$$

という図8.3の神経回路モデルがほぼ自然に導出される．ここで $\Theta(\ )$ は単位ステップ関数である．図8.3に示すように2つの過程に対応して，強度過程ニューロンとラインプロセスニューロンが存在する．強度過程ニューロンは明るさなどの視覚入力を直接表す．隣どうしの強度過程ニューロンは水平結合で結合されている．ラインプロセスニューロンは隣合った強度過程ニューロンの出力の差（正確には差の自乗）を入力として受け取る．この差が大きいとラインプロセスニュ

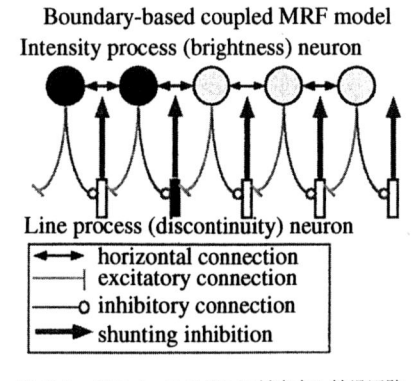

**図 8.3** 境界ベースモデルに対応する神経回路モデル

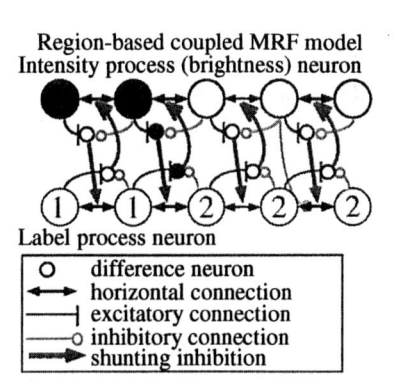

**図 8.4** 領域ベースモデルに対応する神経回路モデル

ーロンは発火し，それからのシャンティング抑制が強度過程ニューロンの水平結合を無効にする．すなわちここで，強度過程ニューロンとラインプロセスニューロンが"鶏と卵の関係"のようにお互いがお互いを制御しあい双方向的に相互作用する．式 (8.1) の第 2 項がこの双方向的相互作用を表す．この例から，強度過程の結合を適応的に無効にするには，それ以外の変数，すなわち隠れ変数が必要であることがわかる．

## 8.2 領域ベース結合 MRF モデル

もう 1 つの結合 MRF モデルは，図 8.4 に示す領域ベースモデルである（詳細な説明は 8.4 節を参照）．領域ベースモデルには，強度過程とラベルプロセスが存在する．ラベルは視覚物体の同一性を表す．強度過程とラベルプロセスはそれぞれの画素上に定義される．ここで図 8.4 の神経回路モデルを考えよう．強度過程ニューロンはおのおのに対応するラベルが互いに等しいときだけ相互作用する．2 つの強度過程ニューロンの出力の差がそれほど大きくなければ，それぞれのラベルニューロンは同じ状態をとる．そのほかの場合，ラベルニューロンは互いに違う状態をとる．このモデルでも，強度過程ニューロンとラベルニューロンが"鶏と卵の関係"のようにお互いがお互いを制御しあい双方向的に相互作用する．図 8.5 に二次元画像上での 2 つの MRF モデルの概略図を示す．ここでは一番上がノイズを含んだ画像で，これを右と左の部分にセグメントすることを考えている．

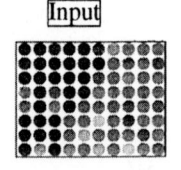

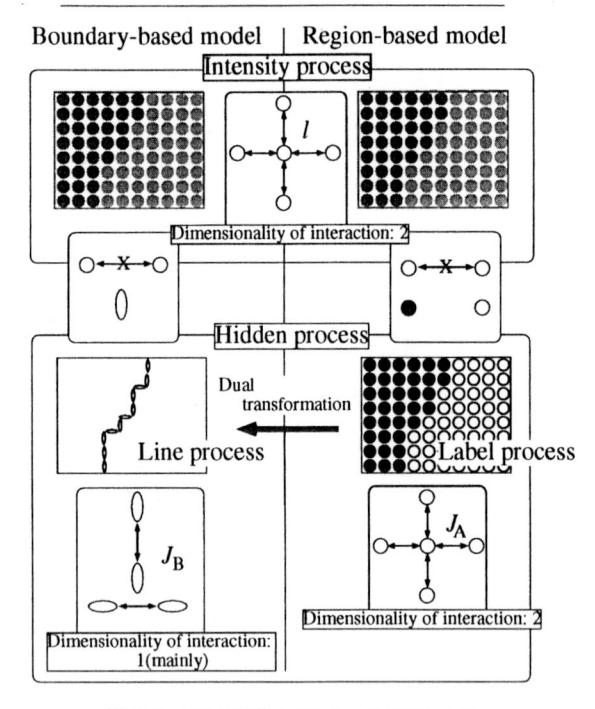

図 8.5　二次元画像上での 2 つの MRF モデル

## 8.3　双方向性相互作用におけるシナプス切断

以下の結論から図 8.1 で議論したシナプス切断に関して，2 つの MRF モデルの中で領域ベースモデルが望ましいことがわかる．図 8.1 の例では，高次領野 (HV) の右側のニューロンから低次領野 (LV) の左側のニューロンへの結合は無効にする必要がある．ここでは，この操作の局所性を議論する．境界ベースモデルでは，ラインプロセス近傍の情報だけでなく，それを越えた範囲の情報まで用

いなければ，この操作を行えない，つまり境界ベースモデルでは，この操作は局所的ではない．一方，領域ベースモデルでは，ラベルの照合だけでシナプスの適応的な切断が決まり，その操作は局所的である．

## 8.4 位相を隠れ変数としてもつ領域ベース MRF モデル

しかし，このように優れているはずの領域ベースモデルは，工学的な応用面でも脳のモデルとしても，境界ベースモデルほどには知られていない．その理由は後で示すように，離散値の隠れ変数を利用した局所的なアルゴリズムでは，系の状態が局所平衡状態にトラップされてほとんど有効に働かないためである．この問題を解決するために，位相を隠れ変数とした新たなモデルを提案する．定性的には図 8.4 のラベルニューロンを図 8.6 の位相 $\phi$ に置き換える．位相 $\phi$ が同じであることがラベルが同じであることに対応する．従来の領域ベースモデルとの違いは，位相が周期 $2\pi$ の周期性をもつことと，位相間の相互作用が位相差のみによることである．提案するモデルのエネルギー関数は次のように与えられる．

$$E(f, \phi | d) = \frac{1}{2} \sum_i (f_i - d_i)^2$$
$$+ \frac{\lambda}{2} \sum_{\text{n.n.}} (1 + W_i \cdot W_{i'})(f_i - f_{i'})^2$$
$$- \frac{J^R}{2} \sum_{\text{n.n.}} W_i \cdot W_{i'}$$
$$W_i = (\cos \phi_i, \sin \phi_i), \quad 0 \leq \phi_i < 2\pi \quad (8.5)$$

Region-based coupled MRF model with phase variable
Intensity process (brightness) neuron

Label process (phase)

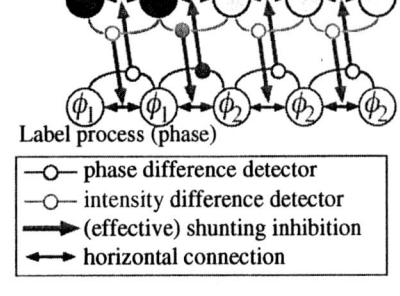

—○— phase difference detector
—○— intensity difference detector
→ (effective) shunting inhibition
↔ horizontal connection

図 8.6 位相を用いた領域ベース MRF モデル

式 (8.5) の第 1 項は式 (8.1) の第 1 項に対応する．$W_i$ は二次元単位ベクトルを表し，一元的な変数である位相 $\phi_i$ により決まる．位相 $\phi_i$ が視覚物体のラベルを表す．式 (8.1) の第 2 項と同様に，式 (8.5) の第 2 項は強度過程の滑らかさを表し，その滑らかさは位相 $\phi$ により制御される．また位相は強度過程の差に依存するので，強度過程と位相は双方向的に相互作用する．式 (8.5) の第 3 項は位相が空間的に滑らかに変化することを要請する．これは式 (8.1) と同様に，画像中に不連続はそれほど存在しないという拘束条件を表している．式 (8.5) のエネルギー関数の最小値を求めるために，最急降下法を用いた（文献 7 の 3 章を参照）．

$$\frac{\partial f_i}{\partial t} = -\frac{\partial}{\partial f_i} E(f, \phi \mid d) \tag{8.6}$$

$$\frac{\partial \phi_i}{\partial t} = -\frac{\partial}{\partial \phi_i} E(f, \phi \mid d) \tag{8.7}$$

## 8.5 提案モデルの計算機シミュレーション

シミュレーションでは二次元格子を考えた．データ $d_{ij}$ の真の値 $\bar{d}_{ij}$ を図 8.7 のようにし，データのノイズ $n_{ij}$ は独立なガウス分布 $n_{ij} \sim N(0, \sigma^2)$ に従うと仮定した．

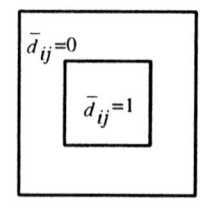

**図 8.7** 観測データの真の値 $\bar{d}_i$

$$d_{ij} = \bar{d}_{ij} + n_{ij}, \quad \sigma = 0.1 \tag{8.8}$$

推定値の $f_{ij}$ の初期値を $d_{ij}$ とし，位相 $\phi_{ij}$ の初期値は $0 \sim 0.2\pi$ の一様分布に従うとしランダムに決めた．図 8.8 に結果を示す．$\phi$ と $f$ がそれぞれ左側の列と右側の列に対応する．一番上の行は式 (8.6) と (8.7) の初期値を表し，2 番目の行は平衡状態を表す．下の 2 行は $j=15$ と $i=15$ の 2 つの軸に添った切片に対応する．鎖線は初期状態を表し，実線は平衡状態を表す．ただし，$\phi$ は $\pi$ を 1 に規格化して示す．モデルは局所平衡にトラップされずに，セグメンテイションに成功していることがわかる（図 8.8(c) の座標 $(i, j) = (21, 15)$ の $\phi$ の平衡状態の値は $2\pi$

## 8.5 提案モデルの計算機シミュレーション

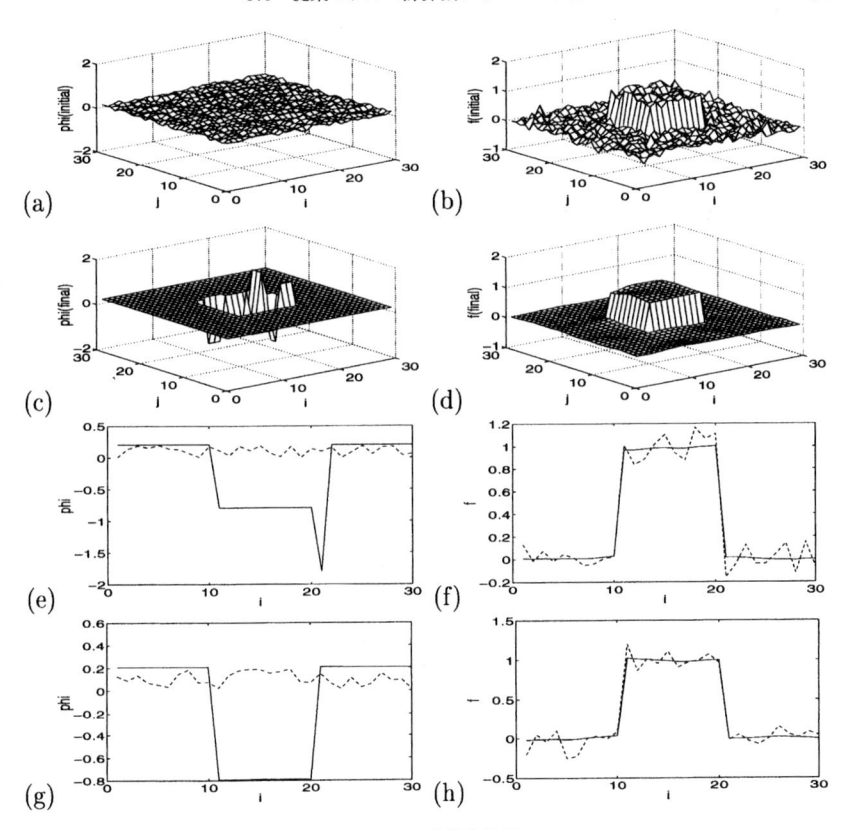

**図 8.8** 画像修復結果
左側の列は $\phi$ の計算機シミュレーション結果を表し，右側の列は $f$ の結果を表す．

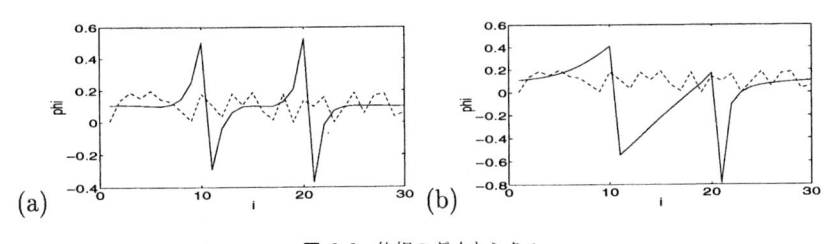

**図 8.9** 位相のダイナミクス

シフトすることにより，外側にラベルづけられている）．図 8.9 に図 8.8(c) の平衡状態への収束の様子を示す．図 8.9(a) で局所平衡のような状態にトラップされるようになるが，図 8.9(b) のような状態を経て，局所平衡から脱して図 8.8(c)

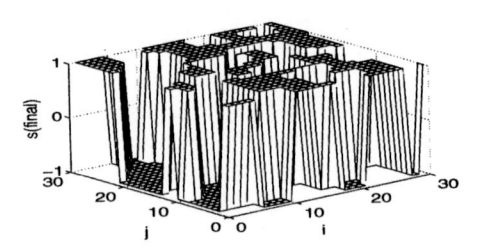

**図 8.10** Ising スピンを用いたモデルの平衡状態
(図 8.8(c) に対応する)

の平衡状態に収束する．これは位相振動子の相互作用が位相差にのみ依存し，同一位相差内では中立安定だからである．この性質を使い大域的平衡状態に収束している．

比較のため，隠れ変数に Ising スピンを用いたモデルも検討した．Ising スピンとは $S_i = \pm 1$ の2値をとる変数である．このモデルは式 (8.5) の $W_i$ を $S_i$ に置き換えることで得られる．このモデルでは簡単のために，$s_{ij}$ をその平均値 $\langle s_{ij} \rangle$ で置き換える平均場近似を用いた．$\langle s_{ij} \rangle$ の初期値として $-0.1 \sim 0.1$ の一様分布を用いた．その他のパラメータは位相モデルと同じものを用いた．図 8.10 に Ising スピンの平衡状態を示す．この図は図 8.8(c) に対応する．図 8.10 からわかるように，同一画像領域内でもスピンが反転する偽平衡状態にトラップされる．そのため画像のセグメンテイションが失敗に終わる．この違いは Ising スピンと位相の対称性の違いによる．平均場近似を用いずに $s_{ij}$ を直接用いると状況はさらに悪くなる．$\langle s_{ij} \rangle$ や $s_{ij}$ に関するこのような状況は温度を導入してもまったく改善されず，図 8.8(c) のような解を求めるためには長時間のアニーリングなどを用いる必要がある．一方，位相を用いたモデルでは温度0の単純な最急降下法を用いている．これらの比較から，提案モデルが局所的平衡解を回避できる能力があることを計算機実験的に示すことができた．

## 8.6 シングルニューロン（コラム）での実現

最後に，提案したモデルの強度過程および位相の神経回路モデルでの実現について議論する．強度過程をシングルニューロンやコラムの発火率に，位相をニューロンの発火の同期やコヒーレンスに対応させた場合，ニューロンまたはコラム

で起こる非線形ダイナミクスにより，これまで議論したシナプス結合の適応的切断を実現することができるかが重要な未解決問題である．またそのように考えると，このモデルは Singer[9] や小松[4] らの同期仮説とも関係していることがわかる．強度過程（ニューロンの発火率）とラベル過程（同期やコヒーレンス）との双方向的な相互作用が必然であることが提案モデルと従来の仮説やモデルとの重要な違いである．スパイクの発火率とコヒーレンス間の双方向的な相互作用の神経相関を見つけることが，われわれの理論を検証する第一歩となる．最初に述べた Lamme のグループが V1 野でみつけた文脈依存性がその第一歩に対応しているかもしれない．

（岡田真人）

## 文　献

1) Geman, S. and Geman, D. (1984) Stochastic relaxation, Gibbs distribution and Bayesian restoration of images. *IEEE Trasactions on Pattern Analysis and Machine Interigence* **6**: 721-741.
2) Geman, D., Geman, S., Graffigne, C. and Dong, P. (1990) Boundary detection by constrained optimization. *IEEE Trasactions on Pattern Analysis and Machine Interigence* **12**: 609-628.
3) Kawato, M., Hayakawa, H. and Inui, T. (1993) A forward-inverse optics model of reciprocal connections between visual areas. *Network : Computation in Neural Systems* **4**: 415-422.
4) 小松英彦（1997）視覚における脳内表現，電子情報通信学会技術研究報告，**NC 97-74**.
5) Lamme, V. A. F. (1995) The neurophysiology of figure-ground segregation in primary visual cortex. *J. Neuroscience* **15**: 1605-1615.
6) Lamme, V. A. F., Zipser, K. and Spekreijse, H. (1998) Figure-ground activity in primary visual cortex is suppressed by anesthesia. *Proc. Natl. Acad. Sci. U.S.A.* **95**: 3263-3268.
7) 岡田真人，銅谷賢治，吉岡利福，川人光男（1999）位相を隠れ変数として持つ領域ベース結合 MRF モデル．NC 研究会技術研究報告，**NC 98-184**.
8) Poggio, T., Torre, V. and Koch, C. (1985) Computational vision and regularization theory. *Nature* **317**: 314-319.
9) Singer, W. and Gray, C. M. (1995) Visual feature integration and the temporal correlation hypothesis. *Annual Review of Neuroscience* **18**: 555-586.
10) Zeki, S. and Shipp, S. (1988) The functional logic of cortical connections. *Nature* **335**: 311.
11) Zipser, K., Lamme, V. A. F. and Schiller, P. H. (1996) Contextual modulation in primary visual cortex. *J. Neuroscience* **16**: 7376-7389.

# 9. 隠れ状態最尤推定と反復解法 —EM アルゴリズムと Wake-Sleep アルゴリズム—

　脳は目，耳，皮膚などの器官を通じ，外部から入力を得る．一方，外部への出力は口や手足を動かし，声を出すなどの行動として表れる．しかし，入出力部以外は直接観測できないので，脳の内部においてどのような活動が行われているかは明らかではない．本章では，このように，外部に直接繋がっている部分と外部からは直接は観測できない部分が共存するシステムについて考える．特に，確率モデルにおける隠れ変数 (latent variable) の定義，その考え方と神経回路網モデルにおける表現，学習法を紹介する．

## 9.1 隠 れ 変 数

### a. 隠れ変数の定義

　本節では，隠れ変数の定義とその扱い方について説明する．まず，数式での扱い方を示し，b項以降で例を交えて説明する．
　$Y$ として観測できる確率変数があったとする．一方，変数 $Z$ は観測できないとする．$Y, Z$ を両方含むモデルのパラメータを $\theta$ と書けば，すべての確率変数を含む確率密度関数は $p(y, z; \theta)$ と表せる．しかし，本当に観測できるのは観測データ ($y_1, y_2, \cdots, y_n$) のみであり，われわれが観測データから得られる密度関数は，

$$p(y; \theta) = \int p(y, z; \theta) d\mu_z$$

という確率変数 $Y$ についての周辺分布に関するものだけである．
　このように，たとえ $p(y; \theta)$ を知ったとしても $Y$ のみからでは $Z$ を直接は知

ることができない.そこで $Z$ は隠れ変数(latent variable)と呼ばれる.しかし $p(\boldsymbol{y};\boldsymbol{\theta})$ がわかったならば $p(\boldsymbol{y},\boldsymbol{z};\boldsymbol{\theta})$ を用い $p(\boldsymbol{z}|\boldsymbol{y};\boldsymbol{\theta})=p(\boldsymbol{y},\boldsymbol{z};\boldsymbol{\theta})/p(\boldsymbol{y};\boldsymbol{\theta})$ から $Z$ の密度関数はわかる.

統計学で用いられる確率分布の中には,混合分布や因子分布のモデルのように隠れ変数をもつものが多くある.また,脳のモデルとして提案されているニューラルネットワークにおいても隠れ変数の考え方を用いるものがある.次節以降でいくつかの例を示す.

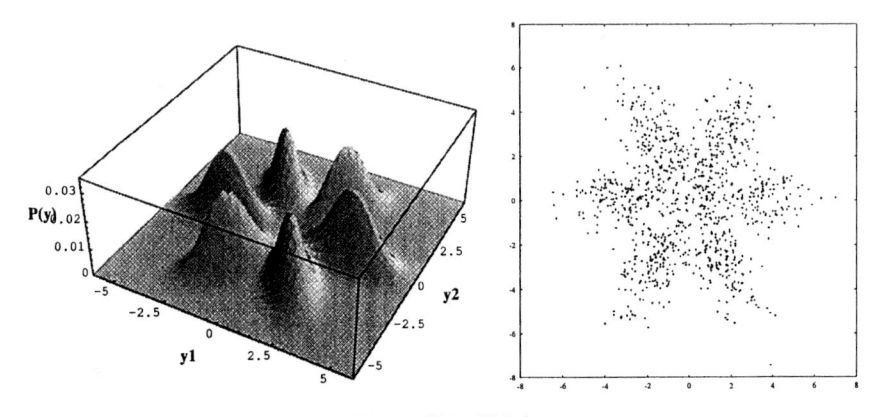

**b. 混合正規分布**

まずは,混合正規分布を考えよう.確率変数 $Y$ の平均が $\boldsymbol{\mu}$ で共分散行列が $\Sigma$ の多次元正規分布に従うとき,その密度関数を $G(\boldsymbol{y};\boldsymbol{\mu},\Sigma)$ と書くことにする.混合正規分布は,この正規分布の混合分布として表される分布である.密度関数 $p(\boldsymbol{y};\boldsymbol{\theta})$ (ただし $\boldsymbol{\theta}$ はモデルのパラメータ)は,ある $\pi_i(\sum_i \pi_i=1)$ を重み係数として,

$$p(\boldsymbol{y};\boldsymbol{\theta}) = \sum_i \pi_i G(\boldsymbol{y};\boldsymbol{\mu}_i,\Sigma_i)$$

となる.このモデルは隠れ変数をもつ.ではその隠れ変数はなんだろうか.

二次元の正規分布が六つ重なった混合正規分布を例に考えよう.確率分布の形を図9.1左に示す.この確率分布からデータが得られているとする.データを二次元平面に表示したものを図9.1右に示す.この場合,出力されるデータのみからでは,そのデータがどの正規分布によるものかはっきりとはわからない.すなわち,どの正規分布からのデータかという情報は観測できない.この"どの正

図 9.1 混合正規分布

規分布から発生したか"という情報が隠れ変数となる．混合正規分布の場合は隠れている確率変数は離散的な確率変数である．この例であれば，$z$ を $1, \cdots, k$ までをとる離散の隠れ変数として，$p(z, \boldsymbol{y} ; \boldsymbol{\theta})$ は，

$$p(\boldsymbol{y}, z ; \boldsymbol{\theta}) = \sum_{i=1}^{k} \pi_i \delta_i(z) G(\boldsymbol{y} ; \boldsymbol{\mu}_i, \Sigma_i)$$

と書ける．ここで，$\delta_i(z)$ は $z=i$ のときにのみ 1 をとる関数である．

### c. Helmholtz マシン

　脳の神経細胞には，神経細胞の集合からなる複数のモジュールがあり，それらが相互に結合している．このモジュール間の結合を用い，学習を行うモデルとして Helmholtz マシンが提案された．Helmholtz マシンは生成モデル (generative model) と認識モデル (recognition model) の 2 つのモジュールからなるモデルである[3]．図 9.2 に示すのが Helmholtz マシンの模式図である．Helmholtz マシンは外部からの入力となる visible variable と外部からは直接観測できない hidden factor をもつ．

　この 2 つの変数の組に対し，Helmholtz マシンでは 2 組の確率モデルを与える．1 つは visible variable を得たときに hidden factor の確率分布を与える認識モデル (recognition model) であり，もう 1 つは visible variable と hidden factor の両方の分布を与える生成モデル (generative model) である．脳に対応させると，低次から高次への結合と高次から低次への結合が共存していることになる．

　Helmholtz マシンはおのおののモデルの形については規定していない．例えば最も簡単な線型なモデルは，古典的な因子分析のモデルと一致する．また，混合正規分布や HMM（隠れマルコフモデル）など隠れ変数をもつモデルはすべてこ

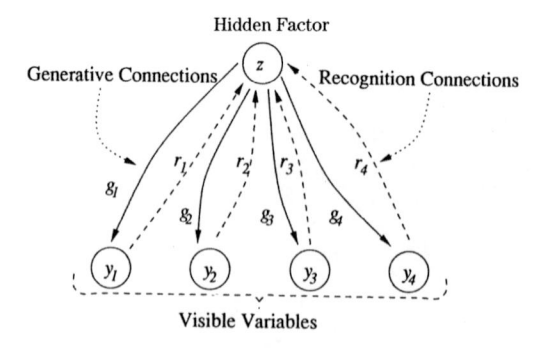

図 9.2　Helmholtz マシン

の形で表現することができる．ここでは線型の場合のモデルについて定義をしておく[5]．

$y$ を $n$ 次元の visible variable とし，$z$ を一次元の hidden factor とする．

**1) 生成モデル**： $y$ を $n$ 次元の信号が標準正規分布 $N(0, 1)$ に従う確率変数 $z$ によって

$$y = gz + \varepsilon \tag{9.1}$$

により生成されるとする．$\varepsilon$ は対角行列 $\Sigma = \mathrm{diag}(\sigma_i^2)$ を分散行列とする正規分布 $N(0, \Sigma)$ に従う雑音である．このとき，$p(y, z; g, \Sigma)$ は，

$$p(y, z; g, \Sigma) = G\left(\begin{pmatrix} z \\ y \end{pmatrix}; o, \left(\begin{array}{c|c} 1 & g^T \\ \hline g & \Sigma \end{array}\right)\right)$$

**2) 認識モデル**： 観測された信号 $y$ から対応する $z$ が

$$z = r^T y + \delta \tag{9.2}$$

のように分布するとする．ただし $\delta$ は $N(0, s^2)$ に従う雑音である．認識モデルでは $y$ が観測されたときの $z$ の条件付き分布を定義する．$q(z|y; r, \sigma^2)$ とすると，

$$q(z|y; r, s^2) = G(z; r^T y, s^2)$$

以上のように，Helmholtz マシンは隠れ変数をもつモデルを表現する 1 つの手法であり，生成モデルと同時に認識モデルを同じ確率変数の組みに対し定義するところに特徴がある．

## 9.2 隠れ変数をもつモデルのパラメータ推定

統計モデルでは，データを基にそれをうまく表現するようにモデルのパラメータを推定する．脳においても外界から与えられるデータをもとに学習をし，細胞間の結合や結合強度を学習していると考えられる．

脳が隠れ変数をもつ情報処理システムと考えられるとすれば，隠れ変数をもつ確率モデルの推定法を学ぶことは脳の研究にも役立つと考えられる．ここでは，統計的なパラメータ推定法（ニューラルネットの枠組では学習と呼ぶ方が適切だろう）について考える．

### a．最尤推定

まず，統計的な推定法の 1 つである最尤推定について説明する．

$\theta$ をパラメータとする確率分布 $p(\boldsymbol{y};\theta)$ を考える．データが i.i.d. (independent identical distribution) で $\{\boldsymbol{y}_1, \boldsymbol{y}_2, \cdots, \boldsymbol{y}_T\}$ として得られたとき，$\theta$ を推定したい．最尤推定では，$p(\boldsymbol{y};\theta)$ がそのデータを受け取る確率（尤度）を最大にするパラメータを推定量 $\theta^*$ とする．

$$\theta^* = \underset{\theta}{\operatorname{argmax}} \prod_i p(\boldsymbol{y}_i;\theta) = \underset{\theta}{\operatorname{argmax}} \sum_i \log p(\boldsymbol{y}_i;\theta) \tag{9.3}$$

ここで，便利のために経験分布を $q(\boldsymbol{y})$ と定義する．例えば $\boldsymbol{y}$ が離散値をとるのであれば，

$$q(\boldsymbol{y}) = \frac{1}{T} \sum_{i=1}^{T} \delta_{\boldsymbol{y}_i}(\boldsymbol{y})$$

とすればよい．$\delta_{\boldsymbol{y}_i}(\boldsymbol{y})$ は $\boldsymbol{y}=\boldsymbol{y}_i$ のときに1をとる関数である．

2つの確率分布の間の Kullback-Leibler (KL) Divergence は式 (9.4) のように定義される．KL Divergence は互いの確率分布が一致したときのみゼロになり，それ以外は正の値をとる．最尤推定は経験分布 $q(\boldsymbol{y})$ と $p(\boldsymbol{y};\theta)$ との間の KL Divergence を最小にするようにパラメータを求めるのだと考えられる．

$$D(q, p(\theta)) = \int q(\boldsymbol{y}) \log \frac{q(\boldsymbol{y})}{p(\boldsymbol{y};\theta)} d\mu_y = \int q(\boldsymbol{y}) \log q(\boldsymbol{y}) d\mu_y$$
$$- \int q(\boldsymbol{y}) \log p(\boldsymbol{y};\theta) d\mu_y \tag{9.4}$$

右側の式の第2項は式 (9.3) の対数尤度と等しい．パラメータ $\theta$ に関する部分はこの項だけなので，対数尤度を最大にすることは式 (9.4) の量を最小にしていることと同値となる．

この結果を情報幾何[1]を用いて解釈する．図9.3はこのイメージを示したものである．図中の $S$ は $\boldsymbol{y}$ の確率分布の空間を考えたものである．この空間中の各点

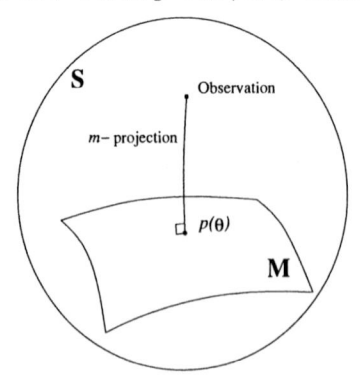

図 9.3 統計的推定の幾何学的イメージ

は $y$ の確率分布となる．モデルは $\theta$ というパラメータをもつ集合でもあるので，この空間中では多様体 $M$ として表されている．経験分布を得たとき，ここからパラメータを最尤推定するとは，経験分布の 1 点 $q(y)$ からモデル多様体 $M$ への一種の射影だとみなせる．この場合の射影は $D(q(y), p(y;\theta))$ を最小とする点を求めることと等しい[1]．

**b．EM アルゴリズム**

では，隠れ変数のあるモデルにおける最尤推定はどうであろう．ある確率変数 $X=\{Y, Z\}$ があり，その一部 $Y$ のみが観測でき，残り $Z$ は観測できない状況を考える．観測データ $\{y_1, y_2, \cdots, y_T\}$ が得られたときに，確率モデル $p(y, z;\theta)$ のパラメータ $\theta$ を推定したいとする．

$$p(y;\theta) = \int p(y, z;\theta) d\mu_z$$

と定義されるが，この形は必ずしも単純ではなく，式 (9.3) を直接解くのはむずかしいことが多い．このような場合に用いられる手法の 1 つに EM アルゴリズムがある．

EM アルゴリズムは E-step (expectation step) と M-step (maximization step) の 2 つの部分からなり，これらを交互に繰り返してパラメータを更新することにより，最尤推定量あるいは尤度関数の極大点を得ることができる．

適当な初期値 $\theta_0$ から始めて $t$ 回更新した後のパラメータを $\theta_t$ として，E-step と M-step の具体的な手続きは以下のように定義される．

1) **E-step**: 次式で定義される $Q(\theta, \theta_t)$ を求める．

$$Q(\theta, \theta_t) = \frac{1}{T}\sum_{i=1}^{T}\left\{\int p(z|y_i;\theta_t)\log p(y_i, z;\theta) d\mu_z\right\} \qquad (9.5)$$

2) **M-step**: $Q(\theta, \theta_t)$ を最大にする $\theta$ を求め，それを $\theta_{t+1}$ にする．

$$\theta_{t+1} = \arg\max_{\theta} Q(\theta, \theta_t) \qquad (9.6)$$

この結果得られた $\theta_t$ と $\theta_{t+1}$ との間には $\sum_i \log p(y_i;\theta_t) \leq \sum_i \log p(y_i;\theta_{t+1})$ という関係がある．

EM アルゴリズムを情報幾何的に解釈する．単純な問題では図 9.3 のように最尤推定は点から多様体への射影としてとらえられる．一方，隠れ変数をもつモデルでは観測できる確率変数 $y$ の確率分布の空間ではなく，確率変数 $x=\{y, z\}$ の確率分布の空間を考えた方がわかりやすい場合が多い．この空間を考えよう．

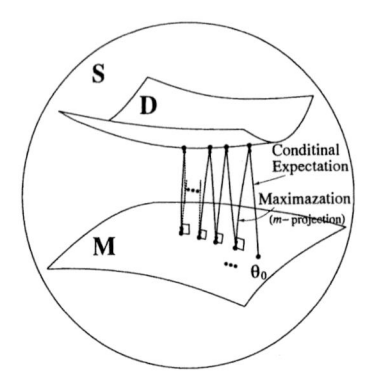

**図 9.4** EM アルゴリズム

いま，モデルの方は前節と同様に 1 つの多様体 $M$ を構成する．一方データの方は $y$ に関する経験分布 $q(y)$ しか与えない．このままでは $x=\{y, z\}$ の確率分布の空間中の点とはならないので，$z$ に関する任意の分布を付け加え $D$（図 9.4）という多様体を構成する（より詳しくは文献 1, 2 を参照されたい）．EM アルゴリズムはこの 2 つの多様体の間のそれぞれの点で $D$ と $M$ とを最も近くする点を求めることに対応している．これをもとに EM アルゴリズムを書き換えると甘利によって提案された em アルゴリズムとなる[2]．

1) $e$-step 多様体 $D$ 上で $D(q(x ; \eta), p(x ; \theta_t))$ を最小にする $\eta_{t+1}$ を求める．
2) $m$-step 多様体 $M$ 上で $D(q(x ; \eta_{t+1}), p(x ; \theta))$ を最小にする $\theta_{t+1}$ を求める．

**c．Wake-Sleep アルゴリズム**

EM アルゴリズムの用いられるような神経回路網モデルの学習則として，Hinton らは EM アルゴリズムとは別に Wake-Sleep アルゴリズムと呼ばれる学習則を提案した[4]．これは元来 Helmholtz マシンに対して提案されたが，特に Helmholtz マシンに限らず用いることができる．

ここでまず Helmholtz マシンについて見直してみる．Helmholtz マシンは認識モデルと生成モデルを定義することで成り立っている．これは図 9.4 の $M$ 多様体を生成モデルとして，そして $D$ 多様体を認識モデルとして提案したことにほかならない．いま，認識モデルを $q(z|y ; \eta)$ とし，生成モデルを $p(y, z ; \theta)$ とする．この 2 つのモデルの間で Wake-Sleep アルゴリズムは次のように定義される．

**1) Wake-phase**： visible variable に関する得られた経験分布 $q(\boldsymbol{y})$ と認識モデル $q(\boldsymbol{z}|\boldsymbol{y};\boldsymbol{\eta}_t)$ をもとに $\{\boldsymbol{y},\boldsymbol{z}\}$ のサンプルを生成し，そのサンプルに対し，生成モデルを近づけるように $\boldsymbol{\theta}$ を更新し，$\boldsymbol{\theta}_{t+1}$ とする．これは

$$D(q(\boldsymbol{y})q(\boldsymbol{z}|\boldsymbol{y};\boldsymbol{\eta}_t), p(\boldsymbol{y},\boldsymbol{z};\boldsymbol{\theta})) \tag{9.7}$$

を小さくするように $\boldsymbol{\theta}$ を更新することに対応する．

**2) Sleep-phase**： 生成モデル $p(\boldsymbol{y},\boldsymbol{z};\boldsymbol{\theta}_t)$ をもとに $\{\boldsymbol{y},\boldsymbol{z}\}$ のサンプルを生成し，そのサンプルに対し，認識モデルを近づけるように $\boldsymbol{\eta}$ を更新し，学習する．$\boldsymbol{\eta}_{t+1}$ とする．これは

$$D(p(\boldsymbol{y},\boldsymbol{z};\boldsymbol{\theta}_{t+1}), q(\boldsymbol{y})q(\boldsymbol{z}|\boldsymbol{y};\boldsymbol{\eta})) \tag{9.8}$$

を小さくするように $\boldsymbol{\eta}$ を更新することに対応する．

Wake-Sleep アルゴリズムは幾何学的には式 (9.7), (9.8) の 2 つの KL Divergence を交互に小さくしていると解釈できる．しかし，この 2 つの KL Divergence は対称ではなく，式 (9.7) を最小とする点が式 (9.8) を最小にするとは限らない．

Wake-Sleep アルゴリズムは名前に示されているとおり，脳の覚醒状態と睡眠中のパラメータの更新になぞらえて提案された．覚醒中は高次の細胞が学習し，睡眠中は低次の細胞が学習するのである．これは大変興味深い提案であるが，脳と直接結びつけるためにはいくつか乗り越えなければならない問題がある．

まず，学習の収束の問題である．一般に $q(\boldsymbol{z}|\boldsymbol{y};\boldsymbol{\eta}) = p(\boldsymbol{z}|\boldsymbol{y};\boldsymbol{\theta})$ となる $\boldsymbol{\theta}$ がつねに存在すれば，Wake-Sleep アルゴリズムは Sleep phase を十分長くとることで最尤推定点に収束する．しかし，その他の場合には必ずしも収束しない．また，脳の学習モデルとしては，ある程度 local で単純な計算で学習が実現されることが望まれるが，これは Helmholtz マシンとして定義した各モデルの形によって

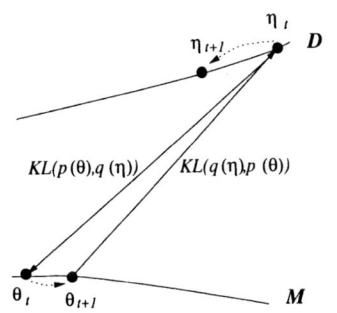

図 9.5 Wake-Sleep アルゴリズム

しまう．Wake-Sleep アルゴリズムの提案する考え方は興味深く，実際の脳との対応の中でモデルを考えていくヒントになると思う．

### おわりに

本章では隠れ変数をもつモデルとその学習則について説明を行った．隠れ変数はその定義の方法によってさまざまなモデルを定義することができる．近年話題になっている ICA のモデルや HMM（隠れマルコフモデル），因子分析モデルなども含まれる．必ずしも隠れ変数を含むこのような表現でなくてもモデルは表現できる場合もあるが，隠れ変数をもつモデルは確率モデルの表現に見通しのよさを与え，脳の情報処理の理解も隠れ変数をもとにしたモデル化により，格段に進歩している．

〔池田思朗〕

### 文　献

1) 甘利俊一，長岡浩司（1993）情報幾何の方法．岩波講座 応用数学［対象12］，岩波書店．
2) Amari, S. (1995) Information geometry of the EM and em algorithms for neural networks. *Neural Networks* 8(9): 1379-1408.
3) Dayan, P., Hinton, G. E. and Neal, R. M. (1995) The Helmholtz machine. *Neural Computation* 7(5): 889-904.
4) Hinton, G. E., Dayan, P., Frey, B. J. and Neal, R. M. (1995) The "wake-sleep" algorithm for unsupervised neural networks. *Science* 268: 1158-1160.
5) Ikeda, S., Amari, S. and Nakahara, H. (1999) Convergence of the wake-sleep algorithm. In Advances in Neural Information Processing Systems, Vol. 11 ed. by Kearns, M. S., Solla, A. and Cohn, A., pp. 239-245, Cambridge, MA. MIT Press.

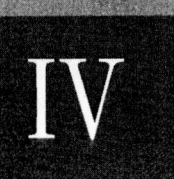

# IV ニューロンと局所回路のダイナミクス

　神経科学の伝統的な解釈によれば，情報はニューロンの発火率によって表現される．現に視覚野や聴覚野などにおいては，特定の属性をもつ刺激が提示されたときに，高い発火率で活動するニューロンが存在し，発火率が情報表現に関わることは確かであろう．しかし近年，発火率以外の神経活動にも情報が担われている可能性を示唆する実験結果がさまざまな形で報告されている．
　こういった神経情報処理の基本原則に関わる問題を議論する場合に，はじめから特定の方針に沿って単純化したモデルだけを扱うことには危険がある．単純化する際に切り捨てた部分に，本質的な要素が含まれないと断言できるだろうか．ニューロン自体に備わっている機能や，神経回路により実現される機能を探るためには，さまざまなニューロンの個性やシナプス結合の性質，回路の構成規則などをある程度考慮した，"ミニマルモデル"が必要であろう．よいミニマルモデルが得られれば，必要に応じてより詳細な記述を付け加えることもできるだろうし，逆に細部を切り捨てて大胆にモデルを簡略化すれば，特定の現象を支配する本質的な要因に迫ることもできるだろう．しかしあまりにも単純化し過ぎたモデルからは，神経情報処理の本質を見失うおそれがある．
　このようなことを念頭においてIV編では以下のようなテーマが議論される．
　10章ではシナプスでの信号伝達のダイナミクスの特徴や，動的シナプスにより実現される機能について，モデルを紹介しながら議論する．また，最近明らかになったシナプス可塑性のスパイク時間依存性や，長期増強・長期抑圧の細胞内メカニズムについても解説する．11章では大脳皮質の錐体細胞の電気生理学的な性質の違いを概観した後，ガンマ周波数帯の同期振動活動の生成源として注目されている fast rhythmic bursting (FRB) ニューロンについて，電気生理学的な実験の結果と，それに基づくモデル化を紹介する．12章では多種の興奮性，抑制性ニューロンにより構成される大脳皮質局所神経回路の解剖学的構造や電気生理学的性質について，最新の研究成果を織り交ぜながら解説する．13章では Hodgkin-Huxley ニューロンなどの複雑な神経回路モデルにおいて，同期発火現象などを扱う場合の有効な理論的解析手段を与える位相振動子法について解説する．

# 10. シナプスにおける情報処理

 高度で柔軟な脳の情報処理機能を支える重要な柱の1つは学習能力であろう．学習能力を生物学的に支えているものは，神経細胞間のシナプス結合が活動状況に応じて機能的に変化する仕組みであると広く考えられている(シナプス説)．いまから半世紀ほど前の1949年に，心理学者のHebbは，シナプス前細胞とシナプス後細胞の活動間の相関性に依存してシナプス結合の効率が変化するという考えを提唱した．つまり，シナプス前およびシナプス後細胞の発火率をそれぞれ $f_{pre}$, $f_{post}$ で表せば，結合の効率 $w$ が $\Delta w \propto f_{pre} \cdot f_{post}$ に従って強められるとする．わかりやすくいえば，シナプス結合はその使用度に応じて強められるというわけだが，Hebb則の提唱から約20年を経て実験的にこれらの仮説を裏づけるものと考えられる現象が，BlissとLømoにより報告された[4]．それは海馬の興奮性単シナプス経路に，短い高頻度(100 Hz程度)電気刺激を加えてシナプス後細胞を興奮させると，長時間の間興奮性シナプスの伝達効率が増大するというもので，彼らはこの現象を長期増強現象(long-term potentiation；LTP)と呼んだ．一方LTPとは逆に長時間シナプスの伝達効率が減少する，長期抑圧現象(long-term depression；LTD)も報告されている．LTDは低頻度(1 Hz程度)の電気刺激により誘導され，これまでの生理学的実験の結果は，大筋において"使用度依存のシナプス可塑性"という提案を支持しており，またHebb則に基づいて生理学的，あるいは工学的な神経回路モデルが多数提出され，神経生理学的現象の説明や工学的応用において，それなりに成功を収めてきた．
 しかしながら，シナプス結合部位での信号伝達や可塑性の神経機構に関してはまだ不明な点も多く，またシナプス可塑性が実際の行動レベルでの学習の成立に本当に関係しているのかという最も基本的な点に関しても，いろいろと対立する

議論がある．また最近では，シナプスでの信号伝達や可塑的変化は，これまで考えられてきたよりもずっと動的な性質をもつものであることが示唆されている．本章ではこれらの事実を踏まえ，減衰シナプスやスパイク時間依存のLTP/LTD現象といった最近の話題を含めて，シナプスでの信号伝達や可塑的変化の性質と，その細胞内過程について，実験とモデルの立場からみていきたい．

## 10.1 ダイナミックシナプス

### a. 減衰シナプス

最近大脳皮質錐体細胞間のシナプスの中に，スパイク入力を反復して与えると伝達効率が時間を追って指数関数的に減衰するものがあることが報告された（図10.1）．この速いシナプス減衰は，シナプス前細胞の軸索末端からの伝達物質の放出と回収過程で起こるもので，シナプス後細胞内の物質過程を必要とするLTP/LTD現象とは区別される．ここではTsodyksらによるモデル化を紹介しよう．シナプス接合部での神経伝達物質は，有効状態(受容体に結合した状態)，不活性化状態（シナプス後細胞からシナプス前細胞へ輸送中の状態），回収状態（シナプス前末端に存在している状態）の3状態をとるものとし，それぞれの状態にある伝達物質の割合を$E, I, R$とする．そして，伝達物質の放出と回収のダイナミクスを，以下の方程式で記述する．

$$\frac{dR}{dt} = \frac{I}{\tau_{\text{rec}}}$$

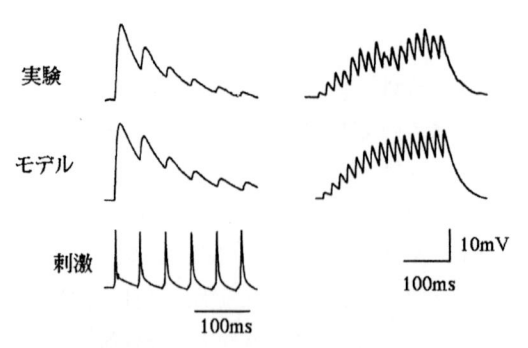

図 10.1 減衰シナプス（左）と増強シナプス（右）実験とモデルの比較（文献 20, 29 を改変）．

## 10.1 ダイナミックシナプス

$$\frac{dE}{dt} = -\frac{E}{\tau_{\text{inact}}} + U_{\text{SE}} \cdot R \cdot \delta(t - t_{\text{AP}})$$
$$I = 1 - R - E \tag{10.1}$$

ここで，$\tau_{\text{inact}}$, $\tau_{\text{rec}}$ はそれぞれ不活性化と回収の時定数，$t_{\text{AP}}$ はシナプス前活動電位のシナプスへの到達時刻，$\delta$ は $\int_{-\infty}^{\infty} \delta(s) \, ds = 1$ となるデルタ関数，また $U_{\text{SE}}$ は 0 から 1 までの値をとり，伝達物質の放出確率を表す．この値が 1 に近づくほどシナプスの減衰が顕著になる（図 10.1）．スパイク入力によって誘発されるシナプス後電流（EPSC）の振幅は受容体に結合する伝達物質の量に比例するものと考えられるので，係数を $A_{\text{SE}}$ として EPSC $= A_{\text{SE}} E$ と表される．実験結果から $\tau_{\text{inact}} = 2 \sim 3$ msec, $\tau_{\text{rec}} = 100 \sim 700$ msec, $U_{\text{SE}} = 0.1 \sim 0.95$ といった数値が示唆されている．

いま発火率 $f (\ll \tau_{\text{inact}}^{-1})$ で周期的スパイクがシナプスに入力される場合を考えると，定常状態に達したときの EPSC の値は，

$$\text{EPSC}_{\text{st}} = \frac{A_{\text{SE}} \cdot I_{\text{SE}}(1 - e^{-1/f\tau_{\text{rec}}})}{1 - (1 - U_{\text{SE}}) e^{-1/f\tau_{\text{rec}}}} \tag{10.2}$$

で与えられることが簡単な計算で示せる．ここで高頻度入力（$f \gg \tau_{\text{rec}}^{-1}$）の場合について上式を展開すると，

$$\text{EPSC}_{\text{st}} \longrightarrow \frac{A_{\text{SE}}}{f\tau_{\text{rec}}} \left( 1 - \frac{2 - U_{\text{SE}}}{2 U_{\text{SE}}} \frac{1}{f\tau_{\text{rec}}} + \cdots \right) \tag{10.3}$$

となるが，このことから入力の発火率が $f_{\text{lim}} \simeq 1/U_{\text{SE}}\tau_{\text{rec}}$ より大きい場合には，$\text{EPSC}_{\text{st}} \propto 1/f$ であることがわかる．これは減衰シナプスが高頻度入力に対して，定常な発火率の情報を伝達しないことを意味する．$f < f_{\text{lim}}$ の場合には信号伝達は入力周波数依存になるが，$U_{\text{SE}} = 0.5$, $\tau_{\text{rec}} = 300$ msec とすると，$f_{\text{lim}} = 7$ Hz 程度になり，臨界周波数は比較的小さな値をとることがわかる．

### b. 増強シナプス

錐体細胞間のシナプスが短期的な減衰を示す一方で，錐体細胞から抑制性介在細胞へのシナプスなどでは，短期的な増強が観察される（図 10.1）．Markram らは，先に紹介した彼らの減衰シナプスのモデルにおいて，放出確率 $U_{\text{SE}}$ を，入力の反復によって増強される変数 $u(t)$ に置き換えることで，増強シナプスをモデル化した[20]．

$$\frac{du}{dt} = \frac{U - u}{\tau_{\text{facil}}} + U(1 - u) \delta(t - t_{\text{AP}}) \tag{10.4}$$

ここで右辺第 2 項では，スパイク入力により $u$ が 1 を超えることがないように係

数が決められている.増強シナプスでは,時定数 $\tau_{\text{facil}} \simeq 0.5 \sim 3$ sec,入力がないときの $u$ の基底値は非常に小さく,$U=0.01 \sim 0.09$ 程度である.

なお最近,いくつかの種類の介在細胞がつくる GABA 作動性シナプスでの増強と減衰が実験的に調べられ,介在細胞が抑制する相手側の細胞の種類に応じて,選択的に減衰と増強を使い分けていることなどがわかってきた[15].

### c. 減衰シナプスの機能的役割

減衰シナプスの信号伝達効率の変化は,神経発火のダイナミクスと同程度の速さのダイナミクスに従う.したがって神経回路の発火パターンはこのシナプスのダイナミクスにより大きな影響を受ける.ここではそのようなダイナミックな効果のもつ機能的意味について,いくつかの提案を紹介する.

減衰シナプスはシナプス前細胞の定常な発火に対しては感受性が低い.一方,入力スパイク発火率の突然の変化には低周波領域であっても敏感に応答する.このような性質を利用すると,平均発火率を変化させずに,入力スパイクの同期性を変化させるような求心性入力がある場合に,入力の同期検出をさせることができる[26].実際,聴覚一次野においてこのような入力がみられ[8],同期検出は脳情報処理の基本原理として注目されつつある.

また Chance らは減衰率の大きいシナプスとほとんど減衰を示さないシナプスを組み合わせることで,外側膝状体(LGN)→視覚一次野(V1)神経経路の簡単なモデルを構成し,V1単純型細胞の応答にみられる方向選択性を説明した(図10.2)[6].強度が時間的に変動する入力があると,入力信号の振幅の増加と,シナ

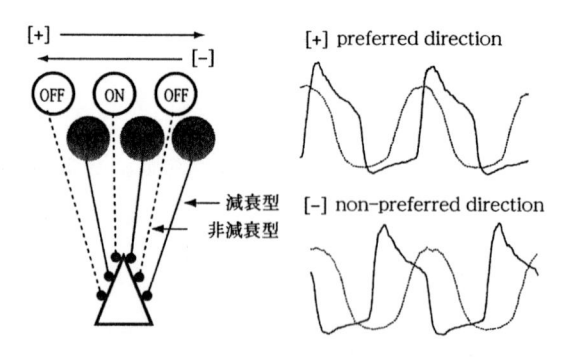

図 10.2 減衰シナプスによる方向選択性細胞のモデル化(左)とそれぞれの方向に対する膜電位の応答(文献 6 を改変).

## 10.1 ダイナミックシナプス

プス減衰の働きはじめがタイミング的に重なることで,細胞のピーク応答の時間が前へずれる.このモデルはこの性質を用いて方向選択性をだすもので,実際の細胞活動のデータを主成分分析して得られる2つの応答成分をうまく再現できる.

求心性入力が減衰シナプスを介する場合だけでなく,細胞間の興奮性相互結合が減衰シナプスで媒介される場合にも,いろいろなダイナミックな効果が予想される.まず考えられることは,シナプス効率の減衰が神経回路の発火活動に対して抑制のフィードバックとして働き,振動発火が起こることである[27].実際このような機構は大脳皮質の神経回路が過度の発火に陥らないための保証機構を与えているのかもしれない[13].また筆者(T. F.)は,大脳皮質の局所的な神経回路を,ランダムかつスパースに相互結合した興奮性神経細胞と,それらと双方向に結合した単一の抑制性神経細胞からなる神経回路で近似し,この回路にポアソンスパイク列を入力して,興奮性細胞の同期発火現象を調べた.このモデルでは,短時間(数 msec 程度)の同期発火が刺激依存的な時間パターンで繰り返されるが(図10.3),興奮性細胞間のシナプスが減衰シナプスである場合には,スパイク列の入力時間のゆらぎに対して,興奮性細胞の同期的な時間パターンの安定性が著しく向上する[12].これは同期発火によるシナプスの同期的抑制と,抑制からの回復のリズムが安定した同期パターンを生成するためであるが,このことにより,雑音に強い入力刺激の時間的な情報表現が実現される.最近同種の抑制性細胞は電気的

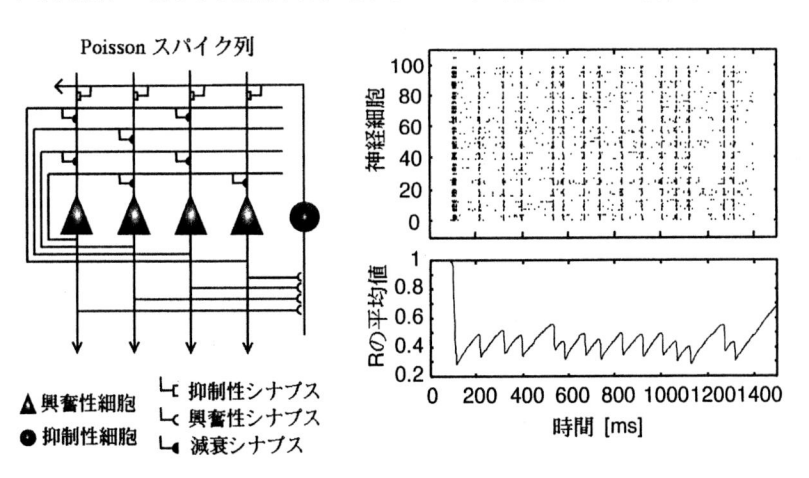

図 10.3 減衰シナプスによる同期発火の生成

接合を介して同期的に活動することが明らかになっているので，単一抑制細胞しか含まないこのモデルの結果も，それほど非現実的ではない．

## 10.2 スパイク時間依存のLTP/LTD

シナプス前高頻度刺激（tetanus）とシナプス後電位の脱分極がシナプスの可塑的変化をもたらすことは以前から知られている．例えば海馬CA1の錐体細胞では100 Hz程度の高頻度刺激が1秒程度加わることでLTPが起こり，1 Hz程度の低頻度刺激が数分間続くとLTDが誘導されることが知られている．Sakmannらは LTP/LTD 誘導における刺激と応答のタイミングに注目し，より精密な実験を大脳皮質の錐体細胞に対して行い，LTPとLTDが，EPSPが誘発される時間 $t'$ と，シナプス後細胞の発火時間 $t$ の差 $\Delta t = t - t'$ に応じて選択的に誘導できることを示した[21]．もしも $\Delta t > 0$ であればLTPが起こり，逆に $\Delta t < 0$ の場合にはLTDが起こる．その後，Poo らにより同様の現象が視覚神経細胞や海馬の錐体細胞においても確認され[3]，誘導される LTP や LTD の強度が $\Delta t$ の関数として詳しく調べられた（図10.4）．

シナプス後細胞の発火には多数のスパイクがある程度同期して入力されることが必要であることを考慮すると，このようなタイミング依存の LTP/LTD 誘導の機能的役割としては，繰り返し同期入力を受ける一群のシナプス結合を強めるこ

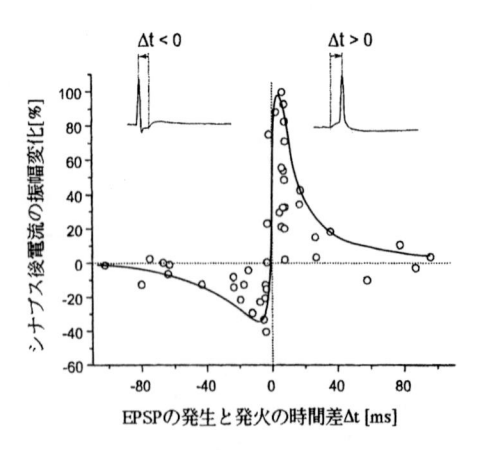

図 10.4 スパイク時間依存のLTP/LTD（文献3を改変）

とによる同期検出があげられる．このことを用いて，たくさんの遅延経路の中で，入力の同期を実現するために最適な遅延時間をもつ経路群のシナプスを強化することにより，特定周波数の聴覚刺激を識別するモデルが提案されている[14]．時間軸上に LTD を誘導する領域がある場合の利点としては，単一シナプスに連続してスパイク列が入力される場合に，シナプスの伝達効率を一定値に保持する働きなどが考えられる．連続した入力スパイク列による LTP と LTD の交互の誘導が，シナプス効率を安定値に導くわけである．

以上，シナプスにおける信号伝達や可塑的変化は，従来考えられてきた以上に，動的な側面をもつことを述べてきた．今後，動的シナプスに関しては，大脳皮質神経回路中での存在様式や，機能的役割についての研究が進められていくであろう．スパイク時間依存の LTP と LTD の誘導については，樹状突起を逆行性に伝搬する活動電位によって引き起こされる細胞内へのカルシウム流入や，NMDA 型グルタミン酸受容体の活性化が関与していることが示唆されている．以下では LTP/LTD 誘導を制御する細胞内物質過程について，研究の現状を述べておこう．

## 10.3　海馬シナプスでの LTP/LTD の実体解明の現状

海馬に損傷を受けた患者では順行性健忘症という形で記憶障害がでることが臨床の現場で報告されており，海馬が記憶に何らかの関係をもっていることが示唆されてきた．"シナプス説"に従えば，シナプス部位の機能変化が海馬における学習・記憶の実体であるということになるが，この節では筆者（H.T.）らが実際に観察している，海馬 CA1 領域の LTP および LTD について紹介する．

海馬 CA1 領域の LTP は early phase LTP（E-LTP）と late phase LTP（L-LTP）に分けられる．E-LTP は単一の高頻度刺激によって誘発されるもので，遺伝子発現や蛋白合成を必要としない質的な変化（可逆的），一方 L-LTP は3回以上の繰り返しの高頻度刺激により誘発され，遺伝子発現や蛋白合成を必要とする量的な変化（不可逆的）である[28]．E-LTP と L-LTP はそれぞれ "短期記憶（数時間から数日の記憶）" と "長期記憶（一生の記憶）" モデルの候補にあげられ，その妥当性が発現機序と実体の解析を通じて検討されてきた．

a. **E-LTP 誘導の細胞内機序とその生理学的実体**

**1) E-LTP 誘導の細胞内機序**: E-LTP の誘導には NMDA ($N$-methyl-D-aspartic acid)型グルタミン酸受容体の活性化および細胞内 Ca 濃度上昇と, 活動電位の樹状突起部位への伝播が必要である[17]. 逆伝搬型の活動電位による電位依存性 Ca チャネルからの Ca 流入は NMDA 受容体のそれに比べてはるかに大きいことから[22], Ca チャネル活性化による Ca 流入が E-LTP の誘導には必須であるという考え方もでてきており, NMDA 受容体の役割を見直す必要があるのかもしれない.

E-LTP の誘導には, 細胞内 Ca 濃度上昇による PKC や CaMKII などのリン酸化酵素の活性化が必要であることが報告されている[18,19]. E-LTP 誘導に際して CaMKII により AMPA 受容体のリン酸化が誘導され, AMPA 応答の増強が引き起こされていることが示唆されている[2].

**2) E-LTP の生理的実体**: LTP 発現の"生理学的実体"(LTP 誘導の結果引き起こされる生理学的変化の実体)は何かという問題は激しい論争がいまなお続き結論を得るに達していない. シナプス前終末が変化して伝達物質の放出量が増えるのか, それともシナプス後部が変化して伝達物質に対する感受性が高まるのかは依然として議論の分かれるところである. シナプス前起因説を支持する証拠には素量解析(quantal analysis)を LTP に適用した伝達物質放出量の E-LTP 誘導による増大の報告がある. 一方, 細胞外の Ca 濃度を下げたり, または Ca キレート剤である EGTA をシナプス後細胞に注入しておくと E-LTP は形成されないなど, シナプス後起因説を支持する報告がある. さらに素量解析での放出確率の増大を, 不活性型シナプスから活性型シナプスへの変化によるみかけ上のものと説明する説も提案されている[30].

b. **LTD の細胞内機序とその生理学的実体**

**1) LTD 誘導の細胞内メカニズム**: LTD は低頻度のシナプス入力により誘導される. E-LTP と同様に LTD の誘導には NMDA 受容体の活性化と細胞内 Ca 濃度上昇が必要であると考えられている. LTP と LTD の誘導の差異は NMDA 受容体の活性化の程度と細胞内 Ca 濃度の上昇が高頻度と低頻度の条件刺激により異なるためだと考えられている[7,23~25].

**2) LTD の生理学的実体**: 1 Hz 程度の電気刺激は LTD を誘導するが, 同時に LTP の消失も引き起こせる (depotentiation of LTP)[11]. さらに, LTP の

誘導と消失は繰り返し起こすことができることも知られている．これらの結果はLTPとLTDは互いに相補的で可逆的なプロセスにより誘導されうることを示唆するものである．先に述べた"不活性化型シナプスから活性化型シナプスへの変換"がLTPの実体であるとするならば"活性化型シナプスから不活性化型シナプスへの変換"がLTDの実体なのかもしれない[16]．

#### c．L-LTP誘導の細胞内機序とその生理学的実体

**1） L-LTP誘導の細胞内機序：** 最近FreyとMorrisによりL-LTPは"シナプス部位でのシナプスタッグの形成"と"核での蛋白質合成"が起こることにより誘導されるモデルが提唱された[9,10]．つまり，①シナプス部位で形成されるタッグは遺伝子や蛋白質の合成などの"量的な変化"に依存せず，むしろスパインネックのサイズやリン酸化酵素の活性化の状態などの"質的な変化"である．また，②核で合成された蛋白質や遺伝子がシナプス部位に運ばれてタッグ特異的に相互作用することによりシナプスの変化が起こるということになる．

**2） L-LTPの実体は何か：** L-LTPの解析には長時間安定に電気応答を記録することが必要となるため，細胞外記録法を用いて解析が行われてきたため，その実体の解析は遅れている．cAMPの誘導体によって引き起こされるL-LTP様の反応の前後でCA1領域の錐体細胞より細胞内記録を行ったBolshakovらの結果によれば，新規のシナプス形成といった量的な（不可逆）変化が起こって

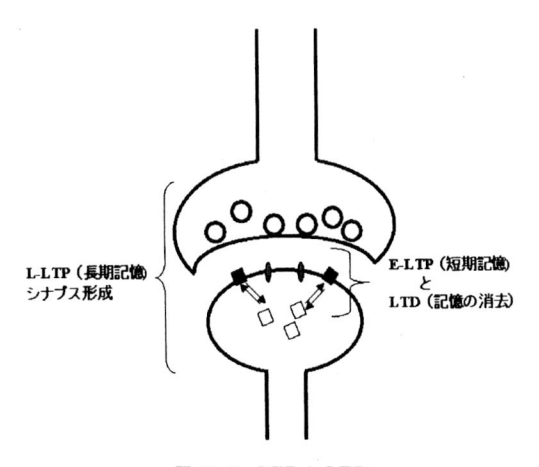

図10.5 LTPとLTD
□：不活性化型AMPA受容体，■：活性化型AMPA受容体，●：NMDA受容体．

いることが報告されている[5]．さらには彼らの知見によれば，この新しくできたシナプスは活性が低い状態にあり，E-LTP を形成することも可能であると考えられる．LTP が仮に記憶のモデルだとするならば"L-LTP によるシナプス形成"と"E-LTP の誘導および消去"のプロセスにより，記憶に対応した神経回路網(情報処理装置) の構築が行われていくのかもしれない (図 10.5).

(深井朋樹・髙木　博)

## 文　献

1) Abbott, L. F., Valera, J. A., Sen, K. and Nelson, S. B. (1997) Synaptic depression and cortical gain control. *Science* **275**: 220-224.
2) Barria, A., Muller, D., Derkach, V., Griffith, C. L. and Sodering, R. T. (1997) Regulatory phosphorylation of AMPA-type glutamate receptors by CaM-KII during long-term potentiation. *Science* **276**: 2042-2045.
3) Bi, G-q and Poo, M-m (1998) Synaptic modifications in cultured hippocampal neurons: Dependence on spike timing, synaptic strength, and postsynaptic cell type. *J. Neurosci.* **18**: 10464-10472.
4) Bliss, T. V. P. and Lømo, T. (1973) Long-lasting potentiation of synaptic transmission in the dentate area of the anaesthetized rabbit following stimulation of the perforent path. *J. Physiol. (Lond.)* **232**: 331-356.
5) Bolshakov, V. Y., Golan, H., Kandel, E. R. and Siegelbaum, S. A. (1997) Recruitment of new sites of synaptic transmission during the c-AMP-dependent late phase of LTP at CA 3-CA 1 synapse in the hippocampus. *Neuron* **19**: 635-651.
6) Chance, F. S., Nelson, S. B. and Abbott, L. F. (1998) Synaptic depression and the temporal response characteristics of V 1 cells. *J. Neuroscience* **18**: 4785-4799.
7) Cummings, J. A., Mulkey, R. M., Nicoll, R. A. and Malenka, R. C. (1996) $Ca^{2+}$ signaling requirements for long-term depression in the hippocampus. *Neuron* **16**: 825-833.
8) deCharms, R. C. and Merzenich, M. M. (1996) Primary cortical representation of sounds by the coordination of action-potential timing. *Nature* **381**: 610-613.
9) Frey, U. and Morris, G. M. R. (1998) Synaptic tagging: implications for late maintenance of hippocampal long-term potentiation. *Trends Neurosci.* **21**: 181-188.
10) Frey, U., Huang, Y. Y. and Kandel, E. R. (1993) Effect of cAMP simulate a late stage of LTP in hippocampal CA 1 neurons. *Science* **260**: 1661-1664.
11) Fujii, S., Saito, K., Miyakawa, H., Ito, K. and Kato, H. (1991) Reversal of long-term potentiation (depotentiation) induced by tetanus stimulation of the input to CA 1 neurons of guinea pig hippocampal slices. *Brain Res.* **555**: 112-122.
12) Fukai, T. and Kamemura, S. (2001) Noise-torelant stimulus discrimination by synchronization with depressing synapses. *Biol Cybern* **85**: 107-116.
13) Galarreta, W. and Hestrin, S. (1998) Frequency-dependent synaptic depression and the balance of excitation and inhibition in the neocortex. *Nature Neuroscience* **1**: 587-594.
14) Gerstner, W., Kempter, R., van Hemmen, J. L. and Wagner, H. (1996) A neuronal learning rule for sub-millisecond temporal coding. *Nature* **383**: 76-78.
15) Gupta, A., Wang, Y. and Markram, H. (2000) Organizing principles for a diversity of GABAergic interneurons and synapses in the neocortex. *Science* **287**: 273-278.

16) Luthi, A., Chittajallu, R., Duprat, F., Palmer, M. J., Benke, T. A., Kidd, F. L., Henley, J. M., Isaac, J. T. and Collingridge, G. L. (1999) Hippocampal LTD expression involves a pool of AMPARs regulated by the NSF-GluR 2 interaction. *Neuron* **24**: 389-399.
17) Magee, C. J. and Johnston, D. (1997) A synaptically controlled, associative signal for hebbian plasticity in hippocampal neurons. *Science* **275**: 209-213.
18) Malinow, R., Madison, D. V. and Tsien, R. W. (1998) Persistent protein kinase activity underlying long-term potentiation. *Nature* **335**: 820-824.
19) Malinow, R., Schulman, H. and Tsien, W. R. (1989) Inhibition of postsynaptic PKC or CaMKII blocks induction but not expression of LTP. *Science* **245**: 862-866.
20) Markram, H., Wang, Y. and Tsodyks, M. (1998) Differential signaling via the same axon of neocortical pyramidal neurons. *Proc. Natl. Acad. Sci. USA* **95**: 5323-5328.
21) Markram, H., Lübke, J., Frotscher, M. and Sakmann, B. (1977) Regulation of synaptic efficacy by coincidence of postsynaptic APs and EPSPs. *Science* **275**: 213-215.
22) Miyakawa, H., Ross, W. N., Jaffe, D., Callaway, J. C., Lasser-Ross, N., Lisman, J. E. and Johnston, D. (1992) Synaptically activated increases in $Ca^{2+}$ concentration in hippocampal CA 1 pyramidal cells are primarily due to voltage-gated $Ca^{2+}$ channels. *Neuron* **9**: 1163-1173.
23) Mulkey, R. M., Herron, C. E. and Malenka, R. C. (1993) An essential role for protein phosphatases in hippocampal long-term depression. *Science* **261**: 1051-1055.
24) Mulkey, R. M., Endo, S., Shenolikar, S. and Malenka, R. C. (1994) Involvement of a calcineurin/inhibitor-phosphatase cascade in hippocampal long-term depression. *Nature* **369**: 486-488.
25) Neveu, D. and Zucker, S. R. (1996) Postsynaptic levels of $[Ca^{2+}]_i$ needed to trigger LTD and LTP. *Neuron* **16**: 619-629.
26) Senn, W., Segev I. and Tsodyks, M. (1998) Reading neuronal synchrony with depressive synapses. *Neural Comp.* **10**: 815-819.
27) Senn, W. *et al.* (1996) Dynamics of a random neural network with synaptic depression. *Neural Networks* **9**: 575-588.
28) 高木 博, 小谷 進 (1999) 記憶モデルとしての海馬LTPについて. 放射線科学 **42**: 205-211.
29) Tsodyks, M. and Markram, H. (1997) The neural code between neocortical pyramidal neurons depends on neurotransmitter release probability. *Proc. Natl. Acad. Sci USA* **94**: 719-723.
30) Liao, D., Hessler, N. A. and Malinow, R. (1995) Activation of postsynaptically silent synapse during paring-induced LTP in CAI region of hippocampal slice. *Nature* **75**: 400-404.

# 11. 大脳皮質の錐体細胞とガンマ周波数帯のバースト発火—FRBニューロンのモデル—

## 11.1 ガンマ周波数帯の同期振動

脳波を通じた研究により，覚醒レベルや実行中の課題に応じて，動物や人の脳がいくつかの特徴的な周波数帯の活動を顕著に示すことは，以前から知られてい

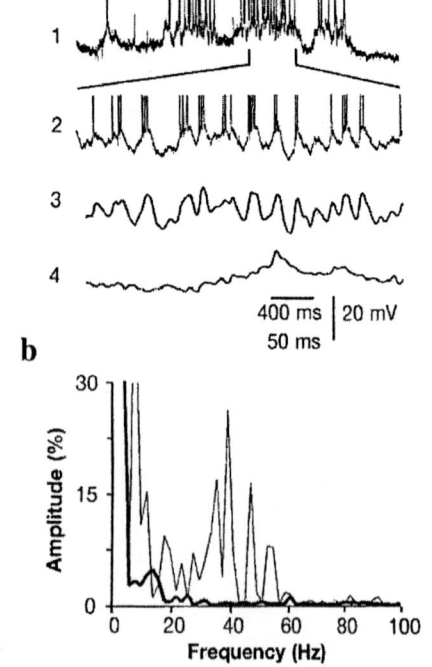

図 11.1 ネコの一次視覚野のニューロン活動
a：局所電場の振動の位相に同期したバースト発火を示す．b：自発発火状態（太線）と刺激が加わった状態（細線）での活動に対するフーリエ成分分析．刺激が加わると40 Hz周辺にピークが現れる（文献4を改変）．

た.近年,活動中の一次視覚野などでユニット記録実験において 40 Hz での周期的バースト発火活動が報告されてから,ガンマ周波帯(30～70 Hz ぐらいの周波数帯をさす)での振動的活動に注目が集まっている.図 11.1 はネコの一次視覚野でのそのようなスパイク活動の例であるが[4],数本のスパイクが 1 つの塊(バースト)として,ほぼ 25～40 msec 周期で,つまり約 25～40 Hz で発射されていることがわかる.このような細胞は,chattering ニューロン,あるいは fast rhythmic bursting (FRB) ニューロンと呼ばれ,大脳皮質の局所神経回路をガンマ周波数帯で同期的に活動させるペースメーカである可能性が高い.このような振動的な神経活動の機能的な意味として,Singer らは,多数のニューロンに分散表現された視覚情報の統合をあげている.この仮説によれば,一次視覚野の 2 つのニューロンの活動は,それらの受容野に提示されている 2 つの線分が 1 つの視覚的対象に属する場合にのみ同期して発火する.Singer らはこの予想を支持すると思われる実験結果を報告している[12].しかしガンマ周波数帯の神経活動は"注意"に関係しているという報告などもあり,その機能的役割についてはまだよくわかっていない.その一方で,ガンマ周波数帯の振動活動を生成する神経基盤については,いくつかの可能性が実験的あるいは理論的に提示されてきた.以下では,さまざま個性をもった大脳皮質の錐体細胞および chattering ニューロンの *in vitro* 実験系での解析とそのモデルを中心に紹介する.

## 11.2 大脳皮質の錐体細胞と chattering 発火

大脳皮質の錐体細胞は,脱分極パルス通電に対する応答の発火パターンに基づいて 3 種類に分類されている[11].脱分極パルスの間,単一発火を繰り返す錐体細胞は regular spiking (RS) ニューロンと呼ばれ,それらはさらに,スパイク間隔が一定のものとその間隔が増加していくもの,つまり frequency adaptation を示さないもの(図 11.2 a)と示すもの(図 11.2 b)との 2 種類に分けられる.一方,バースト発火を示す錐体細胞の存在も知られており,intrinsically bursting (IB) ニューロン(図 11.2 c)と呼ばれている.こうした 3 種類の発火パターンは細胞膜に発現している Na, K, Ca チャネルなどの特性と分布の違いによるもので,多少の修飾は受けるものの,ニューロン固有の性質であると考えられ,分類の基準として用いられてきた.ところが,こうした考えが必ずしも成立しないことが

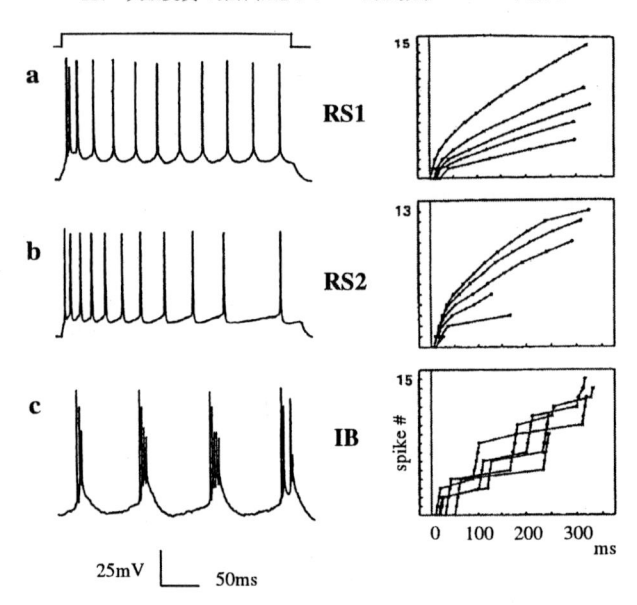

**図 11.2 錐体細胞の発火パターンによる分類**
左のコラムは，脱分極パルス通電に対する応答を示す．a, b は regular spiking ニューロンで，frequency adaptation (FA) を示さないもの (RS 1) と示すもの (RS 2) がある．c は IB ニューロンの例を示す．右のコラムは通電パルスの強さを変化させたときの応答で，スパイクが発生した時刻に対してスパイクの順番をプロットしたもの．FA を示すものは，脱分極パルス通電の途中で，FA のためスパイク発火が生じなくなる．

明らかになりつつある．

　Chattering ニューロンあるいは FRB ニューロンの特徴的発火パターンは，脳切片を用いた *in vitro* 標本では見いだされてこなかったが，frequency adaptation を示さない RS 細胞のカテゴリーに属する錐体細胞が脱分極通電の繰り返しにより FRB を示すようになることが近年見いだされた[8]．すなわち，ニューロンの発火パターン自体はそれほど固定的なものではなく，状況に応じて変化する可能性があることが明らかになりつつある．

　こうした発火パターンによる分類とは別に，脱分極性スパイク後電位 (depolarizing afterpotential; DAP) に着目した分類もなされている．脱分極性スパイク後電位とは，スパイクの再分極過程で発生するノッチ状の小さな脱分極電位のことである（図 11.3 a）．特に，大脳皮質第VI層の錐体細胞は，DAP の有無と尖頭樹状突起の広がりが相関しており，2種類に分類され[7,8]，DAP をもたないニュー

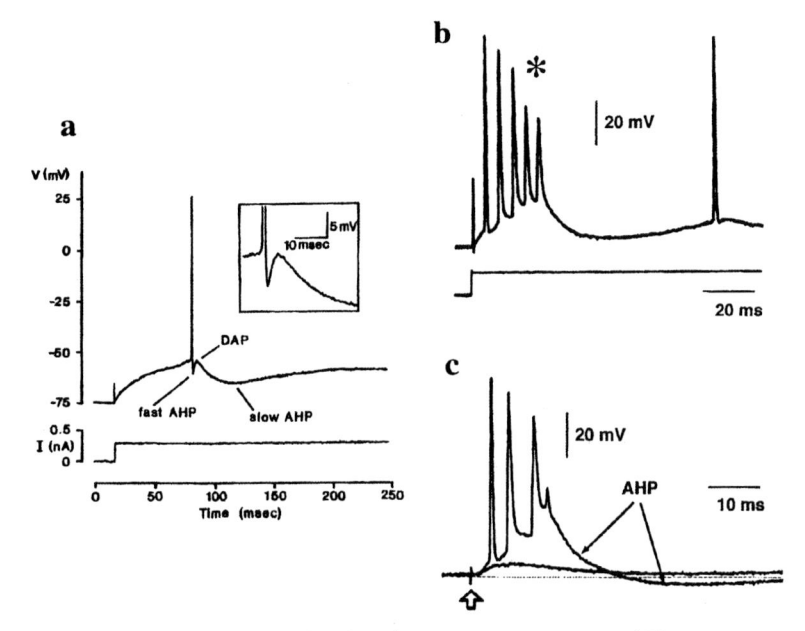

**図 11.3** 脱分極性スパイク後電位（DAP）と intrinsically-bursting (IB) ニューロン
a：脱分極性スパイク後電位は, fast-AHP によるスパイクの再分極過程の直後に生じ, その後に slow-AHP が続く. b と c：IB ニューロンにおけるバースト発火パターン. 脱分極パルス通電 (b) あるいはシナプス入力 (c) によっても特徴的バースト発火を示す. バースト中のスパイク振幅は不活性化のため連続的に減衰し（*）, また, バーストは顕著な AHP により終止される.

ロンの方が多い. こうした DAP のイオン機構については, その電位変化の小ささゆえかこれまで見過ごされてきたが, 最近, その小さな DAP がバースト発火や chattering に関与していると考えられるようになり, にわかに研究が進みだした.

IB ニューロンのバースト発火については, カルシウム電流を阻害しても生じることから, 持続性ナトリウム電流が中心的役割を果たしていると考えられている[2,6]. しかしながら, 最近の報告ではバースト時に顕著な細胞内カルシウムの上昇が生じることから[5], バースト中には持続性ナトリウム電流およびカルシウム電流が同時に活性化され, その両方が IB ニューロン特有の大きな DAP の形成に関与していると考えられる. IB ニューロンにおけるバースト発火には 2 つの際だった特徴が認められる. 第 1 に, 大きな DAP 様の脱分極電位に乗じてバースト発火が生じているため, DAP による電位の脱分極とともに活動電位の振幅が小さくなる現象が認められる（図 11.3b*）. 第 2 に, バーストは顕著な（おそらくカル

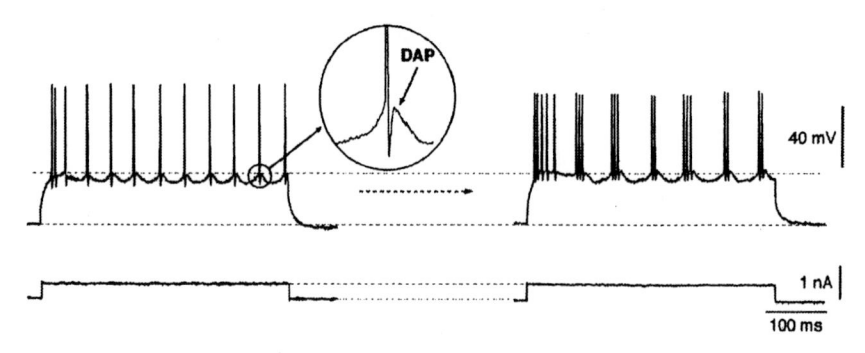

**図 11.4** Fast rhythmic burst (FRB) または chattering ニューロン
脱分極通電の反復刺激により単一のスパイク発火から FRB 発火へ発火パターンが変化する．この現象には DAP の増強が関与すると考えられる．ネコ大脳皮質運動野第VI層錐体細胞からの記録．

シウム依存性の）過分極性スパイク後電位（after hyperpolarization；AHP）により終止される（図 11.3 c 矢印）．一方，chattering あるいは FRB ニューロンでは，バースト発火の際の活動電位の不活化は微弱で，DAP もきわめて小さなものである．つまり，chattering ニューロンのバースト発火と DAP のメカニズムは IB ニューロンとは異なるものであると考えられる．

 *In vivo* の標本では，しばしば記録することが可能であった chattering neuron が，*in vitro* スライス標本では記録されてこなかったのは，スライス標本下では，何らかの neuromodulator が人工脳脊髄液により wash out されたためではないかと考えられる．実際，姜らは初めて，スライス標本下でも条件によっては chattering 発火パターンが誘発されることを示した．ネコ運動野大脳皮質第VI層の錐体細胞に IB 細胞は見られず，うち DAP を示すものは，frequency adaptation を示さない RS 細胞に属する．こうした細胞をスライス標本下で，繰り返し脱分極通電を行い発火させると，徐々に DAP が増強され chattering の発火パターンを示すようになる．そうした chattering 発火モードでは，同じ強さの脱分極通電に対して約 2〜3 倍のスパイク数を発生するようになっている（図 11.4）[8]．

### a. 持続性 Na 電流仮説

最近，$Na^+$ チャネルの不活性化を阻害するイソギンチャクの毒素を投与すると，錐体細胞はバースト発火や chattering 様の発火パターンを示すようになることが報告された[10]．この事実と IB 細胞における持続性 Na 電流の役割の類推から，chattering の発火パターンにも持続性の Na 電流が関与するのではないかと

いう仮説が提唱されている．しかし持続性 Na の電流自体は，活性化も脱活性化も素速いことが知られており，活動電流の再分極過程(K 電流系が働いている状況下)では，持続性 Na 電流は速やかに脱活性化され，DAP のような電位変化を生じにくいと考えられる．そこで，Wang のモデルでは，再分極過程で働く K 電流系が存在する細胞体から電気緊張的に隔てられた部位に持続性の Na 電流の存在を仮定した．その結果活動電位の再分極過程でも持続性 Na 電流の活性化が維持され，それによる脱分極電位の細胞体への再分布により，DAP のものが誘発され，バーストあるいは chattering の発火パターンをシミュレーションすることが可能となった．参考までに，Wang の Hodgkin-Huxley モデルのエッセンスを以下に示す．

$$C_s \frac{dV_s}{dt} = -I_{Na} - I_{Ks} - \frac{V_s - V_d}{R_c} \tag{11.1}$$

$$C_d \frac{dV_d}{dt} = -I_{Nap} - I_{Ki} - \frac{V_d - V_s}{R_c} \tag{11.2}$$

ここで，$C_s$ と $C_d$ はそれぞれ細胞体と樹状突起の膜容量，$V_s$ と $V_d$ は細胞体と樹状突起の膜電位，$I_{Na}$ は Na 電流，$I_{Nap}$ は持続性 Na 電流，$I_{Ks}$ は非不活化 K 電流，$I_{Ki}$ は不活化 K 電流，$R_c$ は結合抵抗である．結合の強度をうまく選ぶと $I_{Ks}$ による再分極によっても $I_{Nap}$ は脱活性化されず，$I_{Nap}$ による脱分極が $V_s$ に DAP として反映される．

### b. カルシウム依存性カチオン電流仮説

一方，姜らは，ラットの大脳皮質切片標本を用いて，錐体細胞の DAP を引き起こすイオン機構についての研究を行い，細胞内カルシウム依存性のカチオン（陽イオン）電流がその本態であることを明らかにした[9]（図 11.5）．この電流を発生するカチオンチャネルは活動電位に伴って細胞内に流入するカルシウムイオンにより活性化される．細胞外の K イオン濃度（[K]o）を増加させたり，Na イオン濃度（[Na]o）を減少させたりして，カチオン電流の反転電位の値を実験的にシフトさせることができる．シフトした値により，カチオンチャネルにおける $K^+$ イオンに対する $Na^+$ イオンの透過比率 (PNa/PK) を約 0.2 と求めることができる．そうした実験の結果，このチャネルを通る電流は生理的条件下では膜電位が $-40$ mV (反転電位) より脱分極側にあるときには外向きに流れ，過分極側にあるときには内向きに流れ，カルシウム流入をもたらす活動電位の再分極過程（$-40$ mV より過分極側）で DAP を引き起こすのに適した電流系であることが判明し

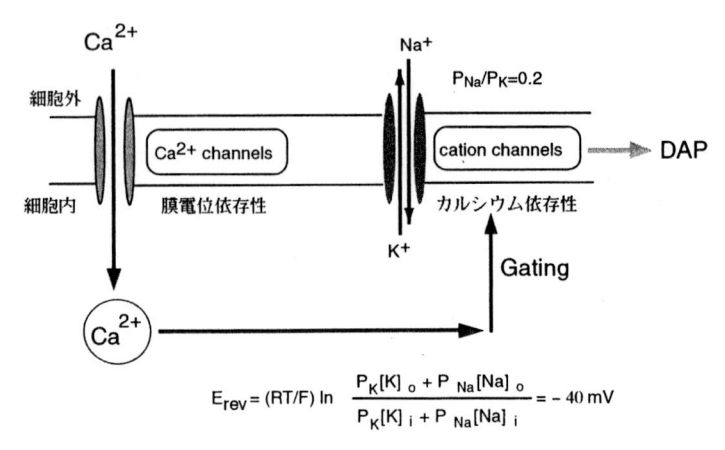

図中:
Ca²⁺
細胞外
Na⁺
$P_{Na}/P_K = 0.2$
Ca²⁺ channels
cation channels
DAP
細胞内
膜電位依存性
カルシウム依存性
K⁺
Gating
Ca²⁺

$$E_{rev} = (RT/F) \ln \frac{P_K[K]_o + P_{Na}[Na]_o}{P_K[K]_i + P_{Na}[Na]_i} = -40 \text{ mV}$$

**図 11.5** カルシウム依存性カチオンチャネルの模式図
Goldman-Hodgkin-Katz の式により，K イオンおよび Na イオンを透過させるカチオンチャネルの反転電位（$E_{rev}$）が計算される．細胞内の K イオンおよび Na イオン濃度は正確には知ることができないが，細胞外の K イオンおよび Na イオン濃度を実験的に変化させてさまざまな膜電位で電流を測定して反転電位を求める．得られた反転電位のシフトから，透過比率（$P_{Na}/P_K$）を求めることができる．

た．また，この反転電位は活動電位の閾値付近にあるため，活動電位の再分極過程で引き起こされた DAP から，さらに次の活動電位が誘発されることとなり，doublet/triplet 発火などの少数のスパイクのバースト発火を考えるうえで重要な因子である．

　カルシウム依存性のカチオン電流については，姜らの報告以前では，(1) 反転電位は大差ないがムスカリンによりはじめてゲートされるチャネル（Fraser and MacVicar, 1996）と，(2) カルシウム単独でゲートされるが，反転電位が 0 mV 付近つまり透過比率が 1 のもの（Wilson *et al.*, 1996）の 2 種類が知られていた．(2) のチャネルは，chattering とは異なる持続の長いバースト発火を誘発する際に働き，大脳皮質の錐体細胞には発現していないと考えられている．(1) をもつ海馬 CA3 や大脳皮質前頭領野の錐体細胞は，ムスカリン受容体が活性化された状況では，パルス通電によりスパイクがトリガーされると，パルス通電の offset 後もスパイクがバースト状に持続することが見いだされている．こうした細胞では，K 電流を遮断してカルシウム流入をいくら増大させても，ムスカリンが存在しないと，バーストが誘発されない．このように，姜らにより明らかにされたカルシウム依存性カチオンチャネルは新たな種類のものであり，以下，それによる

chattering 発火パターンの simulation を紹介する．

## 11.3 Chattering ニューロンの数理モデル

　バースト発火をはじめとする電気的活動をモデルニューロンで再現するためには，細胞内カルシウム濃度のダイナミクスと，カルシウム濃度に依存したカチオンチャネルの開閉のダイナミクスをうまく定式化することがキーポイントになると考えられる．われわれの目的は電気生理学的な実験データと比較可能なレベルのモデルをつくることにあるから，数学的枠組みは Hodgkin-Huxley が定式化したコンダクタンスベースのモデルを用いる．しかしながら，われわれは複雑な形態や構造をもつ錐体細胞をありのままにモデル化したいわけではなく，発火様式を制御している本質的な要素を明らかにできるような形でモデル化したいと考えている．そこで，まずは最も簡単な，単一のコンパートメントのみからなるモデルを検討した．膜電位は次のような Hodgkin-Huxley 型の方程式に従うと仮定した．

$$C_m \frac{dV_m}{dt} = -I_{\text{Na}} - I_{\text{Kdr}} - I_{\text{Ca}} - I_{\text{cation}} - I_{\text{AHP}} - I_{\text{L}} - I_{\text{Inject}} \quad (11.3)$$

ここで，$C_m$ は膜容量，$R_m$ は膜抵抗，$I_{\text{L}}$ は膜を通してのリーク電流である．$I_{\text{Na}}$ と $I_{\text{Kdr}}$ は通常のスパイク生成に関係する電流であり，$I_{\text{Ca}}$ は電位依存性カルシウム電流を表し，これにより細胞内カルシウム濃度が増加する．カルシウム濃度に依存する電流としては，反転電位が $-90\,\text{mV}$ 程度の過分極性スパイク後電流 $I_{\text{AHP}}$ と，反転電位が $-40\,\text{mV}$ 付近のカルシウム依存性カチオン電流 $I_{\text{cation}}$ を導入した．このモデルでは，錐体細胞に普通にみられるイオン電流のうち，DAP やバースト発火の生成に関して本質的であると思えるものだけを取り入れており，例えば A 電流は広く一般に錐体細胞に存在していると考えられるが，ここでは考慮していない．

　カルシウムイオン濃度の細胞内でのダイナミクスに関しては，カルシウムバッファーやポンプの効果を考慮した簡単なモデル方程式に従うと仮定した[11]．カルシウム依存性のカチオンチャネルの働きを決定する重要なパラメータに，カルシウムに対する感受性（$K_d$ で表され，電流が最大値の半分の値になるカルシウム濃度に等しい）がある．シミュレーションでは $K_d$ 値を変化させながらモデルの発火

様式が変わる様子を調べ，実験で得られている知見と照らし合わせて，カチオンチャネルが chattering ニューロンのバースト発火の生理学的基盤を与えているという仮説の妥当性を検証した．

このモデルのシミュレーション結果を図 11.6 に示した．いずれもステップ電流 $I_{\text{Inject}}$ を一定時間注入しニューロンの応答をみたものである．左図では，注入する電流 $I_{\text{Inject}}$ の値を徐々に大きくしていくと，バースト発火の周期が次第に短くなり，最後には一様なスパイク密度で高頻度に発火するようになることが示されている．その際，1つのバーストに含まれるスパイク数は，注入電流の大きさを変えてもあまり変化しないことに注意してほしい．一方右図では，注入電流を固定し，上で述べたカチオンチャネルのカルシウム感受性 $K_d$ を変化させている．この場合にはバースト発火の周期自体はあまり変化せず，バースト当たりのスパイク数が $K_d$ 値の増加に伴って増加することがわかる．前述のように，姜による実験では，通電を繰り返すことによって，最初 regular spiking パターンをみせていた

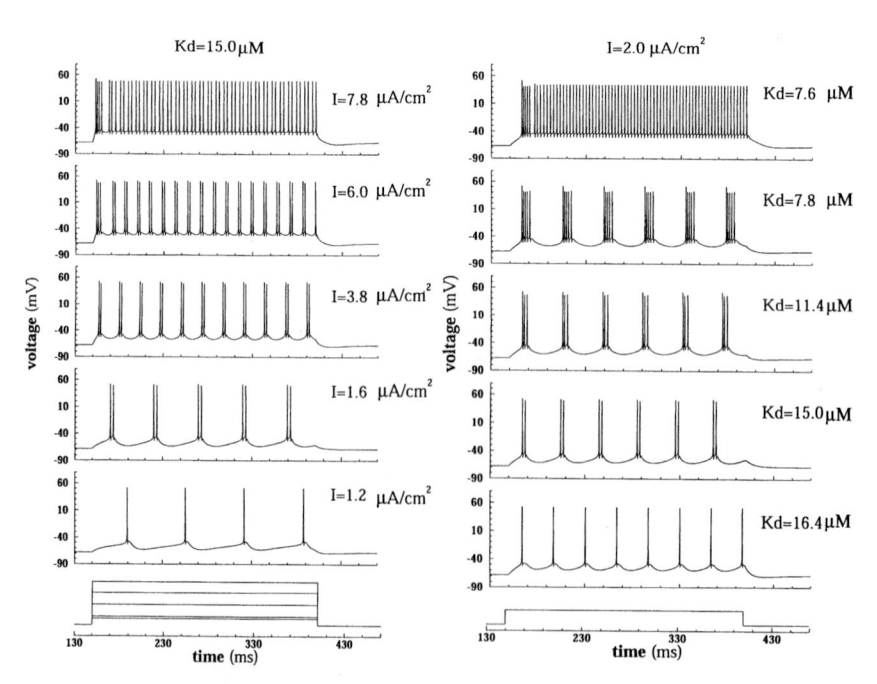

**図 11.6** 左：注入電流の変化に対するバースト発火の様子，右：カルシウム依存性カチオン電流のカルシウム依存性の変化によるバースト発火の様子．

錐体細胞が，徐々にバースト発火を示すようになることが観察されたが，$K_d$ を変化させたシミュレーションの結果はその様子をよく再現している．この結果を合わせて考えると，実験では持続発火をする間に，何らかの細胞内物質過程を経てカチオンチャネルのカルシウム感受性が増大することで，chattering ニューロンの発火様式が regular spiking からバースト発火へと変化させられたのかもしれない．

## おわりに

以上述べてきたように，chattering ニューロンでは通常のシナプス結合からの入力の状態（ここでは $I_\mathrm{inject}$ に対応）や，カルシウム依存性カチオンチャネルの修飾（*in vivo* では何らかの神経修飾物質の働きによるものと思われる）という2つの要因で，発火様式が制御されている可能性が考えられる．ここで紹介したchattering ニューロンのモデルを用いて神経回路を構築し，さまざまな発火様式によって神経回路全体の活動様式が変化する様子や仕組みを調べれば，ガンマ振動数帯での同期活動の生成に対する chattering ニューロンの関与の可能性や同期活動のダイナミックな性質，あるいは chattering ニューロンの発火様式と大脳皮質局所神経回路の機能的役割との関係性などについて，詳しく調べることが可能になるだろう．これらは今後の研究課題である．

（姜　英男・青柳富誌生・深井朋樹）

## 文　献

1) Agmon, A. and Connors, B. W. (1992) Correlation between intrinsic firing patterns and thalamocortical synaptic responses of neurons in mouse barrel cortex. *J. Neurosci.* **12**: 319-329.
2) Azouz, R., Jensen, M. S. and Yaari, Y. (1996) Ionic basis of spike afterdepolarization and burst generation in adult rat hippocampal CA 1 pyramidal cells. *J. Physiol.* **492**: 211-223.
3) Fraser, D. D. and MacVicar, B. A. (1996) Chilonergic-dependent plateau potentials in hippocampal CA 1 pyramidal neurons. *J. Neurosci.* **16**: 4113-4128.
4) Gray, C. M. and McCormick, D. A. (1996) Chattering cells: superficial pyramidal neurons contributing to the generation of synchronous oscillations in the visual cortex. *Science* **274**: 109-113.
5) Helmchen, H., Svoboda, K., Denk, W. and Tank, D. W. (1999) *In vivo* dendritic calcium dynamics in deep-layer cortical pyramidal neurons. *Nature Neuroscience* **11**: 989-996.
6) Jensen, M. S., Azouz, R. and Yaari, Y. (1996) Spike after-depolarization and burst generation in adult rat hippocampal CA 1 pyramidal cells. *J. Physiol.* **492**: 199-210.
7) Kaneko, T., Kang, Y. and Mizuno, N. (1995) Glutaminase-positive and glutaminase-negative pyramidal cells in layer VI of the primary motor and somatosensory cortices: A combined

analysis by intracellular staining and immunocytochemistry in the rat. *J. Neuorsci.* **15** : 8362-8377.
8) Kang, Y. and Kayano, F. (1994) Electrophysiological and morphological characteristics of layer VI pyramidal cells in the motor cortex. *J Neurophysiol.* **72** : 578-591.
9) Kang, Y., Okada, T. and Ohmori, H. (1998) A phenytoin-sensitive cationic current participates in generating afterdepolarization and burst afterdischarge in rat neocortical pyramidal cells. *Eur. J. Neurosci.* **10** : 1363-1375.
10) Mantegazza, M., Franceschetti, S. and Avanzini, G. (1998) Anemone toxin (ATX II)-induced increase in persistent sodium current : effects on the firing properties of rat neocortical pyramidal neurons. *J. Physiol.* **507** : 105-116.
11) Sala, F. and Hernandez-Cruz, A. (1990) Calcium diffusion modeling in a spherical neuron : Relevance of buffering properties. *Biophys. J.* **57** : 313-324.
12) Singer, W. and Gray, C. M. (1995) Visual feature integration and the temporal correlation hypothesis. *Ann. Rev. Neurosci.* **18** : 555-586.
13) Wang, X-J. (1998) Fast burst firing and short-term synaptic plasticity : a model of neocortical chattering neurons. *Neuroscience* **89** : 347-362.
14) Wilson, G. F., Richardson, F. C., Fisher, T. E., Olivera, B. M. and Kaczmarek, L. K. (1996) Identification and characterization of a Ca(2+)-sensitive nonspecific cation channel underlying prolonged repetitive firing in Aplysia neurons. *J Neurosci.* **16** : 3661-3671

# 12. 大脳皮質の神経回路

　中枢神経系の最も高度な機能が大脳皮質に存在しているということについては多くの神経科学研究者の見解が一致するであろう．認識・感情・思考・注意・意識・記憶など，科学的な立場からしてもいまだに神秘的にみえる機能を顕現している大脳皮質がいったいいかなるデザインを用いているのか，ここに論じてみたい．

　はじめにいっておきたいことは，筆者は脳が情報処理マシンにすぎないとは考えていないということである．われわれの脳が情報を処理していることは間違いないが，個人的にはそれだけではないという想いが強い．脳の機能を考えるとき，通常の実験研究の場面では研究対象を機能局在論の枠組みの中でごく自然に考えていることが多い．しかし，意識障害や痴呆などの臨床医学的な対応を迫られるときには，結構，全体論の立場に立ってその対象を見つめているものである．この辺は医学系の研究者は自然に使い分けているわけだが，真面目に考え直してみると，局在論と全体論の間で自分自身をごまかしていることに気づくことになる．

　さて，脳を情報処理マシンとみるときには機能局在論に偏りがちになる．視覚，聴覚など異なった種類の情報が異なった部位に入力するわけだし，最初から機能は分離・局在しているからである．情報処理マシンの機能は入力情報の性質に左右されるわけなので，ある機能が特定の皮質領域に局在することは当然のことだと思われる．一方で，実験研究でも最近は注意・動機・作業記憶などといった機能局在のはっきりしなくなりそうな主題を扱いだしているが，こういった機能は上記のような入力情報の処理といった枠組みを超えていて，脳を情報処理マシン以上のものとしてとらえだしているのだと思う．もう少し踏み込んでいえば，脳は統一された機能体であって，マルチタスクをこなしているコンピュータではな

いということである．個々の情報処理は個々の皮質領域で分散処理されているが，それらの活動は何らかの形で束ねられていて，そこを臨床的には意識が清明である状態としてとらえられる．ここが崩れているときには，意識障害あるいは意識変容などと呼んで臨床的には区別するわけである．

大脳皮質あるいは脳という機能体は，その二重性に，すなわち，精緻な情報処理マシンであり，かつ統一された何者かでもあるというところに妙味があると考えられる．実際の脳研究の中では，脳を局在論的に情報処理マシンとしてとらえることが多いのだが，ぜひ，脳を情報処理マシンとして機能局在論的にみるだけではなく，全体が統一されたダイナミカルシステムとして研究者諸子にはとらえてもらいたいと思う．

## 12.1　大脳皮質の外観

ヒトの大脳皮質は，報告によって違うのだが，およそ26億から230億(平均？すると100億あまり)の神経細胞(ニューロン)からできていて，2000 cm$^2$ あまりに広がる1.5～4 mmの厚さの薄いシートで，それが折り畳まれて頭蓋に収められている．通常，前頭葉・頭頂葉・側頭葉・後頭葉・辺縁皮質などに分けられるが，さらにBrodmannらによれば，50あまりの領域(area)に分類されている(図12.1)．こうした，細かい領域がそれぞれあるユニークな機能を，例えば視覚とか聴覚とか運動とか言語とかを司っていると考えられる(図12.1 a, c)．ただし，大脳皮質のそれぞれの領域が機能分化しているとしても，それぞれでまったく独立の作動原理をもっているというわけではなさそうで，その構成要素と構築(デザイン)についてはどこをとっても共通のものが認められるということがあり，何らかの大脳皮質全体に一貫した基本作動原理が存在するであろうと考えられる．

例えば，これらの領域はさらに分割されて，機能単位であろうと考えられる離散的なカラム(皮質の広がる平面に垂直な直径300～500 μm程度の円柱)と呼ばれるモジュールから構成されている(図12.2 a)．このカラムというのは，動物の種が違って大脳皮質の大きさが激しく異なっていてもそのサイズをほぼ一定にとどめており，情報処理の最小機能単位であると考えられている．したがって，このカラムの総数が大脳皮質全体の能力を決めているといえそうである．これらの

## 12.1 大脳皮質の外観

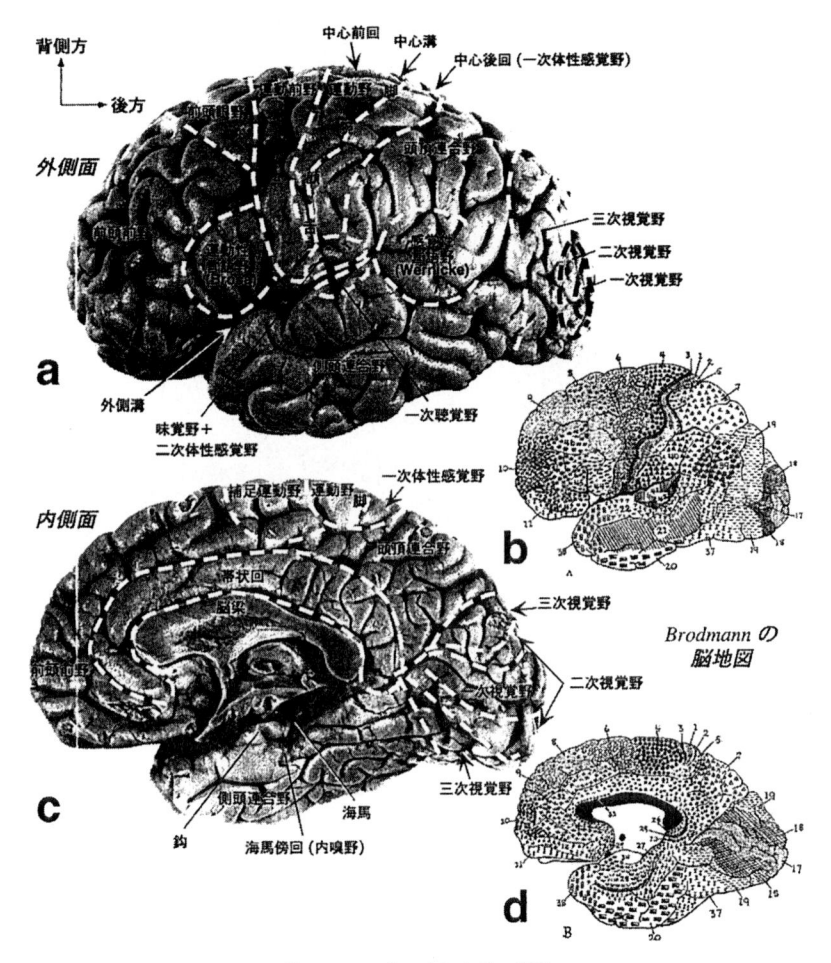

**図 12.1 ヒトの大脳皮質の外観**
中心溝から前方が前頭葉，後方に頭頂葉が広がり，その後方に後頭葉（視覚野など）が存在する．外側溝から下には側頭葉があり，内側面には脳梁・視床を取り巻くように辺縁皮質（帯状回・海馬・内嗅野）が存在する．これらの機能地図を Brodmann[2] の脳地図 (b, d) と比較されたい．

カラムにさらにミニカラムなどが埋め込まれているという議論も存在する．実際，図 12.2 b に示すように，カラム内には尖状樹状突起の束が存在し，これらは同質の軸索入力を受け入れる装置として機能してニューロンとカラムとの中間にもう 1 つの単位構造 (dendron) が存在するという考えもある．しかし例えば，ラットの体性感覚皮質にみられるカラム（そのIV層の形からバレル＝樽と呼ばれている）

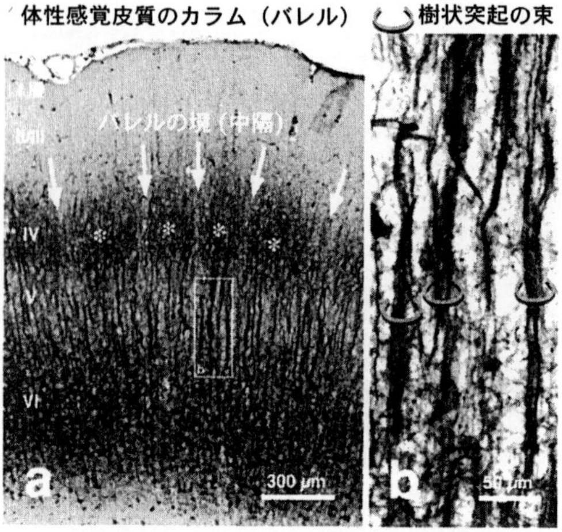

**図 12.2** ラットの体性感覚皮質にみられるカラム構造
ラットの視床に逆行性にニューロンを標識する物質を注入して，皮質VI層の皮質視床投射ニューロンを可視化した．さらに，視床からの入力がIV層に集まって斑状に分布し，バレル（樽）を見やすくしている（＊）．これらのバレルは視床からの投射の少ない中隔によって境されている．b：錐体細胞の尖状樹状突起は束を形成し，dendritic bundleと呼ばれている．

内のほとんどのニューロンは，ラットの長いひげのうち特定の1本に対応して反応を示すことなどから，やはりカラムが機能単位であることは間違いない．

## 12.2　大脳皮質の構成要素：ニューロンの種類

次に，大脳皮質において，その構成要素であるニューロンにはいったいどれくらいの種類があるか？　従来は形態的な分類が主として行われていて，たとえば錐体細胞と非錐体細胞というのは形態的な名称である（表12.1）．非錐体細胞にはその形態から機能が推測されるようなものもあって，basket cell, chandelier cell, Martinotti cell など非常に多彩である．最近になって，ニューロンが発現している蛋白質・ペプチドなどをもとに再分類が進みつつある．カルシウム結合蛋白質・ペプチド・神経伝達物質の合成酵素・イオンチャネル・受容体などに対する抗体を用いた免疫組織化学的手法がこの再分類を可能にしている（表12.2）．錐体細胞と Spiny stellate cell は有棘性樹状突起をもつ興奮性のグルタミン酸作動

## 12.2 大脳皮質の構成要素：ニューロンの種類

**表 12.1** 大脳皮質の構成要素：形態学的分類

**Spiny cell**...glutamatergic
 **Pyramidal cell**
  * Betz cell in layer V of area 4
  * Meynert solitary cell in layer V-VI of visual cortex
 **Spiny stellate cell**, granule cell (mostly in layer IV ; a few in layer VI)
 Star pyramid～Grain pyramid of Lorente de Nó
 Star cell (only in SmI)
 Fusiform cell (layer VI)
 Horizontal cell (layer VIb ; probably spiny)

**Aspiny/smooth cell**...mostly <u>GABAergic</u>；多彩であり，分類が終っていない．
 *Dendritic and somatic morphology*
 Multipolar cell
 Bitufted cell, including chandelier cell and double bouquet cell
 Bipolar cell
 Neurogliaform/spiderweb cell (∈ multipolar ; layer IV＞II/III)...Late-spiking
 Retzius-Cajal horizontal cell (layer I ; developmental)
 Horizontal cell (layer VIb)

 *Axonal morphology*
 **Basket cell** (∈ multipolar ; axonal basket)
  Large basket (layer III-V, horizonatally spread axons)...Fast-spiking
  Small or short-range basket of Szentágothai (layer II)
 Clutch cell (＝Small basket cell in layer IV)
 **Chandelier cell** of Szentágothai/**Axoaxonic cell** of Somogyi...Fast-spiking
  (∈ <u>bitufted</u>, multipolar : mainly in layer II/III ; rat, cat, monkey)
 **Double bouquet cell** (cellule fusiforme à double bouquet dendritique of Ramón y Cajal)
  (∈ <u>bitufted</u>, bipolar～multipolar in layer II ; vertical axon bundle)
 Axon tuft cell of Szentágothai
  (small multipolar～bitufted cell, layer II, ascending axon to layer I)
 **Martinotti cell** (mainly in layers V-VI ; multipolar～bitufted, aspiny～sparsely spiny,
  ascending axon to layer I)...Somatostatin, Calbindin, non-fast-spiking
 Arcade cell (∈ multipolar ; axon ascending and in turn descending, forming archade)
  mainly in layer II-IV

性のニューロンで（例えば，文献6, 7を参照），無棘性樹状突起をもつ非錐体細胞はそのほとんどがGABA作動性の抑制性ニューロンであることが判明してきた．後者のGABAニューロンはさらに大まかにいって3つの細胞群に分かれて，

（1）parvalbumin陽性のbasket cellとchandelier cell．電気的にはfast-spiking cell．

（2）somatostatinやcalbindinを含有するニューロン群で，Martinotti cell

表 12.2 大脳皮質の構成要素：化学的分類

---

**Glutamatergic** …Spiny cell
  Pyramidal cell；**Cholecystokinin**
    Subpopulation；**Calbindin, NK3 receptor**
  Spiny stellate cell

**GABAergic** …Aspiny/smooth non-pyramidal cell
  Group Ⅰ：**Parvalbumin, Kv 3.1b potassium channel**
    Small subgroup；**Preprotachykinin A, Cortistatin, NK1 receptor**(+)
  Group Ⅱ：**Somatostatin, Preprodynorphin, mGluR 1 α**
    Small subgroup；**Neuropeptide Y, NO synthase, NK1 receptor**(++)
  Group Ⅲ：(no major chemical marker)
    **Acetylcholine, Catecholamine, Calretinin,**
    **Vasoactive intestinal polypeptide, Corticotropin releasing factor,**
    **Preproenkephalin, Preprotachykinin B, μ-Opioid receptor**
    Small subgroup；**Cholecystokinin**

---

がこの群に属してくる．一部に neuropeptide Y や nitric oxide synthase などを含有するサブグループが存在している．

（3）コリン作動性であったり，vasoactive intestinal polypeptide, calretinin, corticotropin releasing factor, cholecystokinin などを含有したりする形態的には主として"bipolar/bitufted neuron"に括られるニューロン群．化学的に多彩なグループでいろいろなサブグループが存在している．

などといったようにまだまだ皮質ニューロンの分類学も終わったとはいえない状態である．筆者らの研究室でも最近，NK1 receptor (substance P receptor)[3]，preprotachykinin[9]，μ-opioid receptor[12] などを発現する皮質ニューロンを同定し分類している．

## 12.3 大脳皮質の局所回路

さて，そうした構成要素によってつくられている大脳皮質の局所回路について，筆者らの仕事を中心に紹介してみよう．大脳皮質はその広がる平面に垂直なカラムモデュール（直径 300～500 μm）の集まりでできているが，各カラムはさらに水平方向に6層に分類され，各層には投射先が異なる錐体細胞が配列されている（図 12.3）．錐体細胞は皮質全ニューロンの 60～90% に達する主要な構成ニューロンで，Ⅱ/Ⅲ層の錐体細胞は他の皮質に出力し，Ⅴ層の錐体細胞は皮質下の脊

## 12.3 大脳皮質の局所回路

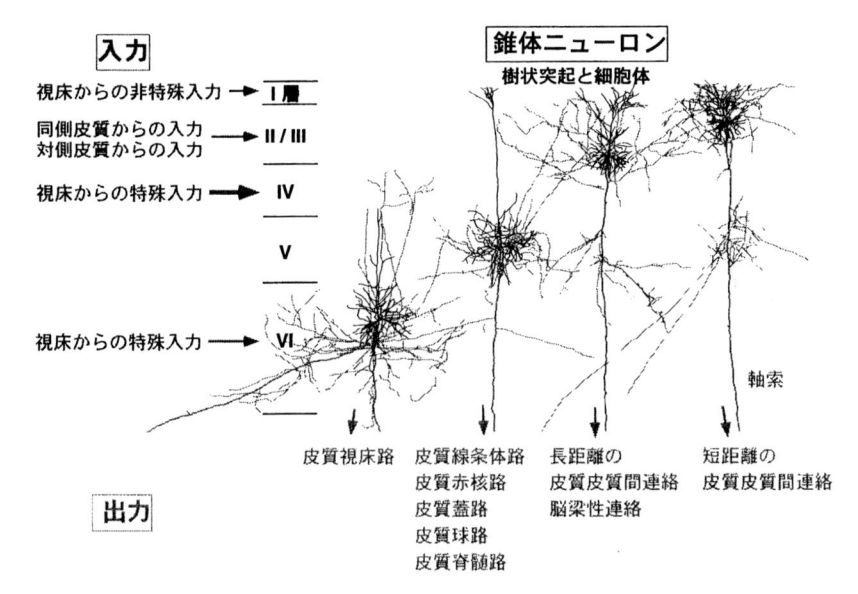

**図 12.3 大脳皮質の入出力**
皮質への入力の最も重要なものは視床からIV層への入力である．他の皮質領域からの入力は主にII/III層に入る．一方，各層に分布する錐体細胞はそれぞれ出力先が決まっている．II/III層からは他の皮質領域への出力が，V層からは皮質下の神経核などへの出力がVI層からは視床へのフィードバック出力がでる．ここで，錐体細胞の軸索突起は豊富な軸索側枝を局所の皮質内に出していることに注目されたい．

髄・脳幹などに出力し，VI層の錐体細胞は皮質への入力源である視床へフィードバックしている．これらの錐体細胞は皮質領域外へ出力するばかりでなく，皮質局所に軸索側枝を多数出力して皮質中の情報処理にも重要な機能をもっていると考えられる．これらが興奮性皮質内局所回路の主要な構成成分になるわけだが，これらの神経軸索の分布を知っているだけでは局所のニューロン連絡を理解したことにはならない．というのは，神経の細胞体はそれぞれ投射部位に従って各層に分かれて存在しているが，その尖状樹状突起は層の境を越えて上方まで分布し，自分の細胞体が存在する層以外においてもたくさんの情報を受け取っていると考えられるからである．したがって，各層のニューロンの軸索突起から各層のニューロンの樹状突起への結合を実際に可視化して調べないことには神経回路についてわからないことになる．

いままで，ゴルジ染色法の手法によってニューロンの各突起を可視化して，皮質局所のニューロン連絡が調べられてきた（図 12.4）[11]．しかしこの手法ではニュ

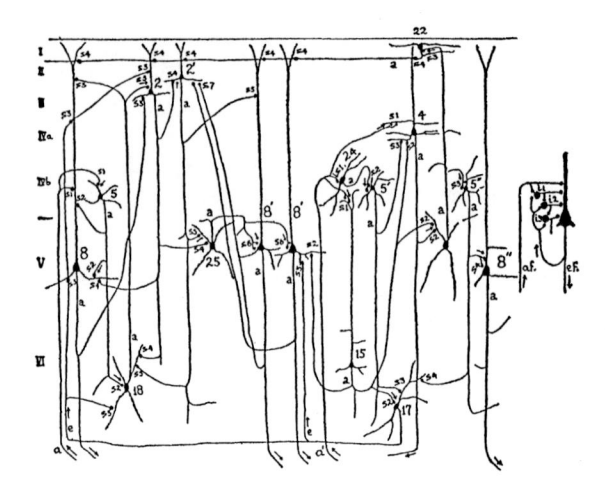

**図 12.4** Lorente de Nóによる皮質内局所回路のまとめ
Lorente de Nó[11]はゴルジ染色法によってラット大脳皮質のニューロン連絡を丹念に研究し，このような神経連絡の存在を明らかにした．しかし，この図は定量的な結果ではなく，こういう神経連絡が定性的に存在したことの証明にしかなっていない．

ーロンの軸索突起の染色が不十分であること，染色されるニューロンはまったくランダムに選ばれるので定量的解析にならないことなどの欠点があった．筆者らの研究室では，こうしたゴルジ染色法の欠点を克服して，局所神経回路をなんとか明らかにしようと"From one to group"という戦略を立てて実験している（図12.5）．電気的な性質と化学的な性質をつきとめた1個のニューロンを細胞内染色してその皮質内軸索側枝の全体を可視化する．加えて，何らかの機能でひとくくりにされるニューロンの1群を，別の手段で，樹状突起の末端まで可視化する（以下"ゴルジ染色様"と表現する）．こうして1個のニューロンから1群のニューロンへ，"From one to group"に，神経連絡の様相を研究し，ニューロンの組合せのいろいろなパターンを調べあげようというわけである．このようにすれば最終的には，皮質内の局所の，すなわちカラムとその近傍のカラムにおける神経回路のデザインが決定できるであろうと考えている．この方法にとって，"機能で一括りにされるニューロンの一群をゴルジ染色様に樹状突起を末端まで可視化できること"が重要であるが，ここで紹介できるのは皮質の投射ニューロンをそのニューロンのもつ化学的特性によって，あるいは逆行性標識法によって（すなわち，投射先によって区別して）ゴルジ染色様に標識する手法である．

## 12.3 大脳皮質の局所回路

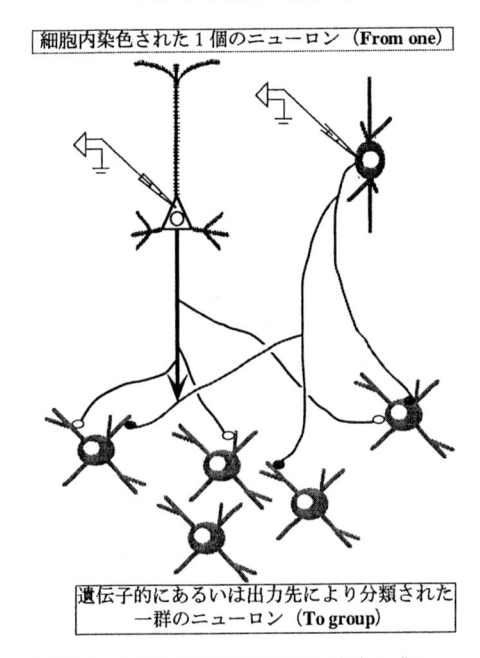

**図 12.5** 大脳皮質の局所回路を研究する"From one to group"の戦略
1個のニューロンを細胞内染色し，その軸索突起の全体を黒く可視化する．次に，投射先・遺伝子発現などの何らかの機能でまとめられた一群のニューロンをゴルジ染色様に樹状突起の末端まで赤く標識する（方法については図12.7参照）．こうして神経結合の有りさまを定量的に解析する．

　ネコの大脳皮質のIII層とV層の錐体細胞は非リン酸化型のニューロフィラメント蛋白を特異的に発現していて，非リン酸化型ニューロフィラメント蛋白質に対する抗体を用いると，これらの錐体細胞がゴルジ染色様に標識される[4,5]．運動野ではBetzの巨細胞をすべて含むV層の錐体細胞の多くがゴルジ染色様に標識されるので，皮質脊髄投射ニューロンなどの出力ニューロンのよいマーカーであるといえる．この染色を"group"の可視化に利用して，運動皮質の局所回路の一部を解析してみた．

　運動皮質II/III層の錐体細胞は体性感覚皮質から入力を受けている[4]．体性感覚皮質を刺激しながら，運動皮質II/III層で細胞内記録をとっていると2種類の反応があった．単シナプス性と考えられるEPSPと多シナプス性と考えられるもの

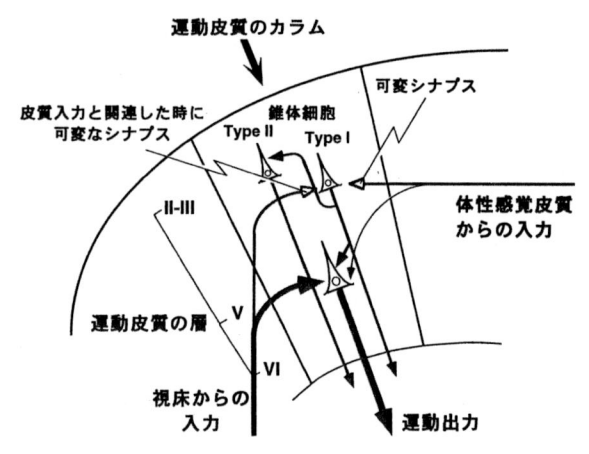

**図 12.6** ネコの運動皮質における皮質カラム内の神経連絡
体性感覚皮質からの可変入力が皮質Ⅲ層の Type Ⅰ 錐体細胞に直接入力する．この錐体細胞からⅤ層の錐体細胞(運動出力ニューロン)あるいはⅡ/Ⅲ層の Type Ⅱ 錐体細胞に情報が受け渡される．Ⅴ層の運動出力ニューロンは主として視床を介する小脳からの入力によって駆動されているが，Ⅲ層 Type Ⅰ 錐体細胞を介した体性感覚皮質からの入力によって修飾されていると考えられる（文献5を改変）．

である．このうち，単シナプス性の入力については長期増強などの可変性を有するシナプスであることがわかっている．こうした記録をとった後に細胞内染色するための物質を注入し，脳を固定した．細胞内記録を取ったニューロンを軸索突起の末端まで黒く染色した後に，非リン酸化型ニューロフィラメント蛋白質に対する抗体を用いてⅢ層とⅤ層の錐体細胞をその樹状突起まで赤く染色した[5]．こうしたニューロン間の連絡を調べると，単シナプス性の入力を受けていたⅢ層錐体細胞（type Ⅰ）の軸索側枝はⅤ層の錐体細胞に数多く出力していた（図12.6）．一方，多シナプス性の入力を受けていた錐体細胞（type Ⅱ）は，単シナプス性の入力を受けていた錐体細胞よりやや表層に分布していて，Ⅴ層の錐体細胞にはほとんど出力していなかった．したがって，運動皮質では体性感覚皮質からの可変な入力をⅢ層の錐体細胞が受けて，Ⅴ層の運動出力ニューロンに直接影響を与えていることがわかった．一般に，運動皮質では視床を介して小脳からの入力がⅤ層の運動出力ニューロンを駆動していると考えられるが，体性感覚皮質からの入力がこの回路をいろいろ修飾していると思われる．実際，体性感覚皮質を壊すと，すでに学習した運動技能は損なわれないが，分節的運動学習ができなくなること

## 12.3 大脳皮質の局所回路

が報告されている[1]．

上記の手法では，なぜ非リン酸化型のニューロフィラメント蛋白が一部の錐体細胞にのみ存在しているのか今のところわかっていないし，手法としての一般性もなかった．そこで，筆者らは最近，大脳皮質の出力ニューロンを逆行性にゴルジ染色様に標識する手段を開発した[8]．この手法では，V層の錐体細胞とVI層の錐

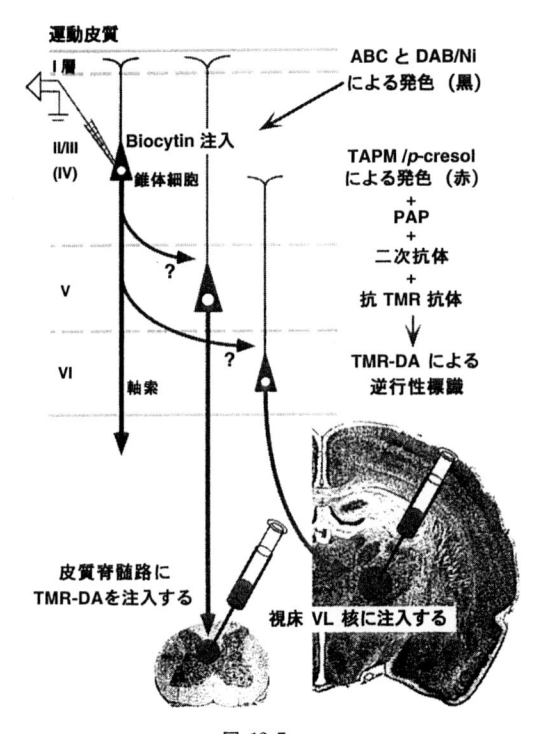

**図 12.7**
大脳皮質のV層あるいはVI層の錐体細胞を前もって逆行性にtetramethylrhodamine-dextran amine (TMR-DA) で標識したラットの脳スライス標本を用いて，III層の錐体細胞を細胞内染色して運動皮質のニューロン連絡を調べる．細胞内に注入した biocytin を avidin-biotinylated peroxidase complex (ABC) 法と diaminobenzidine (DAB)/nickel 発色法で黒く染色する．さらに，逆行性に取り込まれたTMR-DAを抗TMR抗体による peroxidase-anti-peroxidase (PAP) 法と Tris-aminophenylmethane (TAPM)/$p$-cresol 発色法とで赤く標識する．こうして，1個の皮質III層の錐体細胞からV層皮質脊髄投射ニューロンのグループあるいはVI層皮質視床投射ニューロンのグループへの出力を定量的に検討する．

体細胞を染め分けることができる．前もって大脳皮質の出力ニューロンを逆行性に標識したラットの大脳皮質スライス標本を用いて，微小ガラス電極を用いて細胞内標識をする(図12.7)．固定後，細胞内標識と逆行性標識を上記と同様に二重染色してみると，II/III層の錐体細胞からV層の皮質脊髄投射ニューロンへの入力は多いが，VI層の皮質視床投射ニューロンへの入力は少ないことがわかった（ほぼ4：1の割合）[10]．この結果は，視床からの情報がまずIV層に入力され（図12.3を参照），カラム内でII/III層に送られ，他の大脳皮質カラムのII/III層と連絡した上で処理されてV層に送られ，V層の錐体細胞から最終的に出力される（図12.3）という従来の図式を支持するものであった．一方で，VI層の皮質視床投射ニューロン（錐体細胞）への入力の観点からみると，II/III層・V層の錐体細胞からの入力は少ないが，IV層の興奮性ニューロンからの入力は多いことがわかった（未発表）．このことは，VI層の錐体細胞がII/III層・V層の情報処理からは比較的に独立していることを意味するわけで，VI層錐体細胞は皮質情報処理の結果を視床にフィードバックするという従来の考え方とは少し相容れないところがある．VI層は視床の入力を直接受け入れており，IV層を経た入力とともにあまり処理されていない情報を視床に返していることになる．真のフィードバックシステムであるならば処理後の情報を戻すべきであり，VI層には別の役割があるのではなかろうか．

　筆者らの上記のような研究ばかりでなく，最近はシナプス連絡している2個のニューロンを同時記録する研究が進んでいる．こうした研究では皮質内の情報の流れの全体像はつかめないが，1個のニューロンが他のニューロンにどのような影響を局所で与えているかという，皮質の構成要素の反応特性がさらに詳しく判明するであろう．このような生理学的・形態学的な研究によって，皮質内でのニューロン間の連絡が少しずつわかりはじめてきている．しかし，まだまだ解析のためのツールが不十分なので，現在，筆者らの研究室では遺伝工学を応用して，ウイルスベクターを逆行性に感染させて細胞膜に局在するように設計された外来蛋白質を発現させ，皮質間の結合を担っているII/III層の錐体細胞をゴルジ染色様に標識する手法を開発している．また，皮質のGABA作動性のインターニューロンについてはこうした逆行性の標識手段はとれないので他の手段を考えている．12.4節のところで述べたように，インターニューロンは神経ペプチド・カルシウム結合蛋白質・神経伝達物質の合成酵素・受容体・イオンチャネルなどによって

化学的に分類されるので，これらの蛋白質・ペプチドの遺伝子プロモーターの特異性を利用して，細胞膜に局在するように設計された外来蛋白質をプロモーター特異的に発現するトランスジェニックマウスを作製する試みを始めている．これらの新しいツールを駆使すれば，いずれ皮質内の局所神経回路のアウトラインが描けるものと信じている．

## 12.4　大脳皮質の神経回路の原則

　皮質の構成要素・局所連絡がわかったとして大脳皮質の神経回路の理解について十分だといえるだろうか？　もちろん，皮質領野間の階層性によって情報処理のレベルが上昇するあるいは下降するという問題があるが，ここでは別の側面を強調しておきたいと思う．すなわち，大脳皮質と皮質下の神経核（図 12.8）との連絡にとって，原則となる以下3つのことを視野に入れなくてはならない．
（1）　大脳皮質の各領域はそれぞれ対応する視床核をもっていて，そこから入力を受け，入力する視床核へ興奮性にフィードバック出力するというきわめて密な関係が存在している．
（2）　ほとんどすべての大脳皮質領域は大脳基底核の線条体（尾状核と被殻）に出力する．基底核の演算結果は主として運動系の皮質領域に視床を介して戻される．
（3）　ほとんどすべての大脳皮質領域は脳幹の橋核を介して小脳に入力する．そしてその演算結果は，大脳皮質の運動領域に戻ってくる．

　このような大脳皮質の連絡の一般原則は，皮質神経回路の特性を考えるときに考慮から外してはいけない．というのは，皮質局所の情報処理がもし 40 Hz 程度のスピードで行われている（11章参照）と仮定すると，こうした視床・線条体・小脳への入出力も同程度の時間（～25 msec）で十分可能になるからである．つまり，これらの皮質下部位は空間的には遠いのだが，時間的には皮質内と同程度の距離にある．したがって，大脳皮質で情報処理がなされてその結果がこれらの皮質下部位に伝達され，またそれらの部位での情報処理が終わると皮質に戻されて次のステップに進むというシリアルな描像はあまり正しくない．反対に，皮質内で情報処理をしているまさにその時間スケールで，並行して皮質外で処理された情報が皮質情報処理に影響すると考えなくてはならない．いいかえれば，皮質と

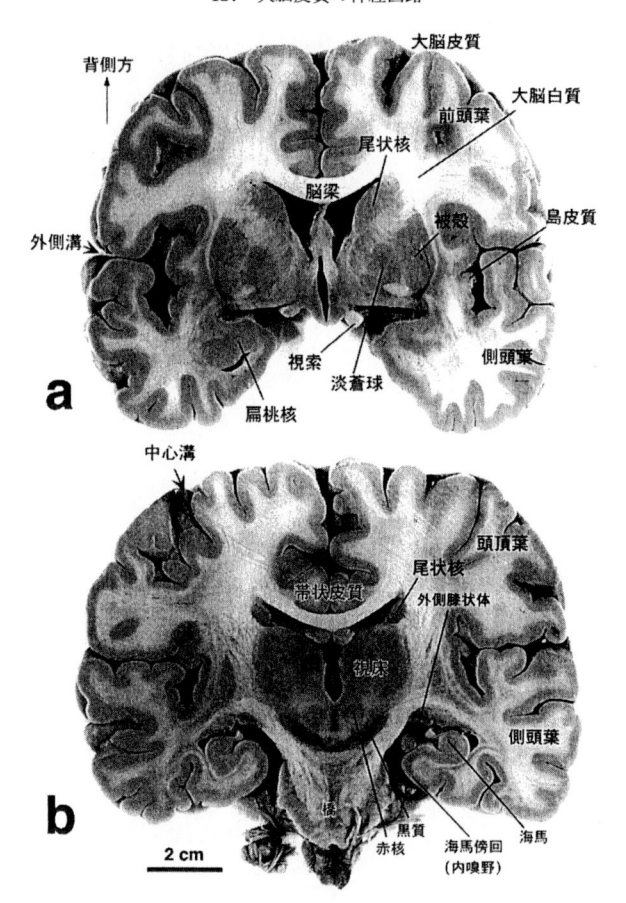

**図 12.8 大脳皮質下の構造**
ヒトの大脳皮質を額に平行な面で切った断面を，大脳基底核を主に通るレベル (a) とそれより後方の視床を主に通るレベル (b) で示す．尾状核・被殻・淡蒼球・黒質は大脳基底核とそれに関連する部位である．赤核と橋に存在する橋核は小脳に関連する神経核である．視床はさらに亜核に分類されそれぞれ対応する大脳皮質をもつ．外側膝状体も機能的には視覚皮質に対応する視床核に分類される．皮質下の大脳白質は皮質への入出力の神経軸索，皮質間を連絡する神経軸索からなる．また，脳梁という神経軸索の束が左右の大脳皮質を連絡しているのがみえる．

それに直結する皮質下部位とを，一塊となったダイナミカルなシステムとしてとらえなくてはならないということになる．こういった描像は，離れた皮質領域間でも同様に考慮しなければならないであろう．大脳皮質とそれに直結する神経構

造が一塊として作用するからこそ,われわれの脳は巨大なダイナミカルシステムとして統一されて,意識・内的時間などといったシステムの統一を必要とする"神秘的"機能を実現しているのかもしれない.　　　　　　　　　　　（金子武嗣）

## 文　献

1) Asanuma, H. and Keller, A. (1991) Neurobiological basis of motor learning and memory. *Concepts in Neuorscience* **2**(1) : 1-30.
2) Brodmann, K. (1909) Vergleichende Lokalisationlehre der Grosshirnrinde in ihren Prinzipian dargestellt auf Grund des Zellenbaues, J. A. Barth, Leipzig, 324 pp.
3) Kaneko, T., Shigemoto, R., Nakanishi, S. and Mizuno, N. (1994) Morphological and chemical characteristics of substance P receptor-immunoreactive neurons in the rat neocortex. *Neuroscience* **60**(1) : 199-211.
4) Kaneko, T., Caria, M. A. and Asanuma, H. (1994) Information processing within the motor cortex. I . Responses of morphologically identified motor cortical cells to stimulation of the somatosensory cortex. *J. Comparative Neurology* **345**(2) : 161-171.
5) Kaneko, T., Caria, M. A. and Asanuma, H. (1994) Information processing within the motor cortex. II. Intracortical connections between neurons receiving somatosensory cortical input and motor output neurons of the cortex. *J. Comparative Neurology* **345**(2) : 172-184.
6) Kaneko, T., Kang, Y. and Mizuno, N. (1995) Glutaminase-positive and glutaminase-negative pyramidal cells in layer VI of the primary motor and somatosensory cortices: a combined analysis by intracellular staining and immunocytochemistry in the rat. *J. Neuroscience* **15** : 8362-8377.
7) Kaneko, T. and Mizuno, N. (1996) Spiny stellate neurones in layer VI of the rat cerebral cortex. *NeuroReport* **7** : 2331-2335.
8) Kaneko, T., Saeki, K., Lee, T. and Mizuno, N. (1996) Improved retrograde axonal transport and subsequent visualization of tetramethylrhodamine (TMR)-dextran amine by means of an acidic injection vehicle and antibodies against TMR. *J. Neuroscience Methods* **65**(2) : 157-165.
9) Kaneko, T., Murashima, M., Lee, T. and Mizuno, N. (1998) Characterization of neocortical non-pyramidal neurons expressing preprotachykinins A and B : A double immunofluorescence study in the rat. *Neuroscience* **86**(3) : 765-781.
10) Kaneko, T., Cho, R-H., Li, Y.-Q., Nomura, S. and Mizuno, N. (2000) Predominant information transfer from layer III pyramidal neurons to corticospinal neurons. *J. Comparative Neurology* **423**(1) : 52-65.
11) Lorente de Nó, R. (1949) Cerebral cortex : Architecture, intracortical connections, motor projections. In Physiology of the Nervous System, 3rd ed., ed by Fulton, J. F., pp. 288-330, Oxford University Press, London.
12) Taki, K., Kaneko, T. and Mizuno, N. (2000) A group of cortical interneurons expressing $\mu$-opioid receptor-like immunoreactivity : a double immunofluorescence study in the rat cerebral cortex. *Neuroscience* **98**(2) : 221-231.

# 13. 位相ダイナミクスを用いた同期現象の解析

われわれも含め生物が生物たるゆえんは，環境に対して柔軟に適応し，経験を通じて生存のための戦略を獲得していく自律性にあるといえる．それを可能にしているものが，単純な条件反射から意識や思考などの高度な情報処理までを担っている神経系である．そのメカニズムを解明する際に最初に問題となるのが，ニューロンの活動にいかに情報がコードされているか？ということである．一昔前までは，単位時間当たり平均何発のスパイクが発生するかを示す平均発火率の大小に情報がコードされており，スパイクの時間構造はランダムで情報をコードするのには適さないと考えられていた．しかし，最近のいろいろな神経生理学の実験から，各ニューロンのスパイクが時間的な相関をもつことで，より柔軟に外界の情報を処理しているかもしれない可能性が示唆されている．視覚野の例では，同一の物体に属する色や形などの刺激をニューロンの同期発火を用いることでグループ化することで，多様な組合せがありうる外界の刺激に対しても効率よく対応することが可能になることが期待される[3,8]．このように，従来の平均発火率の観点ではノイズ的な構造として無視された時間スケールの短いスパイク間の相関が，実は神経系の情報処理に重要な役割を果たすかもしれない可能性に近年注目が集まっている．この可能性の是非に関しては現在も議論が継続中であるが，本章では神経系における同期・非同期の問題に対してどのような理論的な研究が可能であり，その結果どのような知見が得られるかを概観する．

## 13.1 ニューロンの数理モデル

ニューロンの電気的活動は，その背後にあるいろいろなイオンチャネルの開閉

## 13.1 ニューロンの数理モデル

によるイオン濃度のダイナミクスに支配されている．HodgkinとHuxleyがはじめて明確に定式化したコンダクタンスベースのモデル（2章参照）は，電気生理学の実験データと比較可能なレベルでよく現象を説明できるため，現在も実際のニューロンの電気的特性を研究するために広く用いられている[5,6]．一般的なモデルの形式は次のようなものである．

$$C_m \frac{dV}{dt} = -\frac{(V-E_L)}{R_m} - I_{\text{ionic}} - I_{\text{synaptic}} \tag{13.1}$$

$C_m$ は膜容量，$R_m$ は膜抵抗，$E_L$ は膜を通してのリーク電流の反転電位である．$I_{\text{ionic}}$ は種々のイオンチャネルによる電流であり，一般的に次のような形式で表現できる．

$$I_{\text{ionic}} = g_{\text{ion}} m^p h^q (V - E_{\text{ion}}) \tag{13.2}$$

ここで，$g_{\text{ion}}$ は対応するイオン電流の最大コンダクタンスである．また，$m$ と $h$ はチャネルの活性化と不活性化を表現する力学変数（0と1の間の値をとる）であり，関連するゲートの開いている確率と考えることができる．$p$ と $q$ はそれぞれの関係するゲート数を示す0以上の整数である．例えば不活性化の起こらないチャネルでは $q=0$（すなわち $h^q=1$）となる．また，これらの力学変数（まとめて $x=m, h$ と表記する）は次のダイナミクスに従う．

$$\frac{dx}{dt} = \alpha(V)(1-x) - \beta(V)x \tag{13.3}$$

$$= -\frac{x - x_\infty(V)}{\tau_x(V)} \tag{13.4}$$

ここで，$\alpha(V)$ はゲートが閉じた状態から開く状態へ遷移する確率を表し，$\beta(V)$ はその逆の過程を表す遷移確率である．$\alpha(V)$ は一般に現在の膜電位 $V$ に依存して非線形に変化する特性をもち，典型的な例では活性化のゲートでは電位に対して単調に増加し，不活性化のゲートに対しては単調に減少する特性をもつ（$\beta(V)$ は逆である）．このダイナミクスは単純な緩和過程とみなせ，$\tau_x(V) = 1/(\alpha(V) + \beta(V))$ は緩和時間，$x_\infty(V) = 1/(\alpha(V) + \beta(V))$ は緩和していく平衡値を表す．具体的な例として，スパイク生成の基本となる Na$^+$ チャネルと K$^+$ delayed rectifier の2つのイオンチャネルの形は以下のようになる．

$$I_{\text{ionic}} = g_{\text{Na}} m_{\text{Na}}^3 h_{\text{Na}} (V - E_{\text{Na}}) + g_{\text{K(DR)}} n_{\text{K}}^4 (V - E_{\text{K}}) \tag{13.5}$$

$m_{\text{Na}}$，$h_{\text{Na}}$，$n_{\text{K}}$ のダイナミクスに関しては，ここでは詳しく述べないが，スパイク生成の概略は以下のとおりである．外部入力などにより $V$ がある程度上昇する

と，時間スケールとしては $m$ が一番早いため，結果として最初に $Na^+$ チャネル（$E_{Na}$＝約 50 mV）が開き，電位が急激に上昇する．その後，$Na^+$ チャネルは不活性化の効果で閉じ，同時に $K^+$ チャネル（$E_K$＝約 $-77$ mV）が開いて電位がもとの静止膜電位へ戻る．

これ以外に重要なものとして，膜電位 $V$ ではなく，カルシウムイオンの濃度 $[Ca^+]$ に依存するチャネルも多数知られており，バースト発火やシナプス結合における学習などに重要な役割を果たしていると考えられている．これらをモデル化する場合は，$\alpha([Ca^{2+}])$ や $\beta([Ca^{2+}])$ のカルシウム依存性を定めるとともに，カルシウムイオン濃度の細胞内でのダイナミクスもモデル化する必要がある．カルシウムダイナミクスの最も単純なモデルでよく用いられるものとして指数関数的な減衰を仮定したものがある．その際の時定数はカルシウムバッファーやポンプなどの諸々の全体的な効果を非常に大ざっぱに表現したものと考えられる．

また，チャネルの分布は細胞体や樹状突起の種類や部位（先端部か基底部かなど）に依存して変化していることも知られている．これを素直にモデル化すると時空間連続の偏微分方程式を取り扱う必要があり，境界条件（細胞の形状など）も含めて考えると非常に煩雑で数値的に解く場合でも非常に手間がかかる．これに対してより簡単化したモデルとして，ニューロンをいくつかの代表的な部位に切り分け，隣接する部位の相互作用を考えることでニューロンのダイナミクスをモデル化したコンパートメントモデルも用いられる．

最後にニューロンがシナプス結合している場合の取扱いに関して簡単に述べよう．よく用いられるのは，シナプス後膜電流を現象論的に再現した次のモデルである．

$$I_{\text{synaptic}} = g_{\text{syn}} \alpha(t)(V - E_{\text{syn}}) \tag{13.6}$$

ここで反転電位 $E_{\text{syn}}$ の典型的な値は興奮性結合の場合は 0 mV，抑制性結合の場合は $-90$ mV 付近の値を設定する．また，$g_{\text{syn}}$ は最大コンダクタンス，アルファ関数 $\alpha(t)$ は発火時刻を 0 として次のような形をしている関数である．

$$\alpha(t) = \frac{t}{\tau} \exp\left(-\frac{t-\tau}{\tau}\right) \tag{13.7}$$

このアルファ関数は時間とともに 0 から増加し，時刻 $\tau$ で最大となった後再び 0 へ減衰する．通常 $\tau$ は数 msec の値をとる．これ以外にも，増加と減少の時定数が異なるより一般的な関数や，新たな活性化の変数を導入し動的に取り扱う方法も

存在する．

## 13.2 位相ダイナミクスへの自由度の逓減

いままでみたように，ニューロンの発火を記述する数理モデルは変数の数も多く非線形であり，理論的に取り扱うのは困難を伴う．かといって一足飛びに単純な integrate-and-fire モデル（2章参照）にいくと，種々のイオンチャネルの役割や神経伝達物質による修飾作用の影響がいっさい抜け落ちる可能性がある．実際，同期現象に関してはある種のイオンチャネルの存在やシナプス結合のチャネルの開閉の時定数が重要な影響を与えることが知られており，これらの要素は integrate-and-fire モデルを単純に結合したモデルでは考慮することはできない．電気生理学的知見をむだにせず，発火のタイミングを自然に表現でき数理的にも取扱いが容易なモデルとはどのようなものであろう？ 発火のタイミングを表現するという観点で考えると，式 (13.1) や式 (13.4) の形は不必要に複雑すぎる．そこで登場するのは非線形物理学の分野で有効であった自由度の逓減という概念である．これは，もとのダイナミクスの特性を保持しつつ注目すべき必要な少数の変数に自由度を減らして力学系を記述しようという考えである．

話をわかりやすくするために，周期的な発火状態にある1つの神経系を考えよう．ここでいうある神経系とは，1つのニューロンでもよいし，複数のニューロンから構成されるニューロン集団でもよいが，十分安定な周期的発火に対応する解があると仮定する．そのような系のダイナミクスは，式 (13.1) や式 (13.4) のように，膜電位やイオンの濃度，チャネルの活性化などの複数の状態変数 $X_i$ で記述できるであろう．簡便さのために $X_i$ をベクトルとしてまとめて $\vec{X}$ と表記すると，系のダイナミクスは一般に $d\vec{x}/dt = \vec{F}(\vec{X})$ と記述できる．このような系がシナプス結合のような外力 $\vec{p}(\vec{X}, t)$ を受けたとすると，ダイナミクスは

$$\frac{d\vec{X}}{dt} = \vec{F}(\vec{X}) + \vec{p}(\vec{X}, t) \tag{13.8}$$

と記述できる．ここで，仮定より $\vec{p}=0$ のとき安定周期解 $\vec{X}_0(t)$ が存在する．

位相空間 $\vec{X}_i$ において力学系 (13.8) の周期解 $\vec{X}_0(t)$ の軌道を描くと，その周期 $T$ で1つの閉曲線 $C$ をつくり，図13.1のようになる．便宜上1つのニューロンの周期的発火と仮定して話を進めると，時間の経過とともに系の状態は軌道上を

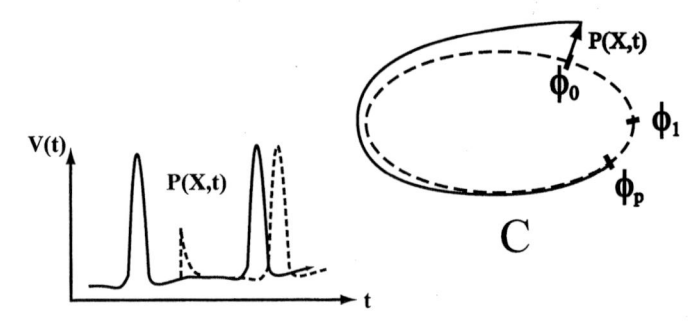

**図 13.1** 外力の攪乱とスパイクタイミングのずれ
外力 $p(X,t)$ で摂動を受けても軌道の安定性により直交方向の成分は減衰し，最終的には位相方向のずれとして影響が残る．

周回していくわけだが，ニューロンの発火に対応する場所がどこかに存在する．その場所を起点として，一定の時間間隔で軌道上に印をつけ，それを新たな座標変数と考えよう．その変数を位相 $\phi_i$ と呼び，0 から始まりちょうど $2\pi$ の値で起点に戻ってくるように定義する．すなわち，この新しい座標 $\phi_i$ では周期解は $\phi_i = \omega t + \varphi_0$ と表せる．ここで $\varphi_0$ は初期条件により決まる定数である．定義からわかるとおり，$\phi_i = 0$ で系は発火しており，位相という量はまさに発火のタイミングを表現している．

相互作用 $\vec{p}(\vec{X},t)$ は弱い摂動と仮定すると，非摂動解 $\vec{X}_0(t)$ からのずれは小さいと考えられる．すなわち，軌道と直交する方向に関しては多少ゆらぐだけで，そのゆらぎの影響は結局中立安定である軌道方向のずれとしてマクロに現れてくる．結論として，相互作用は互いの位相関係（すなわち発火タイミング）に影響を与え，結局 $\phi_i$ のダイナミクスとして閉じた形で表せることが期待できる．直感的には，軌道と直交するような成分のずれはニューロンのスパイクの波形の変形に対応しており，軌道方向に沿った成分である位相はその波形の時間的な位置を表現しているといえる．相互作用の影響が，スパイクの波形が崩れるほど強くなく，スパイクの発火のタイミングに影響がでるような状況を考えているわけである．ただし，ここでの説明はきわめて大ざっぱなものであり，詳しくは文献 5 を参照されたい．

### a. 位相反応曲線

前節の考えに基づいた理論的な解析により，結論として次のような外部からの摂動が位相への影響を示す方程式が得られる．

## 13.2 位相ダイナミクスへの自由度の逓減

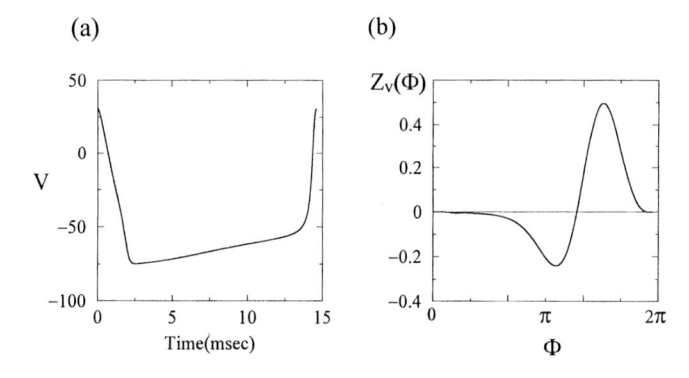

(a)  (b)

**図 13.2** Hodgkin-Huxley 方程式の場合
(a) 周期解における膜電位 $V(t)$ の変化．(b) 対応する位相応答関数の膜電位に関する成分 $Z_V(\phi_i)$．パラメータは $g_{Na}=120$ mS/cm², $g_K=36$ mS/cm², $R_m^{-1}=0.3$ mS/cm², $E_{Na}=50$ mV, $E_K=-77$ mV, $E_l=54.4$ mV, $C_m=1$ μF/cm².

$$\frac{d\phi}{dt} = \omega + \vec{Z}(\phi) \cdot \vec{p}(\vec{X}_0, t) \tag{13.9}$$

ここで，$\omega$ は周期解の振動数を表す．位相応答関数 $\vec{Z}(\phi_i)$ は $\vec{Z}(\phi_i) = \mathrm{grad}\,\vec{X}_0 \phi_i$ で与えられ，位相 $\phi$ で加えた外力 $\vec{p}(\vec{X}_0, t)$ に対する振動数への影響を表現している．

抽象的な議論だけでは感覚がつかみにくいかもしれないので，具体的に Hodgkin-Huxley 方程式で計算してみよう．周期的発火を起こすパラメータ（刺激電流 $I_{ext}=10.0$ mA/cm²）で計算した結果が図 13.2 である[4]．位相 $\phi=0$ は膜電位が最も大きい値をとる瞬間に基準をとってある．$Z_V(\phi)$ が $\phi\sim 0$ 付近では 0 であるが，これは発火直後は不応期のためいくら膜電位を変化させても影響がでないことを意味している．$Z_V(\phi)$ が正の値をもつ領域では，式 (13.9) の定義から明らかなように膜電位を上げると振動数が増加し，したがって次のスパイクの発火が早まる．ここで注目すべきは，ある位相の範囲では $Z_V(\phi)$ が負の値をとることである．これは，この位相に対応するタイミングで膜電位を上げると，次のスパイクの発火が遅れることを意味する．このようなことは，integrate-and-fire モデルでは起こりえず（電位を上げると常に発火が早まる性質をもつことは直感的に明らかであろう），一見われわれの素朴な直感に反する結果に思える．しかし，実際に数値計算で膜電位にいろいろなタイミングで擾乱を与えてみると，事実あるタイミング

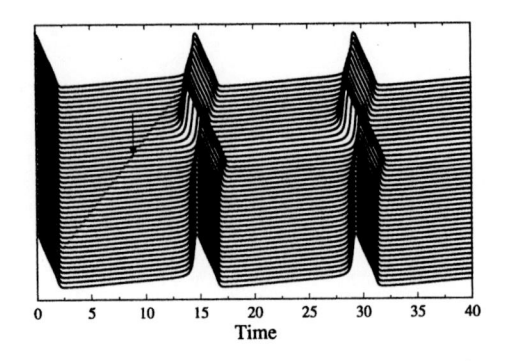

**図 13.3** Hodgkin-Huxley モデルの電位刺激に対する反応
周期発火している状態で，途中にさまざまなタイミングで微小な擾乱（わずかな電位上昇）を与え，次の発火時刻のずれを計算．矢印で示されたタイミングで刺激するとスパイン発火が遅れることがわかる．

ではスパイクの発火が遅れることがわかる（図 13.3）．遅れの理由は，このタイミングで電位を上げると $Na^+$ チャネルよりも $K^+$ チャネルを開く効果が大きくて脱分極を遅らせ，結果として発火が遅れるのが要因であると考えられる．これは神経細胞の発火に対して単純な integrate-and-fire 型の過程を考えて結果を予想したりモデル化する場合の危険性を示す良い一例である．また，この結果はある一定の弱いランダムなバックグラウンドの入力があるときに，場合によっては入力がない場合と比べて発火が起こりにくくなることがあることも意味している．

**b. 同期・非同期**

前節の位相応答関数 $\vec{Z}(\phi_i)$ は注目しているニューロン単体の力学的性質から決まるが，ニューロンを相互に結合した場合の挙動は結合のダイナミクスにも依存する．ここで周期的に発火しているニューロンを結合した場合に，そのスパイクが同期するかどうかを理論的に考察してみよう．シナプス結合のダイナミクスに関しては，ここでは式 (13.7) と式 (13.6) で記述されるものを採用する．結合は興奮性結合（すなわち，反転電位 $E_{syn}=0$ mV）を考え，$\tau$ に関してはいろいろ値を変化させ同期現象への影響を調べることとする．2 つのニューロンの相互作用関数 $\Gamma(\phi)$ は位相応答関数 $\vec{Z}(\phi_i)$ を用い，いろいろなタイミングでの結合の寄与を積分して，次のように計算できる．

## 13.2 位相ダイナミクスへの自由度の逓減

$$\Gamma(\phi) = \vec{Z}(\phi) \cdot \vec{p}(\vec{X_0}, t)$$
$$\sim \frac{1}{T} \int_0^T Z_V(t) \left(-g_{\text{syn}} \alpha(t-\phi)\right) \left(V(t) - E_{\text{syn}}\right) dt$$

ここで, $Z_V(t)$ は位相応答関数の $\vec{Z}(\phi)$ の電位成分である. 位相の変化は周期解の周期よりもゆっくり変化すると考え, その周期で結合の影響を平均した. 式 (13.10) から計算した相互作用関数 $\Gamma(\phi)$ を用いて同じ2つのニューロンを対称に結合したモデルを考えると, それぞれの対応する位相変数を用いてダイナミクスは次のように書ける.

$$\frac{d\phi_1}{dt} = \omega + \Gamma(\phi_1 - \phi_2)$$

$$\frac{d\phi_2}{dt} = \omega + \Gamma(\phi_2 - \phi_1)$$

ここで, $\phi_1$ と $\phi_2$ はそれぞれのニューロンの発火タイミングに対応する位相変数, $\omega$ はニューロンの振動数である. 相互作用を表す $\Gamma(\phi)$ は $\Gamma(\phi) = \Gamma(\phi + 2\pi)$ を満たす $2\pi$ の周期関数である. これからニューロン間の位相差 $\Delta\phi = \phi_1 - \phi_2$ のダイナミクスは, 上式の差をとることで次の式に従うことがわかる.

$$\frac{d\Delta\phi}{dt} = \Gamma_{\text{odd}}(\Delta\phi), \qquad \Gamma_{\text{odd}}(\phi) = \Gamma(\phi) - \Gamma(-\phi) \qquad (13.10)$$

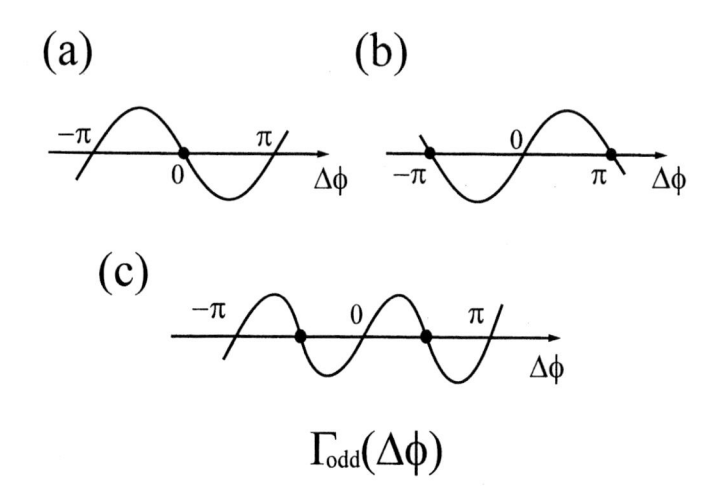

**図 13.4** 位相差の相互作用関数 $\Gamma_{\text{odd}}(\phi)$ と安定解
軸との交点が平衡解となる. その中で黒丸は安定解を表す. そうでない交点は不安定解となる. (a) 同期解が安定な場合. (b) 非同期解が安定な場合. (c) 同期解と非同期がともに不安定で, ある有限位相差が安定である場合.

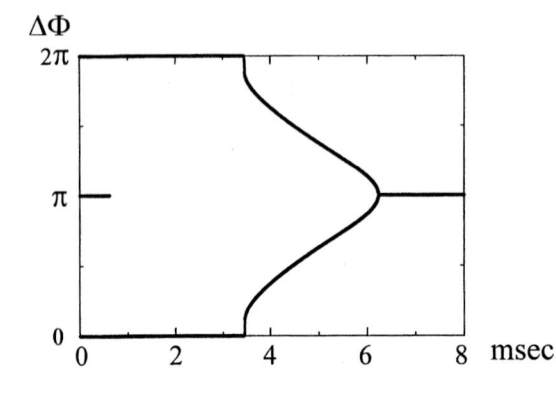

**図 13.5** 興奮性シナプス結合の時定数 $\tau$ と安定位相差の関係

ここで，$\Gamma_{\text{odd}}$ は相互作用関数の奇関数部分である．

この式から安定解 $\Delta\phi_{\text{stable}}$ の条件は，

$$\Gamma_{\text{odd}}(\Delta\phi_{\text{stable}}) = 0 \quad \text{かつ} \quad \Gamma'_{\text{odd}}(\Delta\phi_{\text{stable}}) < 0 \qquad (13.11)$$

であることがわかり，$\Gamma_{\text{odd}}$ のグラフをみれば，図 13.4 のように安定解と不安定解が一目瞭然に判明する．

実際に Hodgkin-Huxley 方程式の場合に適用してみると，横軸を $a$ 関数の時定数 $\tau$ に，縦軸を位相差の解にとると図 13.5 のようになる[7]．生理学的に妥当な時定数は数 msec オーダーの値であるが，その範囲で時定数が小さいときは同期解 $\Delta\phi = 0$ が安定であるが，大きくなるに従って有限位相差 $\Delta\phi \neq 0$ が安定となり，最後にはちょうど半位相ずれた状態が安定となることがわかる．このことから，直感的に興奮性結合は同期現象に寄与するという単純な考えが間違いであることがわかり，時定数が長い場合には非同期解 $\Delta\phi \neq 0$[注] が逆に安定になることがわかる．抑制性結合でも時定数が短いときは非同期解が安定であるが，長くなると同期解が安定になることが理論的にわかっている．いまの場合は 2 つのニューロンの場合を考えたが，多数のニューロンが同様に結合している場合は，同期解 $\Delta\phi = 0$ が安定な領域ではすべてのニューロンの位相がそろった状態が同様に安定であると考えられる．しかし，例えばちょうど半位相ずれた値が安定である領域では，それぞれニューロンは互いに半位相ずれようとするがそれは不可能なので，例えば互いに位相差が一様になるよう分布する状況がみられる．しかしながら，集団

注) $\Delta\phi \neq 0$ の解のことを有限位相差の同期解という場合もあるが，ここでは集団で結合した場合でもフラストレーションなく同期解が安定である $\Delta\phi = 0$ の場合以外は非同期解と呼ぶことにする．

で最終的にどの分布が安定かはもう少し厳密に解析する必要があり，変則的にクラスター化した同期解が安定になる場合もありうる．

## 13.3 関連する話題

### a．イオンチャネルと同期・非同期の関連

大脳皮質に多くみられるある種の錐体細胞は，spike frequency adaptation という特性をもっており，電流を注入したときに，はじめは高頻度で発火するが 100 msec の時間スケールで徐々に発火頻度が低下していく現象がみられる．この現象は主としてカルシウム依存性 $K^+$ チャネルによる電流が引き起こす AHP (after hyper polarization) が原因である．この錐体細胞が相互に興奮性結合した場合に位相解析を行うと，AHP を引き起こすチャネルが存在することで同期解が安定化していることがわかる[1]．逆に AHP を引き起こすこのチャネルがない場合は同期解が不安定化する．一見 AHP を引き起こすイオンチャネルの役割は，spike frequency adaptation という入力に対する単純な慣れの現象へと引き起こす受動的なものにみえるが，位相解析により同期解の安定化という積極的な側面が明らかになり，違った側面からチャネルの役割をとらえることができる．

### b．連想記憶モデルへの応用の解析

多数の周期発火するニューロンが相互に結合している系は，同様の議論で一般に次のようなダイナミクスに従う．

$$\frac{d\phi_i}{dt} = \omega_i + \sum_{j=1}^{N} \Gamma_{ij}(\phi_j - \phi_i + \beta_{ij}) \tag{13.12}$$

$\Gamma_{ij}(\phi)$ の具体的な形は理論的にもとの力学系から導出可能であるが，一般的な議論のために例えば周期関数である $\Gamma_{ij}$ をフーリエモードの最低次で近似すると，最終的には次のようなモデルになる．

$$\frac{d\phi_i}{dt} = \omega_i + \sum_{j=1}^{N} J_{ij} \sin(\phi_j - \phi_i + \beta_{ij}) \tag{13.13}$$

このモデルは，位相パターンの連想記憶モデルとして，特に $\omega_i$ が同じ場合には記憶容量や引き込み領域などの理論的な解析が可能である．

## おわりに

Hodgkin-Huxley モデルを題材にした位相ダイナミクスモデルの基本的な結果について述べた．モデルが変わっても基本的な手法やその心は同様であり，同期現象の解析には有効な手段である．位相ダイナミクスの手法はもちろん万能ではないが，同期現象に対しては力学的な自由度の逓減という観点でイオンチャネルなどの役割を新しい観点から見直すことが可能になる．脳科学における同期現象は理論と実験の橋渡しとなりうる題材であり，これを読んだ若い研究者の参入で今後活発に研究が進むことを期待したい． （青柳富誌生）

## 文　献

1) 記憶容量に関しては Cook, J. (1989) The mean-field theory of a Q-state neural network model. *J. Phys. A* **22**: 2057-2067. その他の話題に関しては，青柳富誌生 (1997) 別冊数理科学「脳科学の前線」―数理モデルを中心として―，振動子の神経回路（動的なニューロンのモデルへの第一歩），pp. 133-140，サイエンス社．
2) Crook, S. M., Ermentrout, G. B. and Bower, J. M. (1998) Spike frequency adaptation affects the synchronization properries of networks of cortical oscillators. *Neural Comp.* **10**: 837-854.
3) Gray, C. M. *et al.* (1989) Oscillatory responses in cat visual cortex exhibit inter-columnar synchronization which reflects global stimulus properties. *Nature* (*London*) **338**: 334-337.
4) Hansel, D., Mato, G. and Meunier, C. (1995) Synchrony in excitatory neural networks. *Neural Comp.* **7**: 307-337.
5) Hodgkin, A. L. and Huxley, A. F. (1952) A quantitative description of membrane current and its application to conduction and excitation in nerve. *J. Physiol.* **117**: 500-544.
6) Koch, C. and Segev, I. (1998) Methods in Neuronal Modeling, 2nd ed., MIT Press.
7) Kuramoto, Y. (1984) Chemical Oscillations, Waves, and Turbulence, Springer, Berlin. 日本語では，蔵本由紀ほか (1991) パターン形成，第5章，朝倉書店など．
8) von der Malsburg, C. and Schneider (1986) A neural cocktail-party processor. *Biol. Cybern.* **54**: 29-40.
9) van Vreeswijk, C. and Abbott, L. F. (1994) When inhibition not excitation synchronizes neural firing. *J. Comp. Neuroscience* **1**: 313-321.
10) Takekawa, T. and Fukai, T (2003) Gamma rhythmic bursts : Coherence control in networks of cortical pyramidal neurons. *Neural Computation* **15**: 1035-1061.
11) Aoyagi, T. and Nomura, M. (1999) Oscillator neural network retrieving sparsely coded phase pattern. *Physical Review Letters* **83**: 1062-1065 および Aoyagi, T. and Kitano, K. (1998) Retrieval dynamics in oscillator neural networks. *Neural Computation* **10**: 1527-1546.

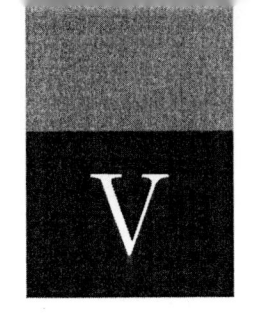

# V 発火タイミングによる情報表現

1章で述べたように，個々のニューロンのスパイク発火率が何かを表現しているという古典的な考え方に対して，複数のニューロンが時間的相関をもって発火することにより形成される集団（cell assembly）により情報がコードされ，より複雑な情報処理が行われているという仮説が提案されている．

この仮説を検証するためには，複数のニューロンの活動を同時に記録することがまず必要であり，14章ではそのためのさまざまな手法と課題を解説する．

さらに，そうして得られた複数ニューロンの活動データから意味のある特徴，たとえば同期的な発火活動をとらえるには，新たな統計解析と可視化の手法の開発が不可欠である．15章では，スパイクの相関図（correlogram）や同時分布ヒストグラム（joint PSTH），unitary event などの手法を解説し，その解釈のうえでの問題点を指摘する．

16章は，ニューロンの同期発火による情報処理に関する研究のパイオニアである Ad Aertsen による講義をもとにしたものである．シナプス結合の物理的な強さは一定でも，その実効的な強さはニューロンの非線形性と背景入力により変化すること，また，ランダムな背景入力のもとで，ニューロンの同期的な発火が保たれるための条件が，ネットワークモデルにより示される．また，サルの運動野のニューロン記録から，行動を起こす可能性の高いタイミングで，発火頻度の変化はなくても，ニューロン間の同期的活動が有意に高まるという興味深い結果が紹介されている．

# 14. 多細胞同時記録実験の必要性とその実際

**まえがき**―神経情報のコーディング問題へ―

　脳はその多様で柔軟な高次機能をどのように実現しているのであろうか？　一体そこではどのようなすごい情報処理方式が採られているのであろうか？　脳の働きについて考えるとき，誰でもこのような素朴な疑問を一度はもつはずである．しかしながら従来の実験的神経科学は，脳が細かく役割を分担した機能地図に基づき，さまざまな情報処理を行っているらしいことを，ごく大まかに示してきたにすぎなかった．当然のことながら，それら役割分担を詳細に明らかにしただけでは，一体化した脳が行うすばらしい情報処理の秘密はまったくわからない（図

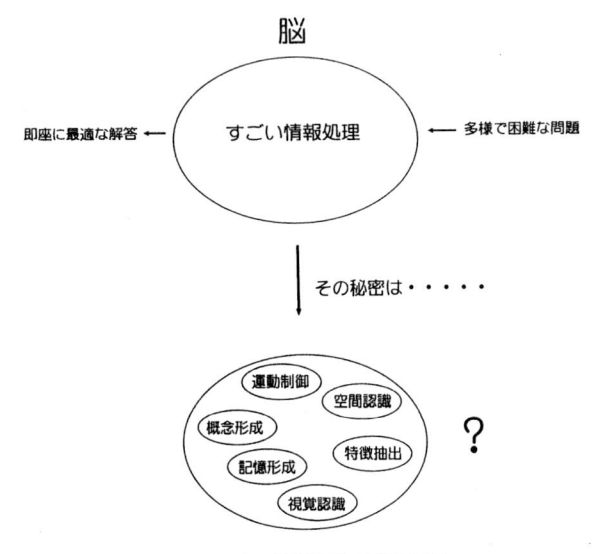

図 14.1　脳の情報処理の秘密は何か

どのようにしてほぼ無限の情報を蓄えることができるのか ？
どのようにして情報と情報を連合させることができるのか ？
どのようにして情報を類似性によりカテゴリー化できるのか ？
どのようにして異なる情報を並列に処理できるのか ？

↓

何が情報をコードしているのか ？

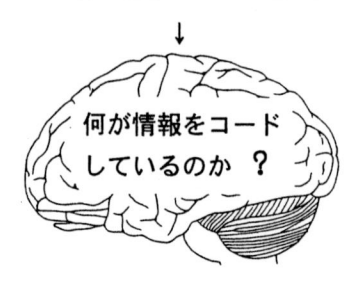

**図 14.2** 脳のすごい情報処理の謎を明らかにするためには

14.1)．例えば脳の高次機能である記憶を例にとると，それは常に多様かつ柔軟に変化しうるダイナミクスをもっている．そのため，無限とも思えるほどの量の情報の蓄積，情報間の自動的な連合，類似性による複数情報のカテゴリー化，異なる情報の並列的な処理，などをいとも簡単にやってのける．このすごい情報処理の秘密を解明したいのであれば，脳のどこが情報を処理しているかに対するアプローチはほとんど意味がない．脳が"どのように"情報を表現し処理しているのかこそを問わねばならない．つまりいま何よりも求められているのは，神経情報がどのように表現され処理されているのかに焦点を当てた実験的研究である．そしてその第一歩こそ，いったい何が神経情報を表現（コード）しているのかという，情報コーディングの単位の解明にほかならない（図 14.2）．それをまず明らかにし，そこから脳というシステム独自の情報処理方式を明らかにしていくことが，ミクロな伝達物質からマクロな機能地図にまたがる，真の意味での"脳のメカニズムの解明"なのである．

## 14.1 多細胞同時記録実験の目的

脳は神経細胞（ニューロン）とグリア細胞からなる巨大な回路網である．そして神経情報の伝達や処理は，グリア細胞も側面から関与してはいるが，もっぱらニューロンが担当している．ニューロンは1つ1つが精密なメモリー付プロセッサーである．そこでその活動を調べることが，コーディング問題へのアプローチ

にはまず必要となる．

### a．ニューロン活動を記録する意味

先端が数ミクロンの微小電極を用いてニューロン活動を記録する技術は，すでに1950年代に開発され，その後きわめて活発に使われてきた（図14.3）．そしてこれまでの膨大な研究成果から，各ニューロンはそれぞれが個性的であり，その個性も脳の部位ごとに異なることがわかってきた．ところが，そのような研究で主に用いられるロジックは，"○（部位）には△（働き）をもつニューロンが多く存在した．よって○は△に関与する"というものである．もちろんこのような知見も十分に意義がある．しかし，せっかく脳というシステムを構成するニューロンの動態をリアルタイムで計測していながら，破壊実験と同様にマクロな機能地図の作成だけを目指すとしたら，何とももったいない．当然，脳の情報処理の実態もわからないままとなる．また，脳部位の機能はそこでの超複雑な回路網の働きにより実現されている．にもかかわらず，ある特性をもつニューロンが多いか少ないかで，その部位の主な機能が決まるとしたら，脳はニューロンという有権者による単なる多数決で，各部位の機能を決めていることになる．ニューロン回路網の中での個性の相互作用や協調自体には，果たして意味がないのだろうか？ニューロン活動の記録実験にとって今必要なことは，超複雑な回路網の構成単位を対象としていることを意識しながら，その動態を解析することであり，さらにそこから脳の情報処理様式の解明へと進むことである．もしそうでなく，単なる

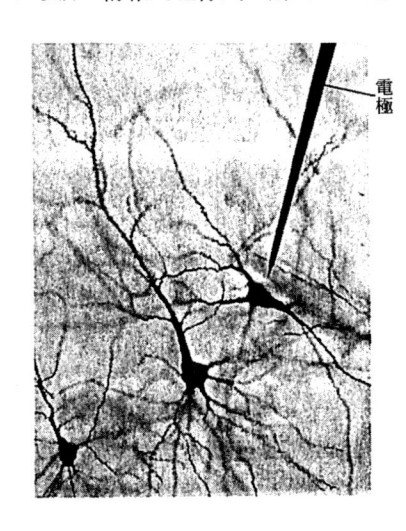

図14.3　ニューロン活動（スパイク）の測定
電極先端部の直径は数$\mu$mで，それをニューロンの細胞体近くに刺入する（Fritz Goro 撮影，*Scientific American* **241**, 1979, p.38 より）

機能局在を明らかにする道具としてのみ，その方法を活用し続けるならば，機能局在を直接可視化できる非侵襲的な脳活動計測法の発展により，いずれニューロン活動の記録実験はその存在意義を失うはずである．

**b．単一ニューロンとニューロン集団**

　ニューロン活動の解析から情報コーディングの単位の解明へと進む際，まずはじめに明らかにしておかなければならない大問題がある．単一ニューロンの活動と複数ニューロン集団の活動のどちらが，情報の基本コードかである．すべての情報や事象はそれに対応した特定のニューロンにより脳内で表現されるという立場が，単一ニューロン主義（single neuron doctorine）である．外界の刺激認識に関しては，認識細胞仮説やお婆さん細胞仮説などともいわれる．もちろんこの場合の単一とは，ある情報を表現するニューロンが脳内に1つだけあるという意味ではない．そのようなニューロンは多数存在するが，情報を表現する単位は個々のニューロンという意味である．

　しかしながら，この単一ニューロン主義はかなり無理がある．まず個々のニューロン活動は，多かれ少なかれ不安定かつ不規則である．また絶え間ない自発発火のため，情報に対応して活動を増大させてもS/N比はよくない．また以下の問題もよく指摘される．①単一ニューロンの発火は，次のニューロンの細胞膜にきわめて小さな変化しか起こしえず，単独ではほとんど無力である．②実験場面で恣意的に選んだ事象の中でさえ，1つのニューロンがそれらのうちの複数に応答することも多い．③ある特定の機能に関わる脳領域が壊れた際，他の部位がその機能を代行することがある(ニューロンの機能変化による代償)．また，実験事実に基づかなくとも，以下の問題点は容易に思いつく．①情報の組合せは新たな情報を生み（お婆さん→帽子をかぶったお婆さん→帽子をかぶって自転車を運転しているお婆さん），それは無数につくれるが，有限な個々のニューロンでこのほぼ無限な情報に対応できるのか(組合せ爆発の問題)．②情報間の連合，分離，類似度，構造化などを，個々のニューロンで十分に表現できるのか．③多数のニューロンが毎日死滅しているにもかかわらず，脳内の情報が次々と死滅していかないのはなぜか．

　これらのことから，何らかのニューロン集団が協調的に働くことにより情報を表現するという，集団的・協調的符号化（population ensemble coding）をどうしても考えざるをえない．ただしここでの集団という言葉は，個々のニューロン

が無個性で均質であり集団となってはじめて意味をもつ，ということではない．ニューロンが個性的であるということはすでにわかっている．それら個性の協調が情報を表現するということである．つまり，単一ニューロンの個性を生かしながら，少数の局所集団から膨大な大集団までのどこをも含みうる，連続性のある動的な回路を，脳内情報を表現する基本的単位と考えるべきである．

### c．1つの可能性：セル・アセンブリ

情報を担いうる連続性のある動的な神経回路は何かとなると，かつて心理学者Hebbが唱えたセル・アセンブリ（cell assembly）をまず思いつく[11]．いわば協調的ニューロン集団により随時形成される動的かつ機能的な回路である．例えば，情報Aをコードするのに用いられる協調的なニューロン群があり，さらに別の情報Bは，一部情報Aと重複するニューロン群でコードされるとする考え方である（図14.4）．すなわち，個々のニューロンが機能の異なる複数の回路に重複して結合し，なおかつ必要な情報コーディングや処理に応じて回路内や回路間の結合を変化させ，大小の閉回路を随時形成する．複数の情報処理の同時進行が可能となり，まさしく脳独特の並列分散処理が実現できる．同じ性質のニューロンが単に集まるだけの量作用説（mass action）とは異なり，回路内の個々のニューロンもある程度の個性をもっている．回路を構成するニューロンを結合するシナプス強度の増減は，Hebb則，つまりシナプス前ニューロンと後ニューロンの活動相関により制御される．

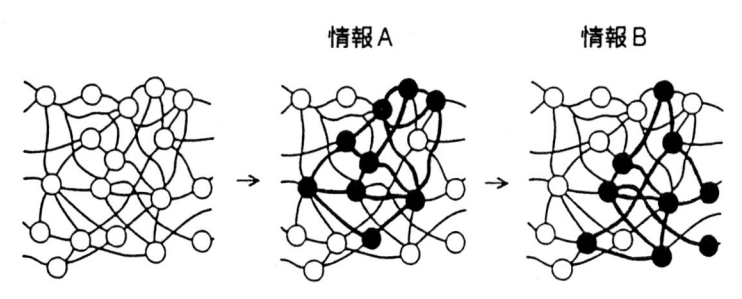

図 14.4 セル・アセンブリの概念図[8]
黒丸は活動しているニューロン，太線は機能的な結合を意味する．

## 14.2 多細胞同時記録実験の方法

　セル・アセンブリのような，常に変化を繰り返す機能的な神経回路全体を直接検出することはきわめて困難である．そこで，これまでのニューロン活動記録実験の技術を応用し，機能的神経回路の存在を間接的に証明しようとする試みがなされるようなった．その1つが，多細胞同時記録である．マルチニューロン活動の記録，マルチユニットの記録(multiunit recording)，多点同時記録(multichannel neuronal recording) などとも呼ばれる．対照的に，1つ1つのニューロンの活動を記録していくことで，それらの分布のみを示そうとする方法をシングルユニットの記録(single-unit recording)と呼ぶ．もちろん，情報コーディングの問題とは関係なく多細胞同時記録法を用いることも可能であり，そのような研究者も多い．しかしいずれにせよこの方法は，神経回路全体の動態を直接とらえるための方法ではなく，脳がセル・アセンブリのようなダイナミックな神経回路を基本単位として働いていることを示唆するような，部分的な状況証拠を得るための方法である(図14.5)．脳の情報処理の秘密がおのずと見えてくるという魔法の道具ではない．

　個々のニューロン活動を，多数しかも同時に測定するためには，3つの基本的技術が必要である．すなわち，記録電極の作製と選定，電極の配列と操作，データの取込み，である．以下，その順に簡単に解説する．

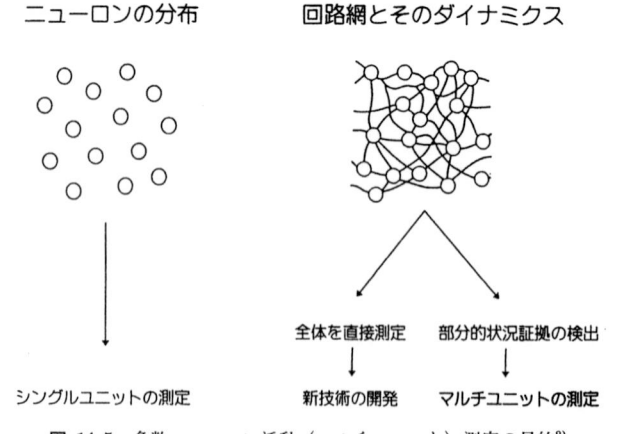

図 14.5 多数ニューロン活動（マルチユニット）測定の目的[9]

## a. 記録電極の作製と選定

　記録電極については，2つの方法に分けられる．第1は，従来の微小電極を利用する方法である．この方法は脳の広範な領域から複数のニューロンの活動を同時記録するのに向いている．しかしながらこの方法では，電極間の距離がどうしても一定以上離れてしまい，回路を構成しているはずの，互いに結合した多数ニューロンから同時記録することはむずかしい．そこで，第2の方法として，個々の電極の先端を工夫することにより，狭い範囲に存在するほぼすべてのニューロンの活動を同時に検出する特殊電極がいくつか考えられている(図14.6)．先の方法が広域な回路の記録に向いているとするならば，こちらは局所的な回路の記録に向いている．これら特殊電極は，いずれも1本の電極に多数の記録点を設けることから多点電極などとも呼ばれ，既製品として出まわっているものも多い．またそのような電極自体に，増幅回路やマルチプレクサ回路などを焼きつけたものもあり，例えば，数十点の記録点からの信号をそのまま増幅し測定することが可能な電極もある．しかし，自作可能で，なおかつ最も活用されている電極は，ステレオトロードとテトロードである．これらは，すべての電極が近傍のすべてのニューロンからのスパイクを検出するようにしたもので，後述する(c項)クラスター・カッティング(cluster cutting)という方法とともに用いることで，他の電極にはない利点が得られる．ただし，どのような電極にもそれぞれ一長一短があり，各人の研究目的に合わせて選ぶべきである．

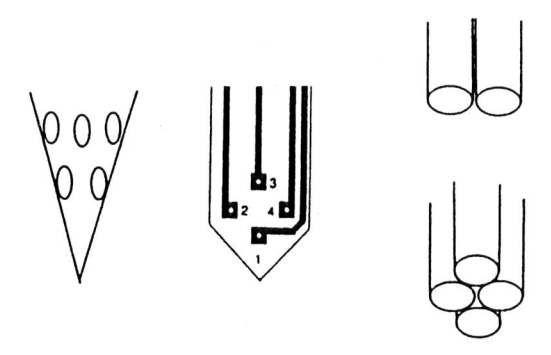

**図 14.6** さまざまな特殊電極の先端部
左から，マルチファイバー電極，シリコンプローブ電極，ステレオトロード電極（上），テトロード電極（下）．

## b. 電極の配列と操作

　複数電極の配列には，一定の形に配列し固定する方法もあれば，個々の電極を脳内で動かすことができる方法もあり，さまざまな配列と操作方式が考案されている（図14.7）．より多数の電極を刺入したい場合は，市販のワイヤー電極を多数配列して慢性的に埋め込む方法が適している．例えば何十本ものニクロム・ワイヤーをポリエチレングリコール（＃4000）で一時的に固め，脳内に埋め込むことが可能である．ポリエチレングリコールは体温で溶けて代謝吸収されるため，ワイヤー電極のみが脳内に残り，その柔らかさのために脳の動きと連動することから，きわめて安定した長期間記録が可能となる（フローティング電極）．しかし，電極の本数を少なくしてでも，それを脳内で動かせる可動電極の方が，ニューロン活動の検出には効率的な場合も多い．例えば，マイクロドライブと呼ばれる装置を

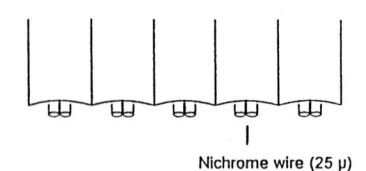

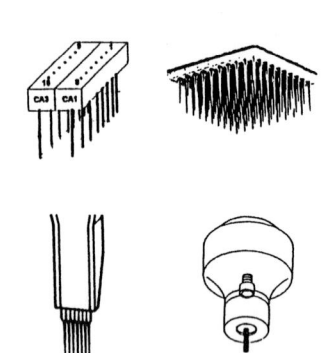

Nichrome wire (25 μ)

**図14.7** さまざまな電極配列法
いちばん上はラット用5連電極（文献6, 7で用いたもの）．その下の左はラット用16連電極，文献2より）．その右はサル用100連電極（文献4で用いたもの）．いちばん下の左は個々に操作可能な7連電極（文献3より）．その右は個々に操作可能なラット用の14連電極（文献12で用いたもの）．

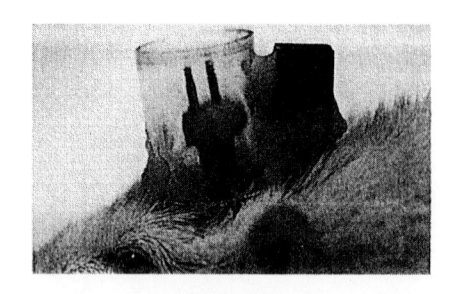

**図14.8** ラット頭蓋上のマイクロドライブ（文献6, 7で用いたもの）
ドライブに装着した電極は透明なガード用の筒の下を通って右のソケット（黒）へとつながっている．

## 14.2 多細胞同時記録実験の方法

ラットの頭蓋骨上に固定し，可動部分に電極を複数配列し，その可動部分を操作することで電極列を随時脳内へ刺入していく方法がある(図 14.8)．ラットは自由行動の状態で実験することが多いため，マイクロドライブはまず軽量であることが必要であり，接続用ソケットも頭蓋上にしっかり固定し，ラットの後肢によるひっかきから守るためのガードも装着しなければならない．

サルを用いる場合は，頭部を固定する場合がほとんどであるため，複数電極の操作が可能なマニピュレータを記録時にのみ頭部に装着し，課題遂行中に電極を個別に動かすことが可能である．市販品としてはエレクトロード・ポジショニングシステム（アルファオメガ社）などがある．また，課題遂行中に電極を動かす必要がなく，比較的長時間の記録を必要とする場合は，上記のラット用マイクロドライブを改作してサルに使うことも可能である(図 14.9)．これらのマニピュレータ方式とマイクロドライブ方式にも，それぞれにいくつもの長所と短所があるため，実験目的に合わせ使い分ける必要がある．また，ラット・マウス用かサル用かを問わず，既製品をそのままの形で自らの実験に活用することはむずかしい

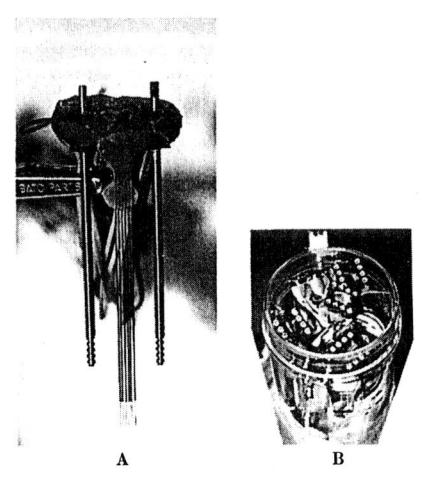

**図 14.9 サル用のマイクロドライブシステム**[10]
A：マイクロドライブの全体．6本のテトロード電極が装着されている．動作原理は図 14.8 と同様．
B：電極と接続しているソケットとともにサルの頭蓋上に取り付けた状態．ガード用のスチロール筒に入っており，記録時以外は上部にふたを被せている．

場合が多い．どうしても既製品には，帯に短し襷に長しという側面があり，自分の記録システムに合わせたいくつかの改良が必要となる．その際，既製品の改良が完全な自作よりも困難であることもけっして少なくない．このことから，多かれ少なかれ自作のための技術は必要である．

### c．データの取込み

検出したマルチニューロン活動をデータとして取り込む場合，まず個々のニューロンの活動に分離しなければならない（スパイク・アイソレーションあるいはスパイク・ソーティング）．マルチニューロン活動の記録のほとんどは細胞外記録であるが，その場合，同じニューロンからのスパイクでも，電極とニューロンとの距離により，その波形はかなり変動することもある（図14.10）．このようなことから，テンプレート・マッチング（template matching）やウエーブフォーム・マッチング（waveform matching）と呼ばれる方法，すなわち，スパイクの特定の波形に基づき個々のニューロン活動に分離する方法は，適切でない場合もある．そこで次善の策としてスパイクを，その波形がもつさまざまなパラメータに分類し（スパイクの高さ，時間幅，電位変化の時間，ほか），それらの変動をある一定の範囲（クラスター）内に設定し，クラスターの作成可能性を電極間で相対的に比較することで，個々のニューロン活動に分離するという方法も採られる．これがクラスター・カッティング法である．この方法を用いれば，たとえスパイク波形のあるパラメータが変動しても，それが連続的に一定のクラスター内に収まっ

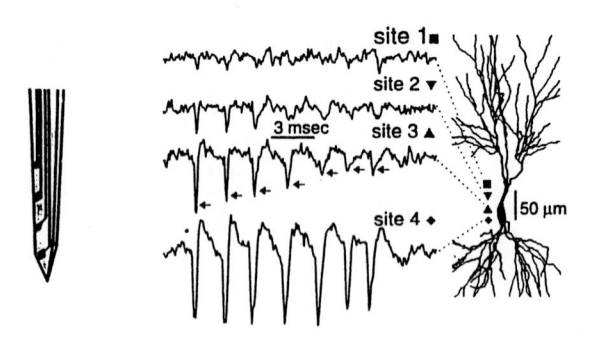

**図 14.10** ニューロンの細胞体と電極先端部との距離によるスパイク形状の変化[1]
4点からの同時記録が可能なシリコン電極（左）と，それにより海馬の錐体細胞から記録されたスパイク列．バースト状にスパイクが出る場合，細胞体と電極との距離が離れるほどスパイク形状が変化する．

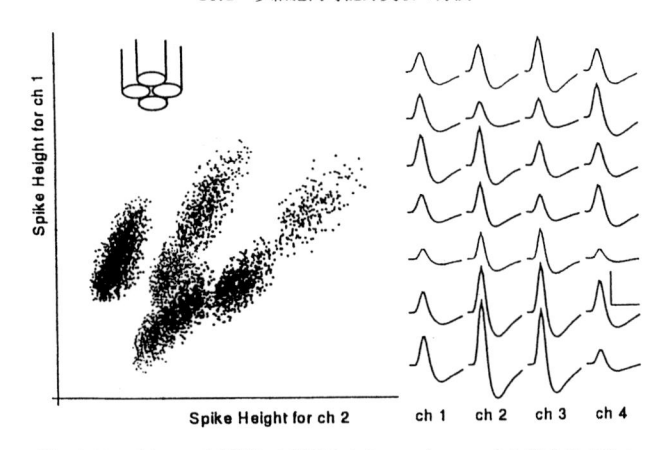

**図 14.11** テトロード電極から記録されたマルチユニットに関するクラスター・カッティング[5]
1本のテトロード電極（左上）を構成する4本の電極（ch1〜4）それぞれから記録されたスパイクと（右），その中の電極1（ch1）と電極2（ch2）から記録されたスパイクの高さを相対的に示したクラスターの分布（左）．

ており，さらに他の電極でのクラスターと一定の関係を保っていれば，同じニューロンからのスパイクであると判定することができる．近接した複数電極の間で比較することにより，スパイク・アイソレーションの精度をより上げることができるため，先に紹介したステレオトロード電極やテトロード電極とともに用いるとより有効である（図14.11）．ただし，テトロード電極（4本1組）はステレオトロード電極（2本1組）の倍の電極を用いるが，検出できるニューロン数も倍となるわけではない．またこの方法といえども，スパイク・アイソレーションの精度はニューロン活動のS/N比に依存しており，S/N比のきわめて低い活動の場合はスパイクの分離も困難になる．

クラスター・カッティングのような複雑な処理となると，専用のソフトを搭載した市販のシステムを用いることも多い．行動実験用の課題も開発できるソフトとそれらが一体になったシステムも市販されている．しかし電極やその操作システムの場合と同様に，これらの既製品を使用する場合，どうしても個々の実験にとっては不都合な箇所がでてくるため，フラストレーションを起こすことも多い．"何でもできる"というシステムは，結局自分の実験にとっては"何もできない"ということも多い．そのため，独自のソフトとシステムを自作するラボが増えている．

#### d．データ解析の前提

　以上の技術を駆使して集めたマルチニューロンのスパイク列を，従来のニューロン活動の記録実験のように，そのままヒストグラムやラスタープロットで表示しただけでは，それが回路網のどのような働きを表しているのか，当然のことながらまったくわからない（図14.12）．いま記録しているデータがどのような意味をもっているのか，記録中にはまったくわからないというのが，シングルユニットの記録実験との大きな違いである．そのような一見何をしているかわからないスパイク列から，一定の意味を抽出する方法こそが，真のデータ解析法である．しかし，マルチニューロンの活動をまとめて解析し，回路網の働きを一気に表示しうるような解析法はいまだ開発途上である．3つ以上の変数（ニューロン活動）間の相互関係と個々の変数の変動をまとめて可視化する方法となると，きわめてむずかしいことは間違いない．そこで，まず回路網の働きに関する何らかの仮説を構築し，その仮説から当然導きだされるであろう局所的な現象を順次検証していくということが必要になる．つまり何らかの仮説演繹法こそ，マルチニューロン活動の解析の前提である．

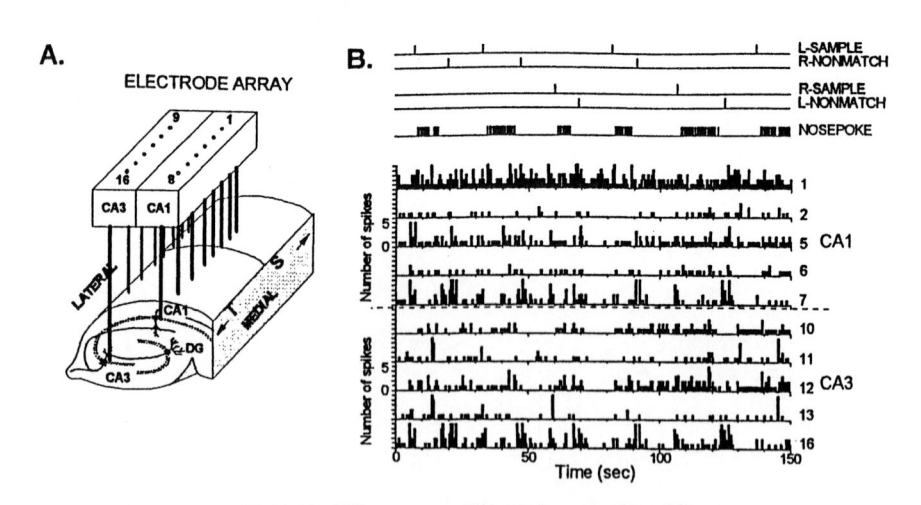

**図 14.12　複数ニューロン活動を示すヒストグラム例**[2]
16本の電極によりラット海馬体から記録した複数ニューロンの活動．A：記録用の電極列，B：左右レバーの提示（SAMPLE, NONMATCH）とラットの反応（NOSEPOKE），および，CA1とCA3の各電極から同時記録されたニューロン活動のヒストグラム．

**あとがき**——今後必要な研究者とは

　より多数のニューロン活動を記録するためのハードウェアの技術は，日進月歩の勢いで進んでいる．つまり，電極の選定→電極の配列と操作→データの取込み，については，技術的な困難さはまだあるものの，それを克服しつつ進展し，これからも膨大なデータが蓄積されていくであろう．しかし多細胞同時記録実験が，その目的，つまり神経回路網の動態の解明に到達するためには，実験技術の進展だけでなく，得られたデータから脳の情報コーディングの実態を検出するための，新しいデータ解析法の開発が必須である．そしてそのためには，先に述べたように，神経回路による情報コーディングに基づく有効な仮説の構築から出発しなければならない．繰り返すが，多数のニューロン活動をどんなにきれいに記録したところで，そのデータを眺めているだけでは何もみえてこないのである．

　結局，多細胞同時記録法による実験の真価を決めるものは，実験のハードウェアに関する技術と，それを活かすための，脳の情報処理に関する理論的枠組みの両者である．その両者に習熟した研究者こそ，現在最も求められている．体力と根性と服従が何よりも重要だとされる徒弟制度的研究室にいる実験家と，身体作業や手先の技術の鍛錬を軽蔑し頭で考えれば何でもわかると思い上がった理論家が，ただ単に寄り集まっただけの共同研究は，何も生み出さない．脳の情報処理の秘密を解き明かすためには，1人1人の研究者の中に，実験と理論の両者が備わっている必要がある．つまりこれからの研究者は"理論も実験もそれなりに1人でできる"ことが必須であり，多細胞同時記録実験は，そのような研究者が行ってこそはじめて意味をもつのである．

（櫻井芳雄）

## 文　献

1) Buzáki, G. *et al.* (1996) Pattern and inhibition-dependent invasion of pyramidal cell dendrites by fast spikes in the hippocampus *in vivo*. *Proc. Natl. Acad. Sci. U.S.A.* **93**: 9921-9925.
2) Deadwyler, S. A. *et al.* (1996) Hippocampal ensemble activity during spatial delayed-nonmatch-to-sample performance in rats. *J. Neurosci.* **16**: 354-372.
3) Eckhorn, R. and Thomas, U. (1993) A new method for the insertion of multiple microprobes into neural and muscular tissue, including fiber electrodes, fine wires, needles and microsensors. *J. Neurosci. Meth.* **49**: 175-179.
4) Hatsopoulos, N. G. *et al.* (1998) Detection and identification of ensemble codes in motor cortex. In Neuronal Ensembles: Strategies for recording and decoding, ed. by Eichenbaum, H. and Davis, J. L., pp. 161-175, Willey-Liss, New York.
5) Jung, M. W. *et al.* (1994) Comparison of spatial firing characteristics of units in dorsal and ventral hippocampus of the rat. *J. Neurosci.* **14**: 7347-7356.

6) Sakurai, Y. (1993) Dependence of functional synaptic connections of hippocampal and neocortical neurons on types of memory. *Neurosci. Lett.* **158**: 181-184.
7) Sakurai, Y. (1994) Involvement of auditory cortical and hippocampal neurons in auditory working memory and reference memory in the rat. *J. Neurosci.* **14**: 2606-2623.
8) 櫻井芳雄 (1998) ニューロンから心をさぐる,岩波書店.
9) 櫻井芳雄 (1998) 多数ニューロン活動の同時記録法. 脳の科学 **20**: 1233-1237.
10) 櫻井芳雄 (1999) マルチニューロン活動の記録法. 脳 **21**(2): 77-84.
11) 櫻井芳雄 (2001) セル・アセンブリ仮説. 脳の科学 **23**: 81-86.
12) Wilson, M. A. and McNaughton, B. L. (1993) Dynamics of the hippocampal ensemble code for space. *Science* **261**: 1055-1058.

本章の内容に関し詳細に知りたい場合は,さらに下記の文献を参照のこと.
「多細胞同時記録実験の目的」に関して
1) 櫻井芳雄 (2000) ニューロンから心へ. *Computer Today* **95**: 9-17.
2) Sakurai, Y. (1999) How do cell assemblies encode information in the brain? *Neuroscience and Biobehavioral Reviews* **23**: 785-796.
3) Sakurai, Y. (1998) The search for cell assemblies in the working brain. *Behavioural Brain Research* **91**: 1-13.
4) Sakurai, Y. (1998) Cell-assembly coding in several memory processes. *Neurobiology of Learning and Memory* **70**: 212-225.
5) 櫻井芳雄 (1997) 記憶情報処理と動的神経回路―基本コードとしてのセルアセンブリ―. In 外山敬介・杉江 昇 (編), 脳と計算論, pp. 3-20, 朝倉書店.
6) Sakurai, Y. (1996) Population coding by cell assemblies-what it really is in the brain. *Neuroscience Research* **26**: 1-16.

「多細胞同時記録実験の方法」に関して
1) Eichenbaum, H. and Davis, J. L. (eds.) (1998) Neuronal Ensembles: Strategies for recording and decoding, Welly-Liss, New York.
2) 伊藤浩之 (1998) 多細胞活動同時測定法. 医学のあゆみ **184**: 599-605.
3) Nicolelis, M. A. L. (ed.) (1998) Methods for Neural Ensemble Recordings, CRC Press, New York.
4) 櫻井芳雄 (1998) スパイク相関解析法. 医学のあゆみ **184**: 607-612.
5) 櫻井芳雄 (1998) 脳神経科学の研究法―電気的活動記録法―. In 宮田 洋 (編), 新生理心理学, pp. 62-65, 北大路書房.
6) 櫻井芳雄 (1997) 記憶情報処理と海馬体ニューロン活動. 臨床科学 **33**: 1626-1635.

# 15. 多細胞同時記録データの統計解析法

## 15.1 従来の解析法と特徴

　細胞外記録実験においては，金属微小電極などを脳組織に刺入し，電極先端付近に位置するニューロンの発火に伴うスパイク活動電位を記録する．ここでは麻酔下ないし覚醒行動中の動物の脳内においてニューロン活動を記録し，感覚刺激の提示または行動課題の実行との相関を解析する場合を想定する．まったく同一の刺激提示下においても，ニューロンの活動には大きな変動性が存在するために，通常は同一の刺激提示ないし課題遂行を十分に多くの試行回数にわたり繰り返し，その試行平均により統計的な議論を行う．以下では，まずはじめに，単一ニューロンのスパイク活動データに対して従来から行われてきた解析法およびその特徴を簡単に概観する．

**a． ラスター表示**（Raster display）

　測定したニューロンのスパイクが生じた時刻のタイムスタンプを記録する．横軸に時間をとり，1つの試行時間内でスパイクが生じた時刻すべてに短い縦線を並べていくと，スパイクの発火パターンが視覚化される．異なる試行ごとに列を下にずらして表示したものをラスター表示と呼ぶ．試行時間内での発火の変化および試行間での変動性の双方が視覚化されるため，定性的な理解にとっては有効である．異なる試行間でのスパイク列の時間の原点をそろえるために，刺激の提示時刻や課題でのキュー信号の提示時刻など外部事象のオンセットのタイミングを用いる．図15.1では，麻酔下ネコの外側膝状体から記録された単一ユニットのラスター表示とPSTH（後述）を表示している[6]．実験後半の試行において，活動

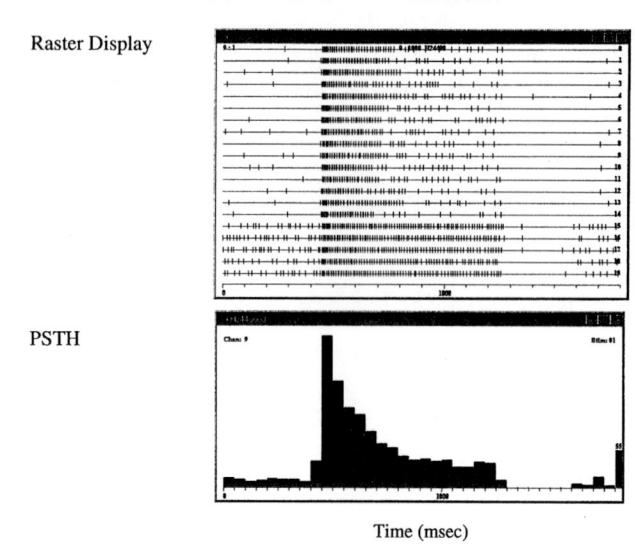

図 15.1　ラスター表示と PSTH

レベルが上昇するという非定常性が生じていることが理解できる．

**b．peri-stimulus time histogram（PSTH）**

　上で求めたラスター表示において，時間軸上を一定幅（10〜50 msec）の小区間で分割する．各区間に入っているスパイク数を試行全体にわたって平均し，この平均値を区間の代表値としてヒストグラムを作成したものが，peri-stimulus time histogram または post-stimulus time histogram と呼ばれ，一般には PSTH という略名で使われる．この方法は，ラスター表示とは異なり，小区間内での時間平均および試行平均という統計操作を行っている．図 15.2 には麻酔下ネコの外側膝状体からテトロード電極により同時記録された 7 個のユニットの定常光スポット刺激に対する反応を PSTH により表示した（区間幅 50 msec）．近接した領域においても，ON 細胞と OFF 細胞が共存していることが理解される．このように，平均発火率という 100 msec 以上ぐらいの時間スケールにおいて，異なる細胞間の発火の関係性（rate coherence）を視覚化することができる．

**c．inter spike interval histogram（ISIH）**

　1 つの試行でのスパイク列に対して，連続して生じる発火の時間間隔をすべて測定し，ヒストグラムをつくり，さらにすべての試行に対して平均を行う．これを inter spike interval histogram といい，ISIH などと略される．これは，スパ

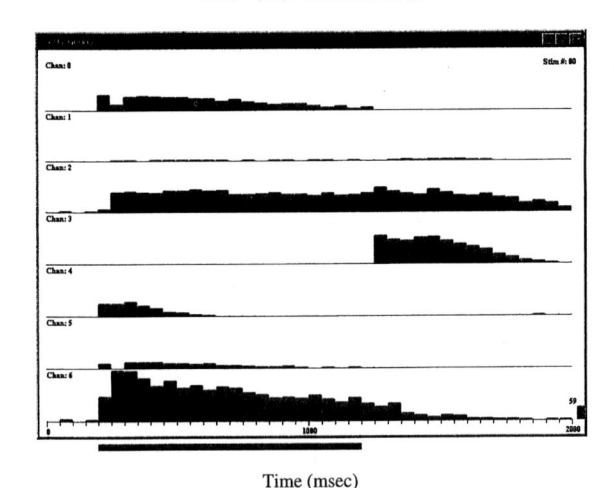

図 15.2 PSTH と rate coherence

イクの間隔パターンにどのような統計性があるのかを知る簡単な方法である．皮質ニューロンの ISIH は指数関数型であり，運動ニューロンなどでは Gaussian 型であることが知られている（2章参照）．ただし，ISIH は時間平均および試行平均を行った一次の統計量であり，まったく同じ ISIH をもつ異なるスパイクパターンはいくらでもありうる．

### d．auto-correlogram

ISIH では解析できない，スパイクパターンの二次の統計性を解析する．1つのスパイク発火が生じた時点で，その前後にどのようなタイミングで他のスパイク発火が生じているのかを統計解析したものである．実際の計算は，例えば（−128 msec, 128 msec）の区間の時間軸をとり，1 msec の小区間で分割し，ヒストグラムの計算の作業場をつくる（一般には高速フーリエ変換（FFT）の計算のため，2のべき乗の区間数となるようにする）．1つの試行のスパイク列をもってきて，そのコピーを1組作り，時間をそろえて上下に並べる（図15.3）．まず，上のスパイク列の1番目のスパイクが時間軸の原点になるように時間軸をずらし，下のスパイク列に対してヒストグラムの区間ごとに何発スパイクが含まれるかを計算し保存する．次に，上のスパイク列での2番目のスパイク発火時点が原点となるようにヒストグラムの時間軸を重ね，先程と同じく各小区間ごとに入るスパイク数を計算し，保存してあったカウント数に加える．この作業を，上のスパイク列の

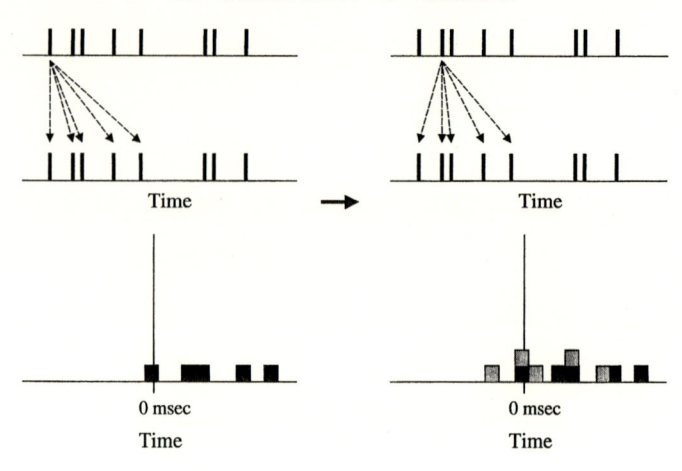

15. 多細胞同時記録データの統計解析法

図 15.3 auto-correlogram の計算

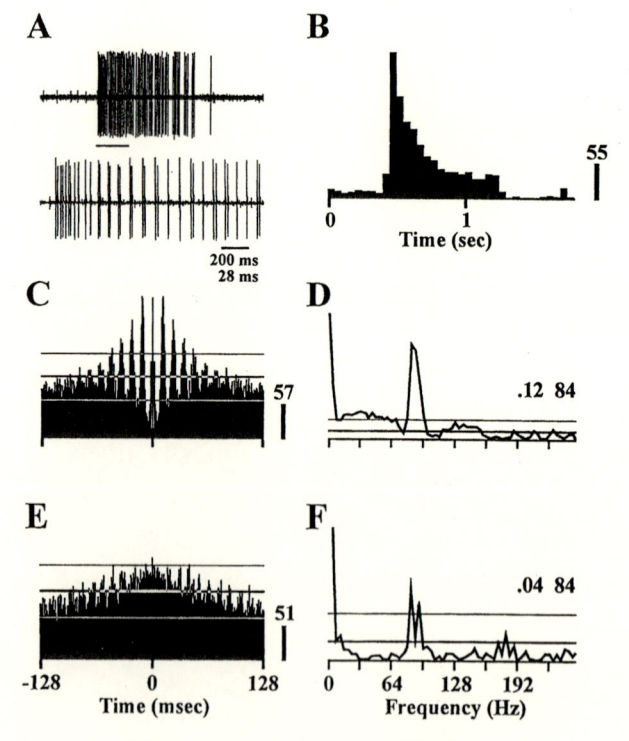

図 15.4 auto-correlogram と振動的発火

すべてのスパイク発火に対して行うことで，ヒストグラムが作成される．PSTHでは刺激提示時刻を原点として発火率のヒストグラムを作成した．correlogramは上のスパイク列での各スパイク発火時点を原点として，下のスパイク列のPSTHを計算する操作に対応する．すべての試行に関して，ヒストグラムを平均することにより最終的なauto-correlogramが求められる．スパイク列をヒストグラムの時間軸に重ねたときに，時間軸の範囲を超えてしまう部分は無視する．この解析法では，PSTHでは平均化により消失してしまう1 msec程度の短い時間分解能でのスパイク発火間の相関が視覚化される．しかし，試行時間内でのすべてのスパイクに対しての時間平均は行われており，非定常性などの問題が生じると信頼性は失われる．図15.4は，麻酔下ネコの外側膝状体から記録された単一ユニットの生スパイクデータ(A)（異なる時間スケールでの2表示），PSTH(B)およびauto-correlogram (C)である．発火が約12 msec周期で繰り返す振動的発火を生じている（定常光スポット刺激下）．auto-correlogramのパワースペクトラム(D)は，84 Hzの周期に強いピークを示す．このような微細な発火パターンの特徴は，50 msec区間幅で時間平均を行ったPSTHでは検知できない．

　auto-correlogramから，スパイクのタイミングを議論する場合，刺激などによる発火率の時間変動を考慮する必要がある．

**e．刺激性相関と神経性相関**（shufflingとshift predictor）

　実際のスパイクデータとまったく同じPSTHとISIH（一次統計量）をもつが，PSTHの各区間内はランダムなタイミングで発火するスパイク列を考える．このスパイク列に対して，auto-correlogramを計算すると，何の相関構造もない平坦なヒストグラムが得られるはずである．しかし発火率の時間変動のスケールがauto-correlogramの最大時間スケールより短い場合には，一般に山状の構造が残る（図15.4のE参照）．これは，一次統計量は等しいが，スパイクの発火タイミングに関しては何の相関もないとする帰無仮説のもとで生じる偶然の相関構造であり，刺激性相関と呼ばれる．実際に関心があるのは，この帰無仮説からのずれである神経性相関であり，スパイクデータから直接計算されたraw-auto-correlogramから帰無仮説の場合のauto-correlogramを各小区間ごとに差をとることにより評価される．

　実際の実験データに対して，理想的な帰無仮説のスパイクデータをシミュレートすることは大変である．一般にはshufflingまたはshift predictorという2つの

方法のどちらかを用いて近似的に correlogram を評価する．Raw-auto-correlogram の計算においては，各試行でのスパイク列の下にそのコピーを並べてヒストグラムを計算した．shuffling では，下に置くスパイク列をトランプを切るようにランダムに選んだ試行からコピーする．他の試行でのスパイク列との auto-correlogram を試行回数分平均することで，疑似的に帰無仮説の場合の auto-correlogram を評価できる．これは，異なる試行間にスパイク発火のタイミングに関しての統計的独立性を仮定した場合，試行の順番を shuffle することにより，PSTH および ISIH は同じであるが，細かい時間タイミングは独立なスパイク列の組ができ上がるからである．このようにして求めたものを shuffled correlogram という．また，もっと簡単には，shuffle ではなく，単に1つずれた試行間のスパイク列どうしを組み合わせて求める shift predictor により評価する．しかし，試行ごとのスパイク列の統計の変動性や異なる試行をまたぐような長時間スケールの非定常性などが存在すると，この方法は破綻する．図15.4のEとFは shift correlogram とそのパワースペクトラムを示している．振動的構造が消えていることから，振動的発火のタイミング（位相）は異なる試行ではそろっていないこと，すなわち刺激提示時刻に time lock していない脳の内的なリズムであることが理解される．

### f. cross-correlogram

auto-correlogram は1つのニューロンのスパイク発火パターンでの微細な時間的構造を統計解析するが，神経ネットワークでの情報処理を解析するうえでは，異なるニューロン間の発火の時間的関係（spike coherence または event coherence）を解析をする必要が生じる．これは，異なるニューロンのスパイク列の組に対して，cross-crorrelogram を計算することで行われる．計算法は，auto-correlogram で説明したオリジナルスパイク列とそのコピーのスパイク列の代わりに，同一試行で同時記録された2つのニューロンのスパイク列を用いて同様なヒストグラムを計算することで，raw-cross-correlogram が得られる．この場合の帰無仮説は，2つのスパイク列での発火時刻が統計的に独立であることである．帰無仮説に対応する疑似的な cross-correlogram は auto-correlogram の場合と同様に shuffling または shift predictor によって評価される．この解析法は計算の容易さなどから，細胞活動間の相関解析においては最も広く用いられている．

## 15.2 新しい解析法とその目指すもの

cross-correlogram は有効な方法であるが，以下のような問題点が存在する．
1) 発火率が異なるようなスパイクデータ間での相関の強さの比較のための定量的な議論（規格化の問題）があいまいである．
2) 試行時間内で相関構造が非定常変動を示す場合に，時間平均操作は不適切な結果を導く．
3) あくまでも2つのニューロン間の相関しか視覚化できない（多体相関構造の視覚化の必要性）．

これらの問題点は，単一細胞の平均発火率に着目する情報符号化パラダイムから，神経ネットワークによる分散的かつダイナミックな情報符号化パラダイムへの関心の変化に伴い意識され始めた．特に，スパイク発火タイミングにおける時空間的関係性に着目する情報符号化パラダイム，関係性コード[3,4,7]の実験的検証においては避けては通れない問題点である．現在までのところ完全に満足できる定量化や視覚化の方法はない．しかし，最近15年間に提案されたヒット作は，すべて Gerstein, Abeles や Aertsen から提示されており，彼らのこの問題に対する関心の先見性および本質の理解の的確さを示すものである．以下には，彼らによって提案された解析法とその特徴を簡潔に説明する．詳しい内容や具体的な応用例に関しては，参考文献として挙げたオリジナル論文を参照されたい．また，これらの新しい解析法を用いた実験データの解釈は，16章での Aertsen による内容で議論される．

### a. JPSTH

上で挙げた3つの問題点のうち，1) の相関の強さの規格化の問題および2) の非定常性の問題に対して，Aertsen らの JPSTH (joint peri-stimulus time histogram) は1つの方向を示した[1]．これは，同時記録された2つの細胞のスパイク列から，スパイク発火の時間的相関の試行時間内の変動を視覚化する試みである．さらに重要な点は，細胞間のスパイク相関の時間変動から，それぞれの細胞の発火率の変動による寄与を分離し，発火率の影響のない真のスパイク相関の強さの定量化を試みた点である．

この方法は基本的に，スパイク相関に関しての PSTH を計算する作業である

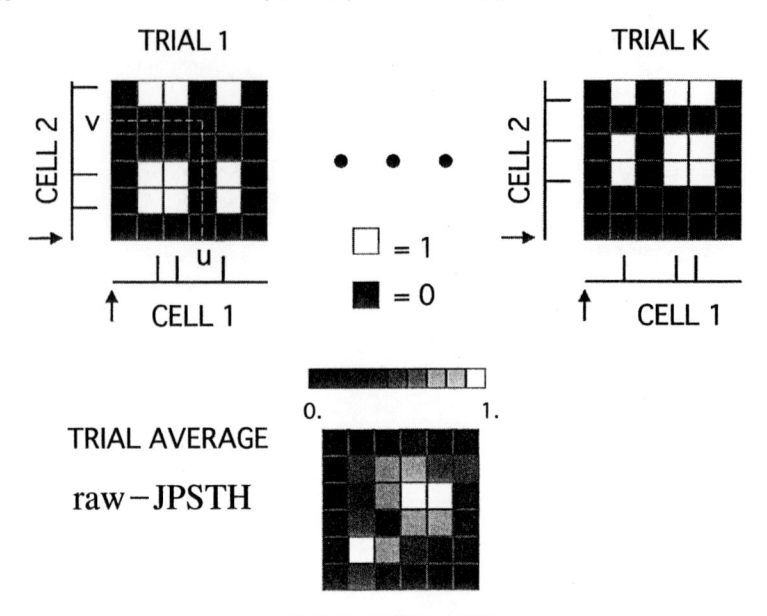

**図 15.5** JPSTH の計算

ので，刺激提示など何らかの時刻を基準として試行平均を行う必要がある．まず，一辺が試行時間の長さの時間軸をもつ正方形を準備し，1つの試行での細胞1と細胞2それぞれのスパイク列を，正方形の左下点が基準点となるように下辺および左辺に沿って並べる（図15.5）．次にそれぞれの時間軸を，各試行において1つのbin（小区間）にたかだか1つのスパイクしか入らないように十分に小さく区切る．ここで$u, v$をbinの番号，1, 2をニューロン番号とし，$k$を試行番号，$K$を試行総数とする．$k$番目の試行の2つのスパイク列中のそれぞれのbin内に入るスパイクの数をそれぞれ$n_1^{(k)}(u), n_2^{(k)}(v)$と表すと，これらは上述の条件により0か1のいずれかの値になる．発火率，つまりPSTHは以下の値で計算される．

$$\langle n_i(u) \rangle = \frac{1}{K} \sum_{k=1}^{K} n_i^{(k)}(u), \quad (i=1, 2)$$

これは，番号$u$のbin内にスパイクの入る確率となる．2つの時間軸上にbinを切ったので，正方形はbin幅のサイズの正方形のタイルで敷き詰められている（図15.5）．各試行での細胞1のスパイクのあるbinと細胞2のスパイクがあるbinが交わるタイルに1を置き，それ以外のタイルは0の値を与える．これはスパイク

事象の論理積をとることに対応し，以下の式で計算される．
$$n_{12}^{(k)}(u, v) = n_1^{(k)}(u)\, n_2^{(k)}(v)$$
各タイルの位置ごとにこの変数の試行平均を計算した値，
$$\langle n_{12}(u, v) \rangle = \frac{1}{K} \sum_{k=1}^{K} n_{12}^{(k)}(u, v)$$
を raw-JPSTH と呼ぶ．これは，細胞1が $u$ 番目の bin で，細胞2が $v$ 番目の bin で発火する同時確率を与える．JPSTH のマトリックスでは同時確率の大きさをグレイスケールやカラースケールを用いて，二次元的に視覚化する（図15.5）．また，正方形の左下から右上への対角線上のタイルは，ほぼ同時の発火に対応しているので，この対角線上に新たに bin を切って計算を行うと，PST coincidence histogram と呼ばれる表示を得る(16章の図16.4参照)．これは，2つの細胞の同時発火確率の試行時間内での時間変動（非定常性）を視覚化する．cross-correlogram では試行時間内にわたっての時間平均を行うため，この時間変動情報は失われ，平均値だけが correlogram での時間ズレがゼロでのピーク値として表れる．一般に JPSTH は，各細胞の PSTH, PST coincidence histogram および cross-correlogram と合わせて16章の図16.4のように配置して表示される．

このようにして計算された JPSTH にも cross-correlogram と同様に刺激性相関と神経性相関が含まれている．この場合での帰無仮説も，2つの細胞の発火は PSTH の平均発火率変動は再現するが，発火タイミングは独立である場合である．この帰無仮説の場合に計算される JPSTH を predicted-JPSTH と呼び，それぞれの細胞の発火率（発火確率）の積，$\langle n_1(u) \rangle \langle n_2(v) \rangle$ で評価される．これは，2つの細胞の発火が偶然に相関する確率を表している．神経性相関は，各要素において raw-JPSTH から predicted-JPSTH を引いた残りで評価され，(raw-predicted)-JPSTH と呼ぶ．これは，統計での共分散と一致する．

この方法での問題はここからである．(raw-predicted)-JPSTH で示されるスパイク相関の試行時間内変動は，それぞれの細胞発火率の時間変動の影響をいまだ含んでいるのである．1つのスパイクあたりでの相関の強さの時間変動 (Aertsen らは effective connectivity と呼んだ) を得るためには発火率による適切な規格化が必要となる．これと同質の問題として，同じ細胞ペアのスパイク活動を異なる刺激下で測定し，発火率が異なるようなデータを得た場合，cross-correlogram を2つの細胞の平均発火率でいかに規格化して，刺激の違いによる相関

の強さを比較するかがある．Aertsen らは，シミュレーションにより発生させたスパイク列の解析から，経験的に (raw-predicted)-JPSTH をそれぞれの細胞の発火率の試行にわたる標準偏差の積で割るという規格化を提案した[1]．この規格化は，結果的に共分散から相関係数を計算する操作に一致する．これを normalized-JPSTH と呼び，現在での JPSTH の計算では常にこの規格化が用いられ，相関の非定常変動と情報処理の関連が議論されている[14]．

最近，伊藤らは規格化の問題には原理的な問題点が存在することを指摘した[11]．本来，相関の強さという統計量の定義はユニークではなく，研究者が統計学的な合理性や数理モデルの導入など何らかの拘束条件を設定することにより決定し，その相関測度を用いて現象を記述するという論理構造をもつ．問題は，異なる相関測度（規格化）を採用すると normalized-JPSTH で記述される相関の変動プロファイルが定性的にすら異なる，つまり記述はあくまでも採用した測度に対して相対的であり，普遍的ではないという点である．また最近，甘利は情報幾何の形式を課すことで問題を再設定することにより，発火率と相関の分離はユニークに決定することを議論した[2]．

### b． unitary event analysis

非定常性を扱うもう1つの方法として Aertsen らは unitary event analysis を提唱した[12]．この方法は2つ以上の細胞間の発火パターンにおいて統計的に有意に相関した event を検出するため，前述した問題点3)の多体の相関に関しても情報を得ることができる．同時記録された $N$ 個の細胞のスパイク列に対して一般化できるが，ここでは，3つの細胞の同時記録データを考える．図15.6左は1つの試行でのスパイク列を示しているが，JPSTH の計算と同様に時間軸を小区間に区切り，各区間には1つ以上のスパイクが入らないようにすると，図15.6右に示されるような0と1からなる表を得る．この縦の配列は2の3乗個の異なる状態が可能な三次元ベクターとなる．例えば，細胞1と2の同期イベント (synchronous event) とは，細胞1と2が同時に1となる事象である（細胞3には0でも1でもよい）．問題は，この同期が統計的に有意なのか偶然なのかの統計的検定である．

検定の具体的方法を実際の実験データの解析例 (16章，図16.8) を用いて説明する．図16.8のAは同時記録された2つの細胞のラスター表示である．ある程度の時間幅 (100 msec) の領域内で時間平均と試行平均を行い，各細胞の平均発火

Example N=3

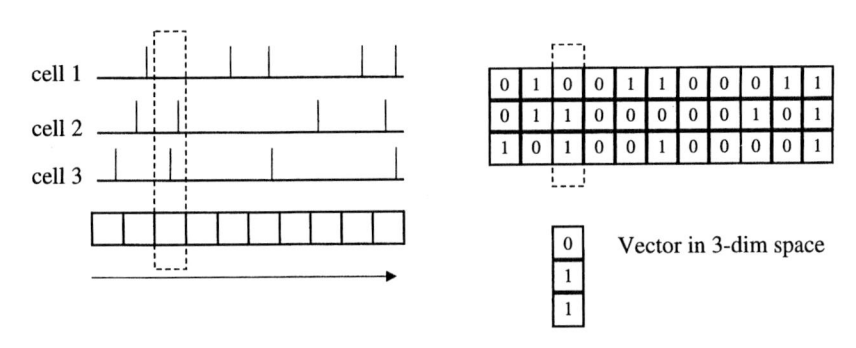

**図 15.6** unitary event analysis の計算

率を計算し，この領域を時間軸上で5 msec 単位でスライドさせることで発火率の時間変動を計算する（B）．次に，着目する同期イベント（この場合では2つの細胞の同時発火）を検出する．Cには区間幅5 msec 内に存在する同時発火イベントを大きいドットでハイライトしている．平均発火率の計算と同じ時間領域を用いて時間平均と試行平均を行い，着目する同期イベントの出現確率の時間変動を計算する（Dの太い線）．最後に，統計検定を行う．まず，帰無仮説である2つの細胞の発火が独立な場合には，同期イベントの生じる確率は，単にそれぞれの発火率の積である（Dの細い線）．この値を平均とするPoisson分布を考え，有意水準5%に有意限界を設定する．これを，発火率の変動に合わせて計算し，実際のデータでの同期イベントの確率が有意限界を超えていれば，帰無仮説を棄却して，統計的に有意に同期イベントが生じていることが結論される（E）．Fでは，有意水準を超えた時間領域にある同期イベントすべてを大きいドットでハイライトし，これらを unitary event と呼ぶ．この例では，2つの細胞のみであったが，複数の細胞の活動が同時記録されたデータでは，細胞間のあらゆる同期イベントの組合せに関して，unitary event を検出する．

　unitary event analysis は優れた解析法であるが問題点も存在する．この方法は，同期イベントが，細胞間の発火が独立の場合に比べて有意に生じているかどうか（YES or NO）の統計検定を行うだけであり，その相関の強さの定量化は行わない．JPSTH において問題となった発火率の変動による規格化は考慮されていないのである．これは，(raw-predicted)-JPSTH の値が predicted-JPSTH で

予想される帰無仮説から有意にずれているかどうかの検定に対応し，normalized-JPSTH に対応するものは扱わない．注意すべきは，unitary event analysis でハイライトされたすべての unitary event が有意というわけではないということである．もし，すべてのセルの発火率が高い時間領域が存在した場合，そこでは intrinsic にしろ accidental にしろ，同期イベントは多く存在する．統計的有意性の議論では，Poisson 分布での平均値の増加により，この点は考慮されているが，ひとたび有意となると，この領域内にあるすべての同期イベントがハイライトされてしまうため，非常に強い相関が存在するような印象を与える．しかし，この中には，単に accidental に生じた event も同様に多く含まれているのである．

このほかにも，多数の細胞間の相関をそのまま多体問題として考えるユニークな解析法として gravitational clustering が Gerstein らによって提案されている[5,10]．

## おわりに

多細胞同時記録の技術の進歩により，100 個レベルの細胞のスパイク活動の同時記録も不可能ではない状況である[9,13]．しかし，この膨大なデータの洪水から何の特徴に着目して，脳の情報処理メカニズムのシナリオをつくっていけばよいかは誰も知らない．これは，"ニューロンのスパイク発火の何に，情報が符号化されているのか"という問題に対する答が明確でないからである[7,8]．実際には知ることのできない脳内ネットワークの活動状態の全貌を，測定された一部の細胞のスパイク活動のみを用いて逆推定する問題は，明らかにユニークな解が求まらない不良設定問題である．この問題に対する唯一のアプローチは，何らかの拘束条件を研究者自らが設定して解の範囲を限定して，可解な逆問題へと変換することである．この拘束条件こそが，脳の情報処理に関してわれわれが設定する作業仮説，パラダイムである．データ解析の本質は，われわれが好むと好まざるとにかかわらず，研究者が設定したパラダイムという色眼鏡を通してデータに含まれる情報を縮約し，脳内の現象を解釈していくという主観的な作業にほかならない．設定したパラダイムとデータ解析の結果との論理的整合性からパラダイム自体も変更されていく．成熟した科学分野においては近代科学が構成してきた合理主義的オリエンテーションに従った論理の階層構造化により，巧みに研究者の主観はでき

るだけ対象から遠方に位置するように設定されている。しかし,いまだまったく組織化されていない脳のダイナミクスの解析に関しては,本来不可避である研究者の主観が対象のすぐ近くに存在してしまうのである。今後,多細胞同時記録により多細胞データの洪水に溺れ流される中で,われわれはいかなる論理システムを構築して脳を理解していけばよいのであろうか? これは,われわれに課せられた,困難だが非常に興味ある問題であると考える. (伊藤浩之)

## 文 献

1) Aertsen, A. M. H. J., Gerstein, G. L., Habib, M. K. and Palm, G. (1989): Dynamics of neuronal firing correlation: Modulation of "effective connectivity". *J. Neurophysiol.* **61**: 900-918.
2) Amari, S. (1999) Information geometry on hierarchical decomposition of stochastic interactions, submitted to IEEE trans. in Info. Theory.
3) Fujii, H., Ito, H., Aihara, K., Ichinose, N. and Tsukada, M. (1996): Dynamical cell assembly hypothesis-theoretical possibility of spatio-temporal coding in the cortex. *Neural Networks* **9**: 1303-1350.
4) Gerstein, G. L., Bedenbaugh, P. and Aertsen, A. M. H. J. (1989) Neuronal assemblies. *IEEE Trans. Biomed. Engineer*. **36**: 4-14.
5) Gerstein, G. L. (1998) Correlation-based analysis methods for neural ensemble data. In Methods for Neural Ensemble Recordings, ed. by Nicolelis, M. A. L., pp. 157-177, CRC Press, Boca Raton. 最初に提案されたのは80年代半ば頃である。
6) 伊藤浩之, Gray, C. M. and Maldonado, P. (1995) Tetrode 電極を用いたネコ外側膝状体での振動的細胞発火の解析。第10回生体・生理工学シンポジウム論文集, 193-196.
7) 伊藤浩之 (1996) 脳におけるダイナミカルな情報コード。数理科学 4月号「生命システムの多様性とそのモデル」, 27-37. (別冊・数理科学「脳科学の前線—数理モデルを中心にして—」再録, 21-33 (1997)).
8) 伊藤浩之(1997)脳におけるダイナミックな情報コード—脳研究とモデル—。神経研究の進歩 **41**(6): 834-842.
9) 伊藤浩之 (1998) 多細胞活動同時測定法。医学のあゆみ **184**: 599-605.
10) 伊藤浩之 (2000) 多細胞同時記録データの統計解析法。日本神経回路学会誌 **7**: 8-19.
11) Ito, H. and Tsuji, S. (2000) Model dependence in quantification of spike interdependemnce by joint peri-stimulus time histogram. *Neural Computation* **12**: 195-217.
12) Riehle, A., Gruen, S., Diesmann, M. and Aertsen, A. (1997) Spike synchronization and rate modulation differently involved in motor cortical function. *Science* **278**: 1950-1953.
13) 櫻井芳雄 (2000) 多細胞同時記録実験の必要性と方法—現状と問題点—。日本神経回路学会誌 **7**: 3-7.
14) Vaadia, E., Haalman, I., Abeles, M., Bergman, H., Prut, Y., Slovin, H. and Aertsen, A. (1995) Dynamics of neuronal interactions in monkey cortex in relation to behavioural events. *Nature* **373**: 515-518.

# 16. 皮質ダイナミクスと神経計算機構
―実験・解析・モデル―

## 16.1 大脳皮質とはどのようなシステムか

われわれの研究対象である大脳皮質とはどのようなシステムであろうか？ よく教科書でみかける皮質ニューロンの図では，説明のためにニューロン，軸索，樹状突起の密度が非常に小さく書かれており，誤解を招くおそれがある．Abelesのテキスト[1]によれば，大脳皮質の $1\,mm^3$ の体積中には，4万のニューロンが存在し，それぞれのニューロンは1万もの他のニューロンからシナプス結合を受けている．また，$1\,mm^3$ の体積中には $3\,km$ もの軸索と $400\,m$ 程度の樹状突起が存在し，正しい密度で図を描けば，ニューロン間の配線で真っ黒に埋めつくされてしまうのである．このように，まずわれわれは大脳皮質とは非常に密に結合されたニューロンシステムであることを認識しなくてはいけない．また，皮質ニューロンは，非常に多くのニューロンからシナプス結合を受けている一方，個々のシナプス結合で及ぼされる膜電位変動（EPSP）は発火閾値に比べるとはるかに小さい．このため，皮質ニューロンを確実に発火させるためには，ある程度の数のニューロンからほぼ同時に入力が行われる必要がある[1]．

### a. 細胞集団（セル・アセンブリ）の重要性

これらの大脳皮質の解剖学的構造と結合様式からは，皮質での情報処理様式においては，細胞集団内および細胞集団間の相互作用に基づいた機能的な組織化が重要であることが示唆される．つまり，皮質ニューロンは単独では機能せず，異なる計算課題に応じて機能的グループ（Hebb のセル・アセンブリ）を組織することで動作すると考えられる．ここで，われわれの議論における"セル・アセンブ

リ"とは，"ほぼ同時か何か特別なタイミングの関係がニューロンの発火間にあるとき，それらのニューロンはある集団に属している"というもので定義される．

近年は，ネットワーク活動レベルにおける皮質の機能についての研究に関心が集まっている．この研究での仮説は，"空間的に分散し，動的に組織されたニューロン集団の協調的活動により，皮質は情報を表現したり，処理したりする"というものである．この研究は次のような生理実験により実行される．1つは複数の単一ニューロンのスパイク事象を同時記録するというもので，もう1つは仮定した細胞集団内と集団間の相互作用の様子を解析するというものである．セル・アセンブリのアイデアに基づいて多細胞記録データを解析しようとする際に，それらの細胞活動間に時間的関係があるかどうかを検討する必要が生じる．この場合には，着目する時間スケールにより2つの関係性が考えられる．まず，発火率の時間変動の相関によって集団に含まれるかどうか決める．これが"rate coherence"である．もう1つの集団の決め方は，スパイクの発火タイミングに関する細かい時間関係を使用する．これを，"event coherence"と呼ぶ．着目する時間スケールは，rate coherence では発火率の変動の時間スケールである数十から数百 msec, event coherence ではスパイクの発火事象の時間スケールである数 msec 程度を考える．細胞集団自身も関係を定義する時間スケール程度の寿命と考えられる．個々のニューロンは，ある時点ではある細胞集団に属しているが，時間が経過すると細胞間の関係性が変化して，他の細胞集団に含まれるように再組織化されると考える．特に，event coherence で関係づけられる細胞集団は，スパイク発火間の時間相関関係が消失すると，グループ関係も消失する．これは，数十 msec 以下の非常に速いダイナミクスとして生じる可能性がある．すなわち，ニューロンはある細胞集団から他の細胞集団へと非常に速い時間スケールで属性を切り替えて情報処理に関与する可能性がある．本章では，event coherence を中心に取り上げる．event coherence を解析する従来からの方法は，何か適当な刺激または行動条件下でニューロンペア間でのスパイク発火の相互時間相関（cross correlation）を調べることである（15章参照）．

### b. 解剖学的結合から機能的結合へ

異なるニューロン間の発火タイミングの関係は，神経ネットワークの活動の時空間的パターン（spatio-temporal pattern）であり，この変動（ダイナミクス）により計算が実行されているというのが，本章の議論の根底となる仮説である．

ネットワーク活動の時空間的組織化は，複数のニューロンが1つの機能的集団へと短い時間での参加を可能にする．また，この細胞集団と同時に活動する競合する他の細胞集団とを分離することを可能とする．細胞間の結合は，固定した解剖学的なものから，スパイク活動間の機能的結合（functional coupling, effective connectivity）の解析へと関心が移っている．Vaadia[7]，Gray, Singer[6]らの最近の実験は，複数細胞の間のスパイク相関に以下のような特徴があることを示した．① 1秒以下の短い時間スケールで変動する，② 刺激や行動事象と系統的な関係がある（文脈依存性），③ 発火率の変動がない場合でも，相関の変動が生じることがある，④ 個々の相関イベントは，刺激提示などの脳外のイベントに対する時間ロッキングではなく，脳内の内的な時間とロッキングしている場合がある．これらの発見は，"これらの相関の変動のメカニズムの本質は何であるのか？"と"その機能的意味は何であるのか？"という2つの疑問を問いかけている．以下では，これらの問題を考察するために行ったニューロンネットワークモデルによる数値シミュレーションの結果や生理実験データの解析結果などを紹介する．ネットワークモデルにおいては，実際の皮質ネットワークの特徴を解剖学的にも生理学的にも再現するように注意した．皮質ネットワークでの低発火率という生理学的制約は特に重要である．

## 16.2　機能的結合の文脈依存性およびダイナミクス

皮質ニューロン間の結合は，解剖学的なシナプスにより構造が決められている．この結合の強さであるシナプス効率は，シナプス前およびシナプス後のニューロンの活動（発火率の上昇）の相関により変動する可塑性が知られている．しかし，この変動の時間スケールは，比較的長い時間スケールのものと考えられてきた．一方，最近は，皮質ニューロン間の結合における動的な寄与が注目されている．このメカニズムに関しては，局所的なものと大域的なものの2種類が考えられる．局所的には，シナプス効率のすばやい変動（dynamic link）がvon der Malsburgにより理論的に提案され，最近の実験ではニューロンのスパイク発火の数msecのタイミングの違いに応じて，シナプス効率が1秒以下の非常に短い時間スケールで変動することが報告されている．大域的レベルでは，2つのニューロンの間のスパイク発火の相関の強さで定義される機能的結合は，シナプス後のニューロン

## 16.2 機能的結合の文脈依存性およびダイナミクス

に入力する他の多くのニューロンの活動に強く依存する。これは先にも述べたように、皮質ニューロンは非常に多数のニューロンから弱い結合を受けており、発火のためにはある程度以上のニューロンからの同期入力が必要であることを反映する。2つのニューロンの間の機能的結合は、これらのニューロンを含むニューロンネットワークの時空間ダイナミクスに依存し、シナプス後のニューロンに多くのニューロンからの入力が同期する場合（dynamic convergence）において、強い結合を示すのである。以下、ニューラルネットワークの数値シミュレーションでこの現象の再現を試みる[2]。

### a. モデルの説明

このモデルは100個のintegrate and fire neuronからなるfeedbackネットワークである。興奮性ニューロンと抑制性ニューロンがあり、興奮性シナプスと抑制性シナプスの強さは、実際の皮質ニューロンと同じく、自発発火頻度が1秒間に数回となるように調整している。まず、シミュレーションでは、このネットワークを連想記憶モデルとして用い、100個のニューロンの特定の活動パターンを入力パターンとして、10種類のパターンを記憶させている。この状態での100個

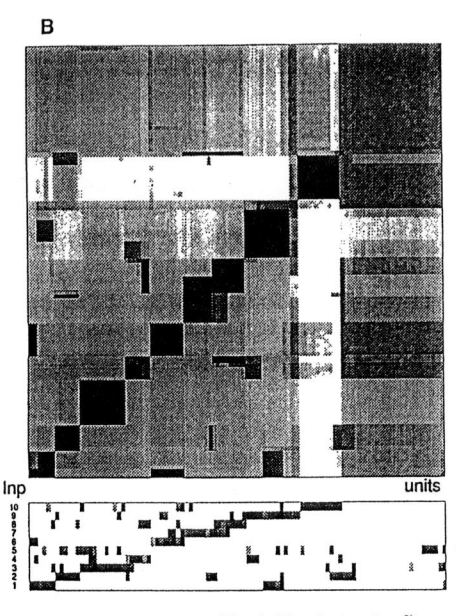

図 16.1 ニューロン間の相関マトリックス[2]

のニューロン間のシナプス結合を図16.1に示す．ニューロンどうしの結合の強さをグレースケールで行列表示し，10種の入力パターンは図の下に示されている．図16.1の黒く固まった四角形が入力パターンの1つに関連するセル・アセンブリである．以下，このシナプス結合を固定して，機能的結合のダイナミクスのシミュレーションを行う．

**b．機能的結合の文脈依存性**

　異なる入力刺激に対するニューロン間のスパイク活動相関の文脈依存性およびダイナミクスを調べる．入力としては，記憶しているパターンのいくつかに近づくが，常に変動している刺激系列を用いる．具体的には，学習に用いた10種の入力パターンから3つの異なるもの A, B, C を選び，これらを線形に重ね合わせて刺激をつくる．AB→BA→BC→CB→CA→AC→AB と時間とともに重ね合わせの比率を変化させていく．AB→BA の変化では，2つの入力パターン A と B の割合を 100 msec の間に徐々に 2：1 から 1：2 に変化させ，600 msec で一巡してはじめの AB に戻る．

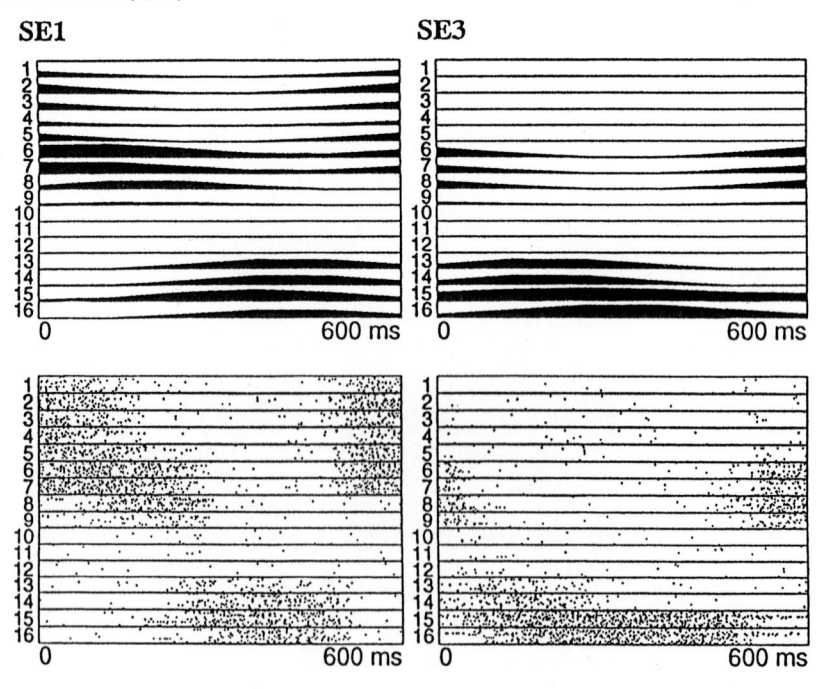

図 16.2　入力パターンとニューロンの発火応答[2)]

## 16.2 機能的結合の文脈依存性およびダイナミクス

刺激に対する応答を，100個のニューロンの中からランダムに選ばれた16個のニューロンの活動を用いて解析する．これは生理実験で用いられる"*in vivo*"および"*in vitro*"実験に対して，コンピュータシミュレーションを用いた"*in virtu*"実験とでもいうべきものである．ネットワークに異なった刺激系列（SE 1とSE 3）を与えた場合の16個のニューロン応答を図16.2に表示している．上図は，600 msec内の入力パターンの変動を，下図は各ニューロンのスパイク応答（10試行分）を示す．スパイク応答は入力パターンに追従していることがわかる．16個のニューロンのシナプス結合は図16.3の左下の図に示され，各ニューロンは3つのセル・アセンブリのどれかに属している．ここで，各ニューロン間のスパイク発火から試行時間600 msec内で平均された cross correlation を計算し，相関の強さを行列として表示する．図16.3には，SE 1～SE 8の8つの異なった刺激系列に対する応答から計算される相関行列が示されている．まったく同じシナプス結合をもつネットワークでも，刺激系列の与え方によって相関構造が異なることがわかる．興味深いのは，SE 1とSE 5のように同じ3つの入力パターンから刺激系

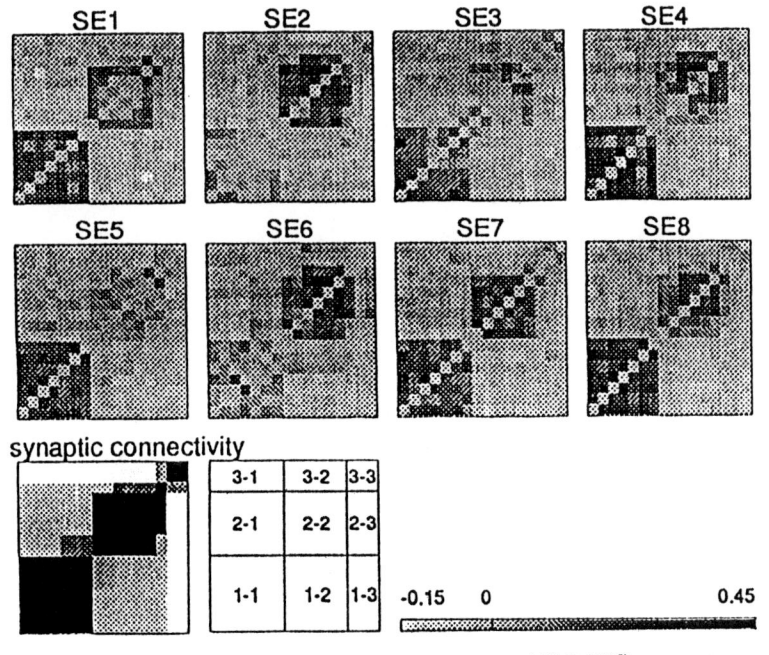

図 16.3 ニューロン間の相関マトリックスの刺激依存性[2]

列をつくり，単に循環の順番を反対方向にした2種類の刺激に対しても，相関構造が異なっているということである．この"*in virtu*"実験の最大のメリットとして，測定しているニューロン間の解剖学的結合はすべて図16.3の左下に与えられている．これは実際の脳からの記録では決してありえないことである．このシミュレーションからは，スパイクデータの相関から推定される相関マトリックスは，解剖学的結合そのものではなく，刺激系列により文脈依存的に異なることが理解される．

### c. 機能的結合のダイナミクス

次に，この相関構造の試行時間内でのダイナミクスをJoint-PSTHを用いて解析する (15章参照)．このモデルでのニューロンは確率的な性質をもっているので，同じ刺激条件下での250回の試行平均を行って計算している．図16.3において同じグループ内にある相互に強くシナプス結合した2つのニューロンのスパイク活動から計算されるJoint-PSTHを図16.4Aに示す．2つのニューロンのPSTHは似たようなプロフィールを示す．試行時間内で平均されたcross-correlogramは同時発火の相関を示している．この相関のダイナミクスをPST coincidence histogramで解析すると，発火率が増加する時点と減少する時点で正の値を示しているが，発火率が高い状態ではゼロになっていることがわかる（視覚皮質から同時記録されたニューロンのデータでも同様のふるまいがみられることは注目に値する[2]）．一方，図16.4Bに示される異なるグループ内にある2つのニューロンのJoint-PSTHでは，試行時間内で平均されたcross-correlogramがほぼゼロになっている．興味深いことに，cross-correlogramがゼロということは，2つのニューロン間のスパイク相関が試行中を通じて常にゼロであったということではない．PST coincidence histogramでは，ニューロン間の相関は，試行中に負の値から正の値に変動し，これらが相殺して時間平均がゼロとなっていることがわかる．2つのニューロンの発火率の上昇が重なる時間領域でみられるのは，ネットワークにおける異なるセル・アセンブリ間の抑制と考えられる．このモデルにおいて，ネットワークの全体的な活動を定常状態に保とうという抑制の働きがあり，2つのグループのニューロンが活性化すると，それらのグループが競合する．競合の結果一方の発火率が下がると2つのニューロンの相関が増加し，正となる．このダイナミクスは2つのグループの競合の結果によるものなのである．

以上のシミュレーションで実現された現象は，発火率の相関とスパイクの時間

## 16.2 機能的結合の文脈依存性およびダイナミクス

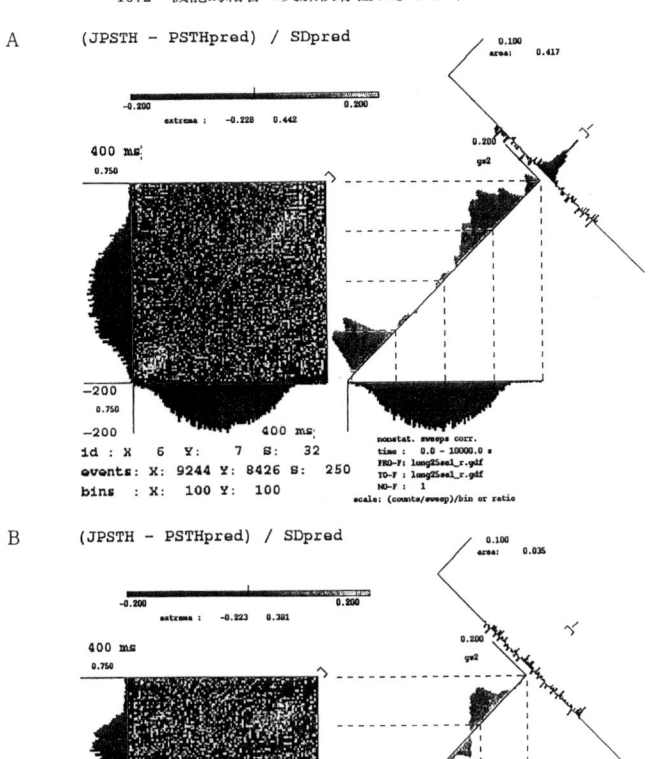

**図 16.4** ニューロン間のスパイク相関の Joint-PSTH 解析[2)]
A：同じセル・アセンブリに属する場合，B：異なるセル・アセンブリに属する場合．

相関とは，細胞間の異なる関係を示すということである．たとえシナプス結合が固定されたネットワークであっても，ネットワークの大域的活動の時空間的パターンに依存して，スパイク相関で定義される機能的結合は変化し，また1秒以下の非常に短い時間スケールで変動するのである．

**d. 機能的結合の背景入力依存性**

2つのグループ間で競合がなくとも，機能的結合は他の多数の細胞からの入力に依存するために，スパイク相関のダイナミクスが生じる．ここでは，この現象のモデルシミュレーションを紹介する．ニューロン1がニューロン2に投射しており，このシナプス結合の強さを $\alpha$ とする(図16.5参照)．さらにニューロン2には他の多数（$N$ 個）のニューロンからの投射がある．問題を単純化するために，これらのシナプス結合の強さはすべて同じで $\beta$ とする．ここで，$\alpha, \beta$ ともにニューロンの発火閾値より十分に小さく，単発のEPSPでは発火を引き起こさない．発火はPoisson分布（平均発火頻度 $\lambda$）に従い，$N$ 個の入力は独立とする．このネットワークを用いて，背景入力のニューロン群の活動度がニューロン1と2の間の機能的結合に与える影響を系統的に調べる．このような簡略化のもとでは，背景発火によるニューロン2の膜電位の変動を平均が $\beta\lambda N$，標準偏差が $\beta\sqrt{\lambda N}$ である正規分布と考えることができる．ここで，ニューロン2の発火閾値を定めると，正規分布においてこの値より右側の部分（膜電位が閾値を超える部分）が背景入力によるニューロン2の自発発火率となる．これにニューロン1からのシナプス入力の寄与 $\alpha$ を加えると，この値だけ閾値が低くなり，その分だけ発火率が増加する．この発火率の増加分が機能的結合の大きさに対応する．ニューロン1からのシナプス入力の強度 $\alpha$ が一定でも，背景入力のレベルを変えることによって，発火率の増加分は非線形に変化する．この現象をシミュレーションした結果が，図16.5に示されている．横軸はニューロン2への背景入力の平均頻度

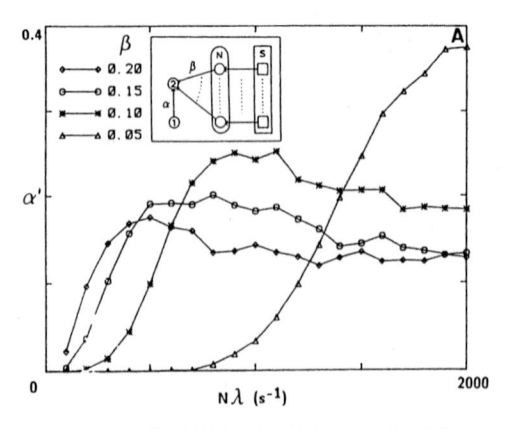

図 16.5 機能的結合の背景入力レベル依存性[2]

($N\lambda$), 縦軸はニューロン1とニューロン2のスパイク発火の相互相関の強さ（機能的結合）をプロットしている．具体的には，ニューロン1からの1つの入力に対してニューロン2が発火する確率を計算している．グラフでの異なる曲線は，背景入力のシナプス強度 $\beta$ の異なる大きさの場合に対応している．ニューロン1から2へのシナプス強度 $\alpha$ は一定であるにもかかわらず，背景入力の平均頻度の増加に伴い，スパイク発火の機能的結合が増加していくのは，背景入力によりニューロン2の膜電位が閾値近くまで押し上げられるからである．興味深いのは，背景入力の平均頻度が大きすぎると，機能的結合は減少してしまうということである．これは，背景入力だけでニューロン2の自発発火率が上昇してしまい，ニューロン1からの入力がきた時点で不応期に入っているために発火できず，相関が低下するためである．

## 16.3 実験データにみられる相関イベント

### a．synfire chain

Abelesらは，覚醒行動中のサルの前頭皮質からの多細胞同時記録を行い，3つのニューロンの発火が1msec以下の精度で，ある一定のパターンで繰り返し生じることを報告した．お互いの発火は数百msec程度の大きな間隔であるため，単なる偶然でこのような精度のスパイク発火が生じるとは考えられない．実験では，サルがボタンを押したり刺激を受けたりする行動との系統的な関係をもってこれらの高い時間精度をもった時空間活動パターンが起こる傾向があることが調べられている．この場合でも，活動パターンが生じるタイミングは行動課題や刺激のオンセットに対してはあまり精度よくタイムロックしてはいないが，3つのスパイクの時間間隔は常に1msec以下の精度を有しており，これらの事象が外部の事象ではなく，脳内部の事象に正確にタイムロックしていることがわかる．

このように数百msec程度の間隔がありながら非常に精度よく時間相関したスパイク発火を説明するために，Abelesは synfire chain という概念を導入した[1]．図16.6に示すように，ニューロン群が次のニューロン群に順繰りに投射しているネットワークを考える．結合においては1つのニューロンから複数のニューロンに投射する divergence も，複数のニューロンから1つのニューロンに投射する convergence も共存する．後で議論するように，このようなネットワークにおいて

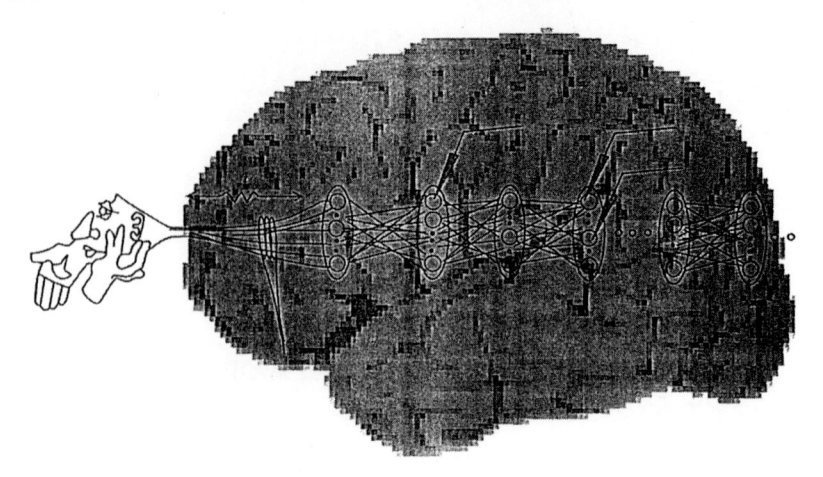

図 16.6　synfire chain の概念図

　活動が減衰せずに順繰りにニューロン群を伝播するためには，多数のニューロンが十分に高い精度で同期して次のニューロン群に入力し，複数のニューロンをほぼ同時期に発火させる必要がある．Abeles はこのようなニューロン群のなすネットワークおよび活動の伝搬を synfire chain と名づけた．図 16.6 に示されるように，このネットワークにおいて，異なるステージでのニューロン集団から複数の細胞を同時記録すると，長い時間間隔にもかかわらず，発火タイミングが非常に正確な活動相関を得ることが期待される．これが，Abelse らが実験で観測した現象だと考えるのである．皮質においては，1つのステージのニューロン群から次のニューロン群へスパイクが伝わる時間は 1～3 msec と想定すると，実験で観測されたような 300 msec の遅延は約 100 以上の投射があるということになる．図 16.6 では，簡単のためにニューロン群の並びを一次元的なものとして表示しているが，実際には次のステージでのニューロン群の一部が以前のステージのニューロン群に属していてもよいので，フィードバック的な結合も含まれる．
　ところで，Abeles の実験では測定された3つのニューロンの発火において正確な時間相関をもったスパイクパターンは全体のスパイク列の中では，ごく一部にすぎない．では，他の大多数のスパイクは意味のないものなのであろうか？　これらのスパイクは，別の synfire chain に属しているものだとも考えられる．他の測定されていないニューロンと synfire chain を形成していると考えるのである．重要なことは，1つのニューロンは，ある瞬間にはある synfire chain の一部とし

て動作し，また別の瞬間には異なる synfire chain の一部に参加することが可能であるということである．

**b． 覚醒サルの運動皮質での記録にみられた unitary event**

次に，高い精度で同期発火するスパイクパターンの統計的検証の新しい方法 (unitary event analysis) を delayed-response hand-movement タスク実行中の覚醒サルの運動皮質からの多細胞同時記録実験に適用した例を紹介する[5]．この解析法は 15 章に説明があるように，同時測定された複数のニューロンのスパイク列において，個々の試行のデータで，統計的に有意に同時発火しているスパイク発火イベント（unitary event）を抜き出すものである．

タスクは，図 16.7 のタイミングチャートに示されるように，まずサルが自主的にレバーを引き，1 秒間の遅延（PreD）の後，PS の時点でモニタースクリーン上のどこかにターゲット（open circle）が一時的に示される．次に，ES 1，ES 2，ES 3，RS の 4 つのタイミングのどれかで先ほどと同じ位置にターゲット（filled circle）が提示される．サルが速やかにターゲットの位置を手でタッチすると報酬がもらえる．サルは次にターゲットが出る位置は知っているが，2 番目のターゲットが出る時点まで手を動かしてはいけない．実験では，PS の時点から ES 1，ES 2，ES 3，RS の 4 つのタイミングは 600，900，1200，1500 msec の間隔をおいており，どこで再度ターゲットが提示されるかは等確率（1/4）である．

同時記録した 2 つのニューロンの unitary event analysis の結果を図 16.8 に示す．A はそれぞれのニューロンの 36 試行でのスパイク発火のラスター表示である．試行平均を行って求めたそれぞれのニューロンの発火頻度の変動（PSTH）が B である．C には，各試行において，2 つのニューロンの発火が 5 msec 以内で生じている同期発火イベント（coincident event）を大きいドットで表示し，A の

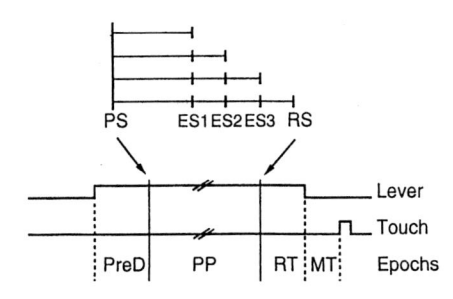

図 16.7 サルの行動課題のタイミングチャート[5]

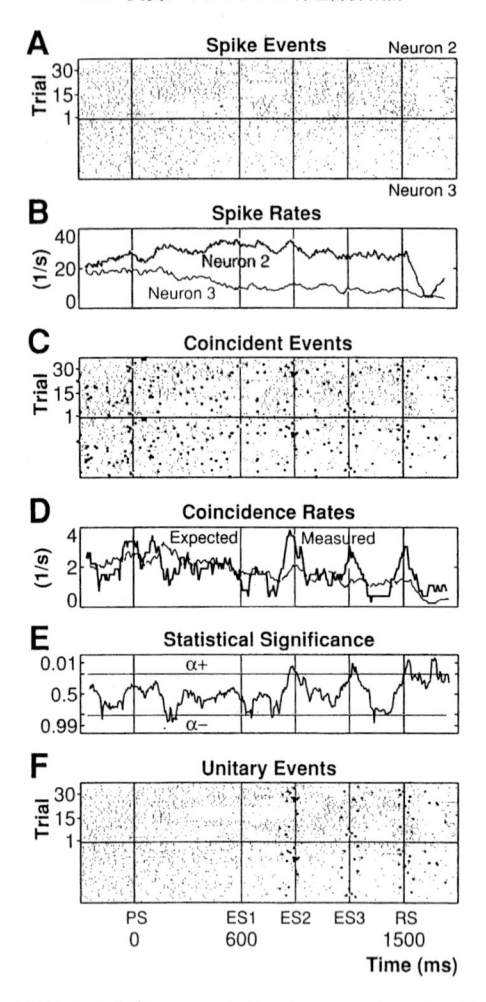

図 16.8 運動野ニューロンの unitary event analysis[5]

ラスター表示に重ねている．Dでは，ピックアップされた同期発火イベントの出現確率を試行平均によって計算している（太い線）．細い線は，2つのニューロンの発火が独立な場合での同期発火イベントの出現確率を，Bで計算したそれぞれのニューロンの発火率から予測している．Eでは同期発火イベントが，Dの細い線の値を平均値とする Poisson 分布に従うとした場合での 95% の有意水準レベル（$p=0.05$）を示している．実際の同期発火イベントの出現頻度がこのレベルを超

えている時間領域では，統計的に有意に偶然頻度からずれて同期発火が生じていることが帰結される．Fには，Eで有意と判定された時間領域内に存在する同期発火イベントすべてを大きいドットでハイライトしている．これらを unitary event と定義する．

図 16.8 で解析に用いたデータは，2 番目のターゲットが RS のタイミングで表示された場合のみを用いている．このため，ES 1 から ES 3 の時点では，サルはターゲットの表示を期待していたが，実際には表示されなかった．ここで興味深いことは 2 つのニューロンの同期発火イベントが統計的に有意に多く生じた時点は，サルの行動においてターゲットの提示を期待していた時点とほぼ一致するということである．図 16.8 B に示されるように，これらのターゲットの期待においては，運動野のニューロンの発火率はほとんど変化していない．にもかかわらず，まさにこの時間帯に運動野のニューロンの一部は互いに同期発火を行う傾向があることが示された．また，同じ刺激は与えられているが，サルがターゲットに対して行動を起こさなくなった状態では，unitary event が消失していることが示される．図 16.8 と同様の実験を異なるニューロン記録に対しても行い，unitary event が生じている期間において，関与するニューロンの発火率が変動しているかどうかの系統的な解析を行った．その結果として，単にターゲットの提示を期待しているだけで実際には与えられなかった場合には，発火率の変動はほとんど伴わないことがわかった．一方，実際にターゲットの提示が行われ，サルが行動した場合には，unitary event の増加に伴い，発火率の変動も生じている．この結果は，運動野のニューロンがスパイク相関と発火率という 2 つの変数を用いて異なる情報を符号化 (dual coding) している可能性を示唆する．

この章で紹介した 2 つの現象は，刺激もしくは行動のあった時間に関係して発生している．しかし，上で説明したように，unitary event は，ニューロンどうしは時間的に正確に発火しているが，刺激や行動のオンセットに関しての時間的関係はゆるやかである．そのため，発火イベントを試行平均してしまうと，刺激に対する時間的関係は残ったとしても，スパイクのパターンはみえなくなってしまう．unitary event analysis では，試行平均する前に各試行ごとに coincident events をピックアップする必要がある．それではニューロンたちはいったいどのようにして，発火率にばらつきをもつ一方，時間的に正確な相関関係をつくりだすことができるのであろうか？ 次には，この問題に対してのモデルシミュレー

ションを紹介する[4)].

## 16.4 同期スパイク (pulse packet) の伝播ダイナミクス

### a. synfire chain の安定性

再び，synfire chain を考える．図 16.6 で説明したように，あるニューロンの集団が次の集団へ投射し，それがまた次の集団へと投射しているネットワークがモデルである．ある集団のニューロンが同期して発火することにより，その活動を次のグループに確実に伝え，これを繰り返すことで，ネットワーク上を時間的正確性を保って活動が流れていくという（図 16.9 の C）ことは本当に可能なのであろうか？　また，もし可能だとしても，皮質の生理学的制約下で実現されるのであろうか？　図 16.9 の D と E は，synfire chain の活動が 10 個のステージの細胞集団を伝搬していく様子を数値シミュレーションしたものである．D では，途中である程度の発火のタイミングのばらつきが生じるが，次第により正確な同期発

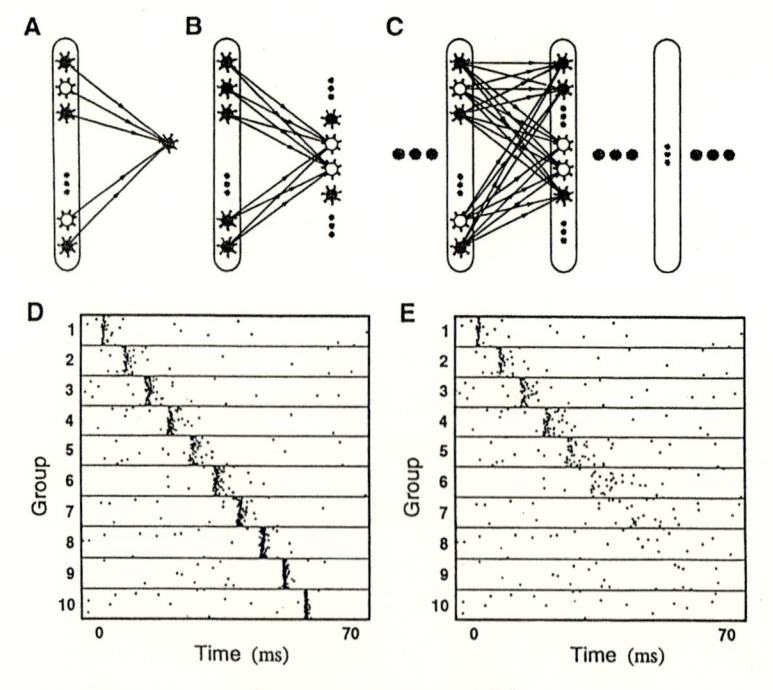

図 16.9　synfire chain の伝搬[4)]

## 16.4 同期スパイクの伝播ダイナミクス

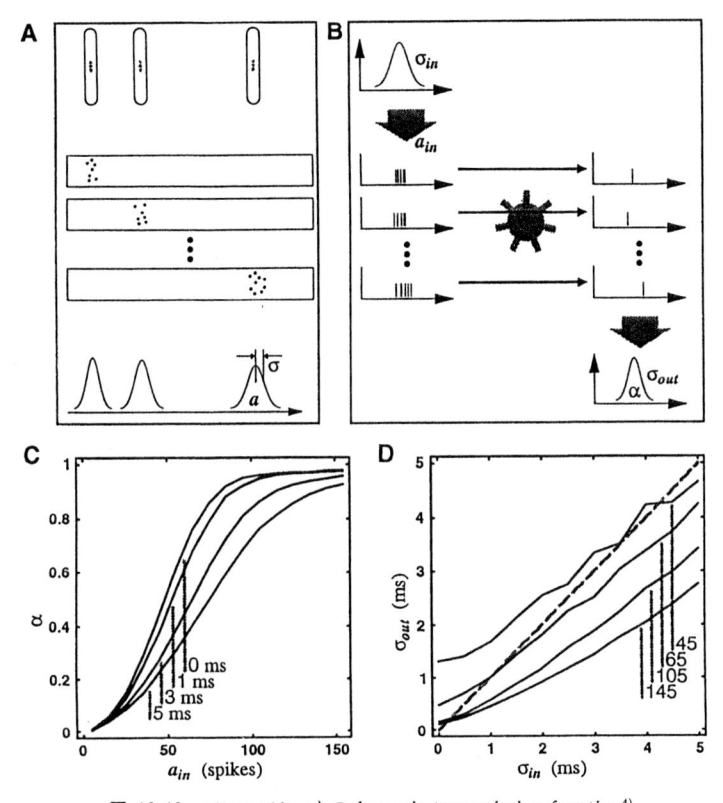

**図 16.10** パルスパケットの dynamic transmission function[4]

火に収束していく安定性がみられる．一方，E では，ステージを伝搬するにつれて，同期発火がばらけて，活動が消えてしまう．以下では，このような synfire chain の伝播の安定性を議論する．

解析に当たっては，まず，それぞれのステージでの細胞集団の活動の定量化が必要である．図 16.10 A に示されるような，あるステージの細胞集団に属するニューロンのスパイク発火のタイミングの分布を考える．synfire chain が通過したことにより，どれだけの数のニューロンが発火を生じたかは，この分布の面積 $a$ として定量化される．一方，細胞集団内のニューロンの発火の時間的ばらつきを定量化する変数としては，分布の標準偏差 $\sigma$ を用いる．synfire chain の伝播の安定性解析は，次々と細胞集団を伝播していくにつれて，この分布がどのように変化していくのかを，2 つの変数 $a$ と $\sigma$ の変化を計算することにより行う．

### b. モデルニューロンの説明

このモデルでのニューロンは再び，単純な integrate and fire タイプである．各ニューロンは 20000 のシナプス入力を受け取っているが，前のステージの細胞集団に属するニューロンからの入力はその中の 100 個のみであり，それ以外の入力は背景入力となる．前の細胞集団からの入力は同期性をもっているが，背景入力はそれぞれ独立な Poisson 入力とする．また，簡単のために，グループに属するニューロンは次のグループに含まれるニューロンのすべてに等しく結合しているとし，すべての結合の伝達遅延時間は同じ（5 msec）と仮定する．ニューロンが前の細胞集団から入力を受け取っておらず，背景入力のみである場合に，実際の皮質と同じく 1 秒間に 2 回ほどの自発発火を生じるように背景入力のパラメータを設定した．背景入力の 88% は興奮性，12% は抑制性とし，EPSP と ISPS のサイズは同じで符号のみを逆にした．背景入力を送っている興奮性ニューロン自体も 2 Hz の発火率と制約をつけた結果，抑制性ニューロンの発火率を 12.5 Hz とした．この入力下でニューロンの出力スパイク間隔の分布はほぼ，Poisson 分布を再現する．また，重要な仮定として膜電位の時定数は 10 msec とした．

### c. パルスパケットの安定性解析（dynamic transmission function）

このような背景入力を常に受けているニューロンに，ある数のスパイクをほぼ同期させて与えると，高い確率でスパイクを出力する．このモデルでは，これらの入力による 1 つの EPSP も背景入力の 1 つの EPSP と同じ強さとしている．まず，1 つのニューロンに先に定義したスパイクの分布（パルスパケット）が前の細胞集団から入力される場合のスパイク出力を考える．具体的には，図 16.10 B に示されるように，面積（発火数）が $a_{in}$ で標準偏差が $\sigma_{in}$ の大きさをもつ分布を仮定して，この分布に従ってランダムなスパイクの時間パターンを 1 つ発生する．これが，前の細胞集団から次の細胞集団に属するニューロンへの同期入力だと考えるのである．確率的な背景入力を受けているニューロンにこの同期入力を加えて，どのタイミングで発火が生じるかをシミュレーションする．条件によっては，ニューロンは発火しない場合もある．同様にして，同じ分布からランダムなスパイクの時間パターンのサンプルを数多く発生し，それぞれの入力によるスパイク発火のタイミングを求める（図 16.10 B）．最後に，サンプル入力に対するニューロンのスパイク発火から出力スパイクの応答の分布関数を計算する．この分布から，発火確率は分布の面積 $a$，発火タイミングのばらつきは標準偏差 $\sigma_{out}$ で定量化

される．このようにして，1つのニューロンに関して，入力するパルスパケットの分布 ($a_{in}$, $\sigma_{in}$) と出力スパイクの分布関数 ($a$, $\sigma_{out}$) の対応が計算される．これをニューロンの dynamic transmission function と定義する．図 16.10 C, D には，この関数が異なった ($a_{in}$, $\sigma_{in}$) のもとで，どのように変化するかをグラフに表している．図 16.10 C では，$a_{in}$ の関数として $a$ をプロットしている．異なるカーブは，異なる $\sigma_{in}$ の値の場合に対応する．たとえば，$\sigma_{in}$ が 0 msec という場合は，入力スパイクは常に完全に同時に与えられている．入力のスパイク数が多いほど，スパイクを出力する確率は上昇していくが，入力スパイクのばらつき $\sigma_{in}$ を小さくするほど，その上昇傾向は急に最大値である1に近づくように変化する．一方，図 16.10 D では，$\sigma_{out}$ の $\sigma_{in}$ 依存性をグラフにしている．異なるカーブは異なる $a$ の値に対応する．ここでたいへん興味深いのは，$\sigma_{out}$ と $\sigma_{in}$ のグラフが対角線より下にある領域が存在することである．この領域では，出力スパイクの時間的ばらつきは入力のパルスパケットのばらつきより小さくなっている．この傾向は，パルスパケットのスパイク数 $a$ が大きいほど強くなっていることがわかる．しかし，ここでの議論は，いまだ1つのニューロンの反応であり，synfire chain の安定性のためにはネットワークへと拡張する必要がある．

### d．パルスパケットの安定性解析（ネットワーク）

このモデルでは，簡単のために1つの細胞集団にあるニューロンが次のグループに属するニューロンすべてに結合し，同じ大きさの入力を与えると仮定した．このような均一性のもとでは，ある細胞集団に属する各ニューロンは前のステージの細胞集団から同一のパルスパケットを受け取ることになるため，細胞集団に属するニューロンのスパイク出力の統計的性質は先に議論した1つのニューロンの dynamic transmission function から決定することが可能である．すなわち，前のステージの細胞集団のスパイク発火分布 ($a_{in}$, $\sigma_{in}$) の入力を受ける細胞集団の出力スパイクの発火分布 ($a_{out}$, $\sigma_{out}$) においては，分布の面積であるスパイク数 $a_{out}$ は1つのニューロンの発火確率に細胞集団に含まれるニューロン数 $N$ を掛けた値，$Na$ となる．一方，スパイク発火タイミングのばらつき $\sigma_{out}$ は1つのニューロンの結果と一致する．このようにして求めた細胞集団の出力スパイクの分布 ($a_{out}$, $\sigma_{out}$) が，さらに次のステージの細胞集団への入力スパイクの分布として用いられるのである．これは2つのパラメータ ($a$, $\sigma$) に関する二次元写像を定義しており，ある分布をもったパルスパケットが細胞集団を次々と伝搬していく場合

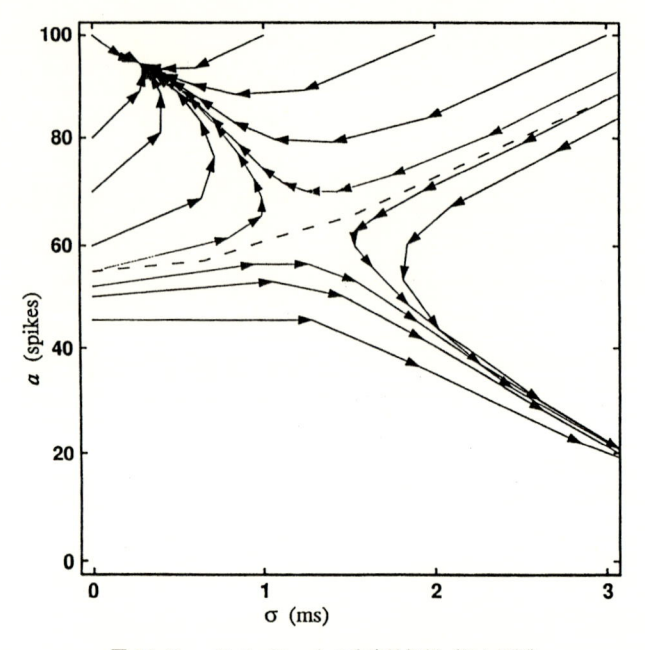

**図 16.11** パルスパケットの安定性解析（流れ図）[4]

に，分布がどのように変化していくのかを $(a, \sigma)$ の値の変化として調べることができる．図 16.11 には，2つの変数を座標とした二次元面上に，$(a, \sigma)$ の値の時間発展（次々と細胞集団を伝搬する場合の変化）の流れを矢印で示す（$N=100$ の場合）．つまり，二次元面上のある点からスタートすると，写像によりその点が乗っている流れの方向に変化していく．synfire chain の安定性の議論では，写像を十分に多く繰り返した後（すなわち，十分に多くのステージの細胞集団を伝搬した後）でも，同期発火が保たれているかどうかが関心事である．この図からは，時間的にまったく同期した（$\sigma=0$）$a=45\sim55$ 個のスパイクでさえも，伝搬を経ていくごとに分布の偏差を増していき，最後には図の二次元面からはみ出てしまい（$\sigma>3$ msec），パルスパケットの同期性は失われてしまう．また一方，初期値によっては最終的に固定点（アトラクタ）へと収束していく場合がある．この例では，固定点は（$a=95$，$\sigma=0.5$ msec）に位置する．力学系の理論を用いると，図中の点線で示される境界線（separatrix）がこの2つの場合を分離しており，境界線より上では固定点へ向かい，パルスパケットは伝搬にもかかわらず常に一定

の分布を保ち続ける．一方，境界線より下では $\sigma$ が単調に増加してしまい，パルスパケットは消失してしまう．$\sigma$ が十分に大きくなってしまうと，背景入力による自発発火と区別がつかなくなってしまう．この解析から，パルスパケットの安定性のためには，$a$ と $\sigma$ の2つのパラメータの組合せの条件が必要であることがわかる[3]．

このモデルでは，1つの細胞集団内のニューロンから次のステージの細胞集団内のニューロンへはすべて等しい伝達遅延時間を仮定した．もし，この遅延時間にばらつきがあった場合には，上の結果はどのように影響されるのであろうか．もし，伝達時間にばらつきがあるとすると，細胞集団からのスパイクはばらつきがない場合に比べて，余分に分散して次の細胞集団に入力することになる．この影響で，図16.11の流れを示す軌跡は全体的に右（偏差の値が大きい方）にずれることになる．しかし，境界線を越えてしまわないかぎり，最終的には固定点に引き込まれ，一定したスパイク数と偏差をもつようになるのである．また，図16.11のシミュレーションでは各ステージの細胞集団の大きさを $N=100$ としているが，ニューロン数 $N$ を変えると，結果はどのように変化するのであろうか．これも力学系の理論を用いて $(a,\sigma)$ の二次元面上での流れのサイズ $N$ 依存性を調べることで解析できる[4]．$N$ が減少して，$N=80$ ぐらいとなると固定点は消滅してしまい，どの初期値から始めても，パルスパケットはタイミングがばらけて消失してしまう．このモデルシミュレーションの結果から，安定した synfire chain が存在するためには，各ステージの細胞集団が 90 個程度のニューロンからなる必要があることがわかった．

### e．パルスパケットの同期の精度

最後に，このシミュレーションで最も興味深い結論は，各ニューロンの膜電位の時定数が 10 msec 程度あるにもかかわらず，収束したパルスパケットの同期の精度（分布の標準偏差）が 1 msec 以下となっているという点である．これは一見，奇妙に思えるかもしれない．パルスパケットのように同期したスパイク入力（synchronous volley）を受け取る場合には，ニューロンの膜電位が鋭く増加し，それが 10 msec の時定数で減衰するよりはるか前に閾値を超えて発火してしまうのである．つまり，発火までの膜電位のダイナミクスはパルスパケットの同期の時間スケールと EPSP の立上りの時間スケール程度で完了してしまい，EPSP の減衰の時間スケールのダイナミクスは表には現れないのである．また，synfire chain の安定のためには，背景入力の特性が重要である．背景入力による膜電位のゆらぎが小さすぎると，パルスパケットが来ても閾値に達する確率が低くなり，発火が伝達できない．逆に，膜電位のゆらぎが大きすぎると，自発発火レベルが上がり，細胞集団に属するニューロンが不応期となっていて反応できない確率が増加する．すると，細胞集団の実効的なサイズが小さくなり，パルスパケットの伝播が不安定になる．このように，背景入力のレベルは，低すぎても高すぎてもいけないことがわかる．また，このモデルにおいては，1個のシナプスの強さに関しては，同期入力も背景入力も同じであった．シミュレーションからは，パルスパケットの伝播のためには，細胞グループ間に特別に強いシナプス結合が必要なのではなく，精度よく同期した多数のニューロンからの入力が再び多数のニューロンに同期発火を生じさせることこそが重要であることが示された．

## 16.5 学生との質疑応答（一部抜粋）

Q: ニューロンどうしの同期発火それ自体は情報を部分的にしか担っておらず，情報の内容は同期とはまた別問題だと思います．"情報"は今回紹介されたモデルにおいてどのように関連していると考えていますか？

A: まずはじめに，発火のタイミングは，プロセスにおいて生じるダイナミクスとしてのみ重要なのです．タイミングは，単にどの活動が生き残るかということを決定するものであって，それ自体に情報はありません．タイミングに興味があるのは，われわれ実験データを解析しようとする者だけです．発火の同期性にしろ，遅れパターンにしろ，いわば指紋のようなものとして，脳内で起こっている興味深い現象を解析するためにわれわれが利用しているにすぎないのです．しかし，脳自身はこのような解析は行っていません．もしたとえ，そこに情報があるとしても，いまのレベルでその正しい概念をみつけることができるかどうかはわかりません．もしあえて情報について述べるとすると，情報というのはニューロンの組合せにあると思います．ニューロンが行っている処理では"だれと"が大事なのであって"いつ"が大事なのではありません．ニューロン間の組合せにより，それぞれ個別の効果をもつニューロンどうしをグループ化し，かつ次へのグループへ，また次へのグループへとの道筋ができるのです．つまり，ある"特定の組合せ"が順次発展していくものなのです．それはいわば動力学的なアトラ

クターです．Hopfield モデルは神経細胞空間における静的なアトラクターといえますが，われわれのモデルの場合これは動的なアトラクターです．というのもそれぞれのニューロンはたった1つのスパイクで参加し，活動は神経細胞空間を動的に通り抜けるものだからです．ではだれがその情報を読み取るのでしょうか．読み取るのは次のニューロンのグループにほかならないのです．個々のニューロンは他のおよそ 10000 個のニューロンから入力を受けています．ここで大事なのは次に活動する 100 個のニューロンの組合せなのです．

**Q**： 同期発火によるあなたのモデルと，発火率による符号化のモデルにおける決定的な違いは何ですか？
**A**： 基本的な視点の違いは時定数の違いにあります．どのような時間スケールでみるかによって，スパイク列は単一スパイクの事象から，込み入ったスパイク列の事象になりえます．たとえば個々の単一スパイクを局在した連続関数に置き換えると，1回の試行における発火率の変化をみているのと同じような連続的な関数が得られます．またどのようなスパイクを想定しているかによっても，発火率の視点か同期発火の視点かを選ぶことができます．誰もどちらを選ぶかについて止めることはできませんし，またもしかすると複数の時間スケールがあるかもしれません．すなわち，神経回路網には異なった時間スケールのダイナミクスが同時に走っていることが想像できます．unitary event のモデルにおいても示されたように，スパイクの相関と発火率の相関には異なった情報があるでしょう．

**Q**： 脳は正規化された相関（15 章参照）を計算していると思われますか？それとも正規化されていない相関を計算していると思われますか？
**A**： あなたの脳は正規化された相関などは計算していないでしょう．正規化された相関という概念はすべて実験者が実験データを解析するときに用いるものです．ニューロンはただ単にスパイクを受け取ってそれに反応しているだけだということに注意してください．われわれは，刺激による相関と細胞の相互作用による相関を分離するためにこのような計算をしているにすぎないのです．つまり正規化された相関を計算しているのはわれわれなのであって，脳ではないのです．ここで，確かに正規化された Joint PSTH をアルゴリズムとして埋め込んだニューラルネットワークモデルを議論することはできますが，それは的を得た議論だ

とは思いません．正規化は実験のためなのであって脳のためではないのです．

**Q**: 概念的な質問ですが，脳はどのように情報を計算していると思われますか？

**A**: 私が思うに情報は時間にはありません．時間相関自体にもありません．つまりニューロン自身はそれに気づいていないということです．ニューロンが行っているのはただスパイクが来るのを待って，条件がそろえば自身でスパイクを出すだけです．では，その条件とはなんでしょうか．われわれはいま，大脳皮質の話をしているのであって，小脳の話をしているのではありません．小脳の場合はまた異なったストーリーがあるでしょう．大脳皮質では比較的低い発火頻度で，小さな EPSP で，高閾値です．私の主張は，このような大脳皮質で生き延びることができる唯一の活動は同期したスパイクの一斉射撃（synchronous volley）しかないということです．つまり，そのような条件下で個々のニューロンができることは，じっと座って，自分自身がスパイクを出せるだけの膜電位がやってくるのを待っているしかないのです．それを見てわれわれは，ニューロンが効果的に同期検出器（coincidence detector）をしているといっているのです．しかし，もちろんニューロンは単に膜電位のゆらぎをずっとみているだけです．そこで，もしスパイクが起こればわれわれは十分な膜電位変化があったのだと知るのです．それをもしわれわれが望むなら，ニューロンが同期しているといってもよいでしょう．しかしそれはあくまでわれわれがモデルとしての脳の話をするときの方法にすぎないのです．繰り返しますが，個々のニューロンはただ条件がそろったときにスパイクを出しているだけなのです．

## あとがき

本稿は神経情報科学サマースクール NISS'99（1999 年 8 月 26 日）での Aertsen の講義 "Cortical Dynamics and Neural Computation—Experiemts, Analysis and Models" を広上大一郎，深井英和，福田竜太および松本有央により作成された講義録をもとに，伊藤が加筆，訂正を行ったものである．本稿の作成に当たっては，各トピックスの内容の詳細を説明するのではなく，Aertsen がこれらの研究を通じて目指している脳研究の新たな流れ，思想が伝わるように留意した．各テーマの詳細に関しては，オリジナル論文を参照していただきたい．なお，最後の

質疑応答の章は，Aertsen の脳研究に対する視点が特に明確に現れていると判断し，内容に含めることとした． (**Ad Aertsen・伊藤浩之**)

## 文　献

1) Abeles, M. (1991) Corticonics—Neural circuits of the cerebral cortex, Cambridge University Press, Cambridge.
2) Aertsen, A., Erb, M. and Palm, G. (1994) Dynamics of functional coupling in the cerebral cortex : an attempt at a model-based interpretation. *Physica D* **75** : 103-128.
3) Câteau, H. and Fukai, T. (2001) Fokker—Planck approach to the pulse packet propagation in synfire chain. *Neural Networks* **14** : 675-685.
4) Diesmann, M., Gewaltig, M. O. and Aertsen, A. (1999) Stable propagation of synchronous spiking in cortical neural networks. *Nature* **402** : 529-533.
5) Riehle, A., Gruen, S., Diesmann, M. and Aertsen, A. (1997) Spike synchronization and rate modulation differently involved in motor cortical function. *Science* **278** : 1950-1953.
6) Singer, W. (1994) Putative functions of temporal correlations in neocortical processing. In Large-Scale Neuronal Theories of the Brain, eds. by Koch, C. and Davis, J. L., pp. 201-237, MIT Press, Cambridge.
7) Vaadia, E., Haalman, I., Abeles, M., Bergman, H., Prut, Y., Slovin, H. and Aertsen, A. (1995) Dynamics of neuronal interactions in monkey cortex in relation to behavioural events. *Nature* **373** : 515-518.

# エピローグ

　脳の情報処理に関する研究は，未だ確立された理論体系や技術体系というものがなく，実験技術や数理解析手法の進歩に伴い，つねに変化し続けている．この本は，「脳の情報表現」をキーワードに，受容野，刺激選択性といった古典的な概念から，情報量基準による解析やモデル化，スパイクのタイミングによる情報処理など最近の話題までをカバーした，他に類を見ないものになっていると自負している．

　ここでその内容を振り返り，今後に向けて重要と思われるいくつかの課題を整理したい．

　ひとつは，4 章，5 章で指摘されたような，応答の文脈依存性，また，6 章で紹介されたような，時間を追ったニューロンの選択性の変化など，ニューロン応答のダイナミックな性質の意味づけである．これらの興味深い現象は，ただ単に回路の都合上そうなってしまったという，いわば情報処理の副産物でしかないのか，それとも脳の効率良い情報処理の基本要素として使われているものなのだろうか？　これらの現象を生み出す神経回路のメカニズムの解明と同時に，それらがいかに情報処理に役立ちうるかについて，より定量的な解析が必要であろう．7～9 章で紹介されたようなモデルは，その評価に向けた手がかりを与えるくれるものと思われる．

　同様の問題は，10 章などで紹介されたようなスパイクの微妙な時間差による情報処理に関してもいえる．ミリ秒レベルでのタイミングをうまく使えば，単純な回路でも非常に複雑な処理が行える可能性がある．しかし一般に，複雑な特性をもつパーツほど，使い方を誤ればとんでもない動作をしかねない．シナプス，細胞のレベルでの特性が，システムとしての情報処理の性能をどれだけ変化させ，それが現実的な状況下でどれだけロバストに行われうるかについて，より定量的

な解析やシミュレーションによる評価が必要であろう.

16章でのsynfire chainの安定性に関する解析などは,これまでいわば「絵に描いたモチ」だったものを,実際につついて手応えを確かめようというようなものであり,大いに参考になる.

この本の編集にあたって執筆者の方がたには,教科書として専門知識を前提としない平易な解説と同時に,単に確立された事実や手法を網羅するのではなく,現在どういう課題が残され,今後どういうアプローチが必要かについて力を入れて書いてもらうという,かなり無理なお願いをした.

脳の情報処理の研究をめざす実験系,理論系の幅広い読者を対象とし,新たな研究の糸口となるような本にしたいという編者のもくろみがどこまで成功したか,読み通してくださった皆様のご批判をいただければ幸いである.

最後に,この本を生むもととなった,第1回の神経情報科学サマースクールに参加し大いに議論をもりたて,講義録の作成という形で貢献してくれた下記の皆さんに感謝し,結びとしたい.

編者一同

神経情報科学サマースクール（NISS 99）参加者（50音順）:
赤崎孝文,雨森賢一,伊藤淳司,伊藤秀昭,伊藤　真,井上真紀,加藤　聡,加藤荘志,加藤英樹,加納慎一郎,久保雅義,黒田真也,小林伸一,小林祐喜,酒井　裕,坂田秀三,坂谷智也,菅生康子,高橋　晋,田仲裕介,土肥英三郎,内藤智之,中村民夫,橋本和歌子,畠山元彦,原田謙一,広上大一郎,深井英和,深貝卓也,福田竜太,松本有央,森本　淳,山本憲司,山本　純,我妻広明,渡辺丈夫.

# 索　引

## 欧　文

adaptation　49
after hyperpolarization(AHP)　124, 155
area　132
auto-correlogram　175
basket cell　135
Bayes 公式　75
Betz の巨細胞　139
binding problem　5
bipolar/bitufted neuron　136
cell assembly　4
chandelier cell　135
chattering ニューロン　122
chattering 発火　121
coefficient of variation(CV)　13
coincidence detector　208
cross-correlogram　178, 192
dendron　133
depolarizing afterpotential (DAP)　122
depression　49
dual coding　199
dynamic transmission function　203
early phase LTP(E-LTP)　115, 116
effective connectivity　181, 188
expectation-maximization (EM)アルゴリズム　103

end-stop cell　83
EPSC　111
event coherence　178, 187
fast-spiking cell　135
feature selectivity　3
fast rhythmic bursting(FRB) ニューロン　121, 122
GABA　44
GABA ニューロン　135
generative model　100
Hebb 則　69, 78, 81, 109, 163
Helmholtz マシン　100
Hodgkin-Huxley(HH) モデル　9, 125, 147, 154
independent component analysis(ICA)　77, 78
Infomax　76, 78
integrate-and-fire モデル　11
inter-spike-interval(ISI)　12, 174
intrinsically bursting(IB) ニューロン　121
Ising スピン　96
joint peri-stimulus time histogram(JPSTH)　179, 192, 207
$K_d$　127
Kullback-Leibler(KL) divergence　77, 102
late phase LTP(L-LTP)　115, 117
latent variable　98
limited sampling problem　64
long-term depression(LTD)　109, 110
long-term potentiation(LTP)　109
Martinotti cell　135
mass action　163
Markov random field(MRF) モデル　88
MST　33
MT　27
peri-stimulus time histogram (PSTH)　174
Poisson 応答モデル　13
Poisson 分布　183
population ensemble coding　162
predictive coding　82
PST coincidence histogram　181, 192
pulse packet　200
raster display　173
rate coding　3, 6
rate coherence　174, 187
recognition model　100
redundancy reduction　73
regular spiking(RS) ニューロン　121
self-organizing map(SOM)　71
shift predictor　177
shuffling　177
single neuron doctorine　162
sleep-phase　105
spike coherence　178
spike frequency adaptation

155
synchronous event  182
synchronous volley  208
synfire chain  195, 200
TE  33
template matching  168
TEO  33
topography  71
unitary event  182, 183, 197, 199
V 1  26, 42, 87
V 2  26
V 3  27
V 4  27
V 5  27
wake-phase  105
wake-sleep アルゴリズム  82, 104
waveform matching  168

## ア 行

アトラクター  207
アルファ関数  148

イオンチャネル  147
意識  132, 145
位相  93
位相応答関数  153
位相ダイナミクス  146
位相パターン  155
位相反応曲線  150
一次視覚野  42, 121
　　――の刺激文脈依存性  46
　　――の特徴抽出性  42
遺伝工学  142
色選択性  31, 44

ウイルスベクター  142
ウエーブフォーム・マッチング  168
運動方向選択性  32, 44
運動野  139

エントロピー  15
エントロピー最大化  76
エントロピーの加法性  18

お婆さん細胞仮説  162
オプティカルフロー  37

## カ 行

外側膝状体  29
回路網  160
顔応答ニューロン  55
顔の分類情報  62
隠れ変数  98
下側頭皮質  28, 55
過分極性スパイク後電位  124
カラム  132
カルシウム依存性カチオン電流  125, 127
カルシウムに対する感受性  127
関係性コード  179
ガンマアミノ酪酸  44
ガンマ周波帯  121

規格化  179, 181
機能局在論  131
機能地図  159
機能的結合  188, 193, 194
帰無仮説  177, 181, 183
境界ベース結合 MRF モデル  88
橋核  143
強度過程  89
共分散  181
局在論  131
局所回路  136

空間解像度  88
空間的パターン  187
組合せ爆発  162
クラスター・カッティング  165

経験分布  102

結合マルコフランダムフィールド(MRF)モデル  88
減衰シナプス  110

興奮性入力  43
コーディング  159
古典的受容野  37, 87
コネクショニストモデル  13
ゴルジ染色法  137
混合正規分布  99
コンダクタンスベースのモデル  9, 147

## サ 行

細胞集団  4
細胞内染色  140
細胞内標識  142
最尤推定  101

視覚神経系  25
視覚前野  38
視覚野の機能統合メカニズム  46
視覚領野  25
時空間活動パターン  195
時空間的関係性  179
軸索側枝  137
シグモイド関数  14
刺激性相関  177, 181
刺激選択性  30
刺激文脈依存的な活動修飾  46
視床  137
視床核  143
持続性 Na 電流  124
時定数  207
シナプス後電流  111
シナプス切断  92
シナプススタッグ  117
視野再現  25
集団的・協調的の符号化  162
自由度の逓減  149
受容野  37, 42, 87
順応  49
小細胞系  29

索　引

上側頭溝　55
冗長度圧縮　73, 75
小脳　143
情報幾何　102
情報処理の効率化　51
情報統合　52
情報の潜時　62
情報符号化(コーディング)　6, 160, 199
情報量　16, 72, 74
　　——の潜時　64
　　——の有意性の判定　61, 64
情報量圧縮　78
情報量最大化　76
情報理論　56
初期視覚系　78
シリコンプローブ電極　165
シングルユニット　164
神経細胞　3, 132
神経性相関　177, 181
神経測定関数　36
信号検出理論　35
振動的発火　177, 178
心理測定関数　35

錐体細胞　134
水平結合　49
水平軸索側枝　49
図地分化　38
ステレオトロード　165
図と地の分離　87
スパイク・アイソレーション　168
スパイク活動相関　190
スパイク時間依存のLTP/LTD　114
スパイク・ソーティング　168
スパイクのタイミング　39
スパースコーディング　80

正規化　207
生成モデル　75, 80, 82, 100
セル・アセンブリ　163, 186
線条体　143
全体論　131

相関解析　178
相関行列　191
増強シナプス　109
相互情報量　16, 18, 56, 57, 60, 76
相互相関　18
双方向相互作用　87
側頭葉　55, 57
側方抑制結合　71

タ　行

第一次視覚野　26
大細胞系　29
体性感覚皮質　139
ダイナミカルシステム　132, 144
ダイナミクス　160
大脳基底核　143
大脳皮質　131, 186
タイミング表現　6, 7
多細胞同時記録　164, 173, 185
多体相関　179
脱分極性スパイク後電位　122
多点電極　165
多点同時記録　164
単一ニューロン主義　162

長期増強(LTP)　109
長期抑圧(LTD)　109

テトロード　165, 174
電気刺激　36
テンプレート・マッチング　168

同期　39
同期解　154
同期検出　112, 115
同期検出器　208
同期スパイク　200
同期発火　113
統計的検定　182
頭頂連合野　28
特殊電極　165

特徴選択性　3
特徴抽出細胞　69
特徴の統合　39
独立成分解析　76, 77
トポグラフィー　71
トランスジェニックマウス　143

ナ　行

内的時間　145

ニューロン　3, 87, 132, 160
ニューロン活動　56, 161
認識細胞仮説　162
認識モデル　75, 80, 82, 100

ハ　行

背景入力　202, 206
背景発火　194
バースト発火　127
発火頻度表現　3, 6, 36
パラダイム　184
パラメータ推定法　101
パルスパケット　202
バレル　133
反転電位　125

皮質下の神経核　143
皮質視床投射ニューロン　142
皮質脊髄投射ニューロン　142
微小電極　165
非錐体細胞　134
ヒストグラム　170
非定常性　174, 178, 179, 181
非定常変動　179
表面再構成　89
非リン酸化型のニューロフィラメント蛋白　139

フィードバック結合　87
不良設定問題　184
フローティング電極　166
分節的運動学習　140

文脈依存　37, 84, 188

並列分散処理　163

方位選択性　32, 44
方向選択性　113
ポップアウト　84
ポリエチレングリコール　166

**マ　行**

マイクロドライブ　166
膜電位　9, 10
マップ構造　3

マニピュレータ　167
マルチニューロン活動　164
マルチファイバー電極　165
マルチユニット　164

結びつけ問題　5

**ヤ　行**

尤度　102
陽イオン電流　125
抑圧　49
抑制性入力　43

抑制性ニューロン　135

**ラ　行**

ラインプロセス　89
ラスター表示　173
ラスタープロット　170

領域　132
領域ベース MRF モデル　88
量作用説　163

連想記憶モデル　155, 189

## 脳の情報表現
―ニューロン・ネットワーク・数理モデル―

定価はカバーに表示

2002年 3 月20日　初版第 1 刷
2012年 7 月25日　　　第 5 刷

| | | | |
|---|---|---|---|
| 編　者 | 銅　谷 | 賢 | 治 |
| | 伊　藤 | 浩 | 之 |
| | 藤　井 | | 宏 |
| | 塚　田 | | 稔 |

発行者　朝　倉　邦　造

発行所　株式会社　朝　倉　書　店

東京都新宿区新小川町6-29
郵便番号　162-8707
電話 03(3260)0141
FAX 03(3260)0180
http://www.asakura.co.jp

〈検印省略〉

© 2002〈無断複写・転載を禁ず〉

中央印刷・渡辺製本

ISBN 978-4-254-10179-9　C 3040　　　Printed in Japan

**JCOPY** ＜(社)出版者著作権管理機構 委託出版物＞

本書の無断複写は著作権法上での例外を除き禁じられています．複写される場合は，
そのつど事前に，(社)出版者著作権管理機構（電話 03-3513-6969, FAX 03-3513-
6979, e-mail: info@jcopy.or.jp）の許諾を得てください．

## 好評の事典・辞典・ハンドブック

**脳科学大事典** 甘利俊一ほか 編 B5判 1032頁

**視覚情報処理ハンドブック** 日本視覚学会 編 B5判 676頁

**形の科学百科事典** 形の科学会 編 B5判 916頁

**紙の文化事典** 尾鍋史彦ほか 編 A5判 592頁

**科学大博物館** 橋本毅彦ほか 監訳 A5判 852頁

**人間の許容限界事典** 山崎昌廣ほか 編 B5判 1032頁

**法則の辞典** 山崎 昶 編著 A5判 504頁

**オックスフォード科学辞典** 山崎 昶 訳 B5判 936頁

**カラー図説 理科の辞典** 山崎 昶 編訳 A4変判 260頁

**デザイン事典** 日本デザイン学会 編 B5判 756頁

**文化財科学の事典** 馬淵久夫ほか 編 A5判 536頁

**感情と思考の科学事典** 北村英哉ほか 編 A5判 484頁

**祭り・芸能・行事大辞典** 小島美子ほか 監修 B5判 2228頁

**言語の事典** 中島平三 編 B5判 760頁

**王朝文化辞典** 山口明穂ほか 編 B5判 616頁

**計量国語学事典** 計量国語学会 編 A5判 448頁

**現代心理学［理論］事典** 中島義明 編 A5判 836頁

**心理学総合事典** 佐藤達也ほか 編 B5判 792頁

**郷土史大辞典** 歴史学会 編 B5判 1972頁

**日本古代史事典** 阿部 猛 編 A5判 768頁

**日本中世史事典** 阿部 猛ほか 編 A5判 920頁

価格・概要等は小社ホームページをご覧ください。